"十二五"职业教育国家规划教材

经全国职业教育教材审定委员会审定

老年服务与管理专业

LAONIAN FUWU YU GUANLI ZHUANYE

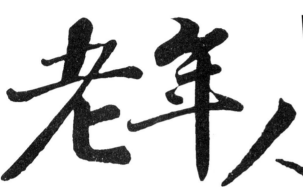

老年人

LAONIANREN
SHENGHUO
ZHAOLIAO

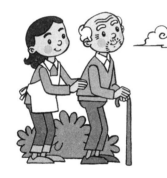

生活照料

主　编◎唐　莹

副主编◎谢海艳　董　颖

参　编◎张文玉　刘芳宏　赵　静　刘细寒

　　　　王慧荣　刘　洋　张　亚

北京师范大学出版集团

BEIJING NORMAL UNIVERSITY PUBLISHING GROUP

北京师范大学出版社

图书在版编目(CIP)数据

老年人生活照料 /唐莹主编. —北京：北京师范大学出版社，
2015.8(2021.1重印)

ISBN 978-7-303-19109-3

Ⅰ．①老…　Ⅱ．①唐…　Ⅲ．①老年人－护理－职业教育
Ⅳ．①R473

中国版本图书馆 CIP 数据核字(2015)第 132105 号

营 销 中 心 电 话	010-58802755　58800035
北师大出版社职业教育分社网	http：//zjfs.bnup.com
电 子 信 箱	zhijiao@bnupg.com

出版发行：北京师范大学出版社　http://www.bnup.com
　　　　　北京市西城区新街口外大街12-3号
　　　　　邮政编码：100088
印　　刷：天津市宝文印务有限公司
经　　销：全国新华书店
开　　本：787 mm×1092 mm　1/16
印　　张：18.25
字　　数：350 千字
版　　次：2015 年 8 月第 1 版
印　　次：2021 年 1 月第 6 次印刷
定　　价：39.80 元

策划编辑：易　新　　　　责任编辑：易　新
美术编辑：高　霞　　　　装帧设计：高　霞
责任校对：陈　民　　　　责任印制：陈　涛

总　序

自1999年进入老龄化社会以来，老年人口数量快速增长，2016年年底，我国60岁及以上老年人总数达到2.13亿，占总人口比重达到16.7%。据预测，至2025年，老年人口数量将超过3亿；2030年，中国65岁以上的人口占比将超过日本，成为全球人口老龄化程度最高的国家；2033年，将超过4亿，达到峰值，一直持续到2050年。随着经济社会的发展变化，我国人口老龄化面临新形势。当前和今后一个时期，我国人口老龄化发展将呈现出老年人口增长快，规模大；高龄、失能老人增长快，社会负担重；农村老龄问题突出；老年人家庭空巢化、独居化加速；未富先老矛盾凸显等五个鲜明特点。

人口老龄化是我国的基本国情，老龄化加速发展是我国经济社会发展新常态的重要特征。人口老龄化问题涉及政治、经济、文化和社会生活各个方面，是关系国计民生和国家长治久安的重大社会问题，已经并将进一步成为我国改革发展中不容忽视的全局性、战略性问题。

"大力发展老龄服务事业和产业"是党的十八大积极应对人口老龄化作出的重大战略部署。"加快建立社会养老服务体系和发展老年服务产业"，是十八届三中全体会议积极应对人口老龄化作出的战略决策。新修订的《中华人民共和国老年人权益保障法》明确规定，"积极应对人口老龄化是国家的一项长期战略任务"。

新一代老年群体思想观念更解放，经济实力更强，文化程度更高，对养老保障措施、优待制度、服务水平等也有着更高的要求。为应对这种新的变化趋势，我国提出积极应对老龄化的对策——社会化养老服务。社会化养老服务一方面带来全社会共同参与养老服务的良好局面，另一方面也面临着老年服务与管理人才数量和质量短缺的困境。老年服务与管理是一项专业性强的技术工作，它既需要从业者具有专业护理、心理沟通、精神慰藉等方面的专业知识，更需要从业者具备尊老、爱老、敬老和甘于奉献的职业美德。老年服务管理者的管理理念、管理方法、管理水平在很大程度上决定了养老服务机构的发展方向和服务水平。

"行业发展、教育先行"，大力培养老年服务与管理专业人才不仅成为解决我国人口老龄化的基本支点，而且是"加快建立社会养老服务体系和发展老年服务产业"战略要求。然而，由于我国老年服务与管理专业起步晚，开设养老服务与管理专业院校少，前期发展缓慢，老年服务与管理专业教材和参考资料相对较少。本次编写的老年服务与管理专业系列教材是教育部"十二五"职业教育国家规划教材，旨在以教材推进课程建设和专业建设，进而提高老年服务与管理人才培养质量。在内容选取上，系列教材立足老年服务与管理岗位需求，内容涵盖老年服务与管理岗位人才需要掌握的多项技能，包括老年人生理结构与机能、老年人心理与行为、老年服务伦理与礼仪、老年人服务与管理政策法规、老年人生活照料、老年人心理护理、老年人康复护理、养老机构文书拟写与处理、老年人沟通技巧、老年人活动策划与组织、老年社会工作方法与实务等11个方面的内容。本教材是在北京师范大学出版社的积极推动之下，由全国民政行指委及其老年服务与管理专业指导委员会、中国养老产业与教育联盟（中国现代养老职业教育集团）联合全国各地在老年服务与管理专业建设优秀的职业院校、研究机构和实务机构一线人员联合编写的专业教材，并向全国职业院校和相关机构推荐使用。

"十年树木，百年树人"，人才队伍建设非一朝一夕可实现。在此，我要感谢参与编写系列教材的所有编写人员和出版社，是你们的全心投入和努力，让我们看到这样一系列优秀教材的出版。我要感谢各院校以及扎根于一线老年服务与管理人才教育的广大教师，是你们的默默奉献，为养老服务行业输送了大量的高素质人才。当然，我还要感谢有志于投身养老服务事业的青年学子们，是你们的奉献让养老服务事业的发展有更加美好的明天。

我相信，在教育机构和行业机构的共同努力下，我国的养老服务人才必定会数量充足且质量优秀，进而推动养老服务业走上规范化、专业化、职业化、可持续发展的健康道路。

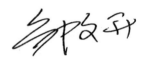

前　言

人口老龄化问题在我国已成为重大的社会问题，到 2013 年年底，我国 60 岁以上老年人口已达 2.02 亿，占总人口的 14.9%。老年人是一个弱势群体，由于衰老的原因，老年期出现各器官功能的衰退，同时患多种慢性疾病，导致生活不能完全自理或完全不能自理，完成日常生活活动出现困难，需由他人帮助。另外，老年人口的家庭向核心化、小型化发展以及"空巢家庭"的出现，所引发的老年人生活照料将是一个亟待解决的重要社会问题。因此对老年人的护理，不仅要重视疾病本身的康复，更需要重视老年人日常生活功能的康复，最大限度地保护好老人的残存功能并发挥作用。

本书参考最新老年护理方面文献、成果，结合《养老护理员国家职业技能鉴定标准》，将教材与辅导内容结合起来，以培养应用型老年服务及护理人才为目标，注重学生的基本知识和技能。本书的编写，基于"工学结合"、"工作过程导向"的思路，以项目为单元组织教学内容，在项目中融合理论知识和实践技能，以任务引领学习，以案例为载体，为解决老年人生活方面的问题提供实用技能的指导。

本教材共分为八个项目，包括老年人生活照料基本认知、老年人照护环境营造、老年人清洁卫生、睡眠照护、饮食照护、排泄照护、活动照护、安全照护。主要知识框架为：项目情景聚焦、学习目标、工作任务描述、工作任务分解与实施、必备知识、拓展训练、推荐阅读。以案例提出问题为导入，引导学生主动思考提出的问题，培养学生提高实际工作能力和评判性思维能力。另外，本教材注重新知识、新观点的拓展，内容丰富而生动，结合图表，精选能反映课程内容的图片，增加真实感和直观感受。有助于学生理论联系实践，提高学习兴趣。使学生有针对性地进行系统学习，真正掌握本职业的核心技术与操作技能，从而实现从懂得了什么到会做什么的飞跃。

在本教材的编写过程中，得到各编者的学校和单位的大力支持；在本书的出版过程中，得到了北京师范大学出版社领导和编辑的专业指导和帮助，在此也表示衷心的感谢。

由于时间紧迫，编者能力、水平有限，本书中的错误和疏漏之处在所难免，恳请使用本教材的师生和读者多提宝贵意见，以便我们今后对本书加以修订和完善。

编　者

目　录

项目一　老年人生活照料基本认知

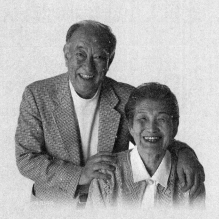

项目情景聚焦

　　老年人生活照料是针对老年人，特别是失能老年人的主要照护内容。日常生活自理能力的维护与促进是老年人生活照料的基本原则，保障老年人对生活的自控力，改善老年人的生活质量非常重要。作为照护工作者，在老年人日常生活照料具体工作过程中，一定要树立正确的照护理念，并将此贯穿于照护工作的全程。

任务一
老年人生活照护理念认知

学习目标

> **知识目标:** 掌握老年人日常生活功能主要内容,日常生活的独立性、自控性对老人的重要性,掌握失能对老人生存状态的影响。
>
> **能力目标:** 能将老年人日常生活自理能力维系及促进理念贯穿于老人照护需求评估、照护计划制订及实施全过程。

工作任务描述

> 刘女士,82岁,近期记忆力下降,自己穿衣服有些困难,由保姆照顾起居。因曾走丢过,并且有时行走也有困难并导致摔倒过1次,因此家人及保姆让老人尽量减少活动,也不敢让老人出门。
>
> **问题思考:**
>
> 1. 刘女士家人及保姆的做法是否正确?
> 2. 应如何照料失能、半失能老年人的日常生活?

工作任务分解与实施

一、老年人日常生活自理能力的认知

1. 日常生活功能

主要包括:基本的日常生活活动,丧失这一层的功能,即失去生活自理能力;工具使用的生活活动,丧失这一层的功能,则不能进行正常的社会活动。日常生活自理能力是测量老年人健康水平的常用指标,老年人生活自理能力的最终丧失表明其健康期寿命结束,成为失能老人,依赖他人照料活动以维系自我生活。

2. 老年人日常生活能力评估

表 1-1-1 日常生活能力量表(ADL)

基本日常生活能力量表(BADL)		工具性日常生活能力量表(IADL)	
1. 行走	1　2　3　4	1. 使用公共车辆	1　2　3　4
2. 吃饭	1　2　3　4	2. 做饭菜	1　2　3　4
3. 穿衣	1　2　3　4	3. 做家务	1　2　3　4
4. 梳头、刷牙等	1　2　3　4	4. 吃药	1　2　3　4
5. 洗澡	1　2　3　4	5. 洗衣	1　2　3　4
6. 定时上厕所	1　2　3　4	6. 购物	1　2　3　4
		7. 打电话	1　2　3　4
		8. 处理自己的财务	1　2　3　4

备注：1 自己完全可以做；2 有些困难；3 需要帮助；4 自己完全不能做。

评分标准：总分 14 分完全正常，＞14 分提示不同程度的功能下降。

二、老年人日常生活照护目标的认知

通过生活照料措施，维系或提高老人生活活动能力。

三、老年人日常生活照护的基本理念认知

1. 支持老年人作为社会人有尊严地生活，有生活品质。

2. 照护工作中尊重老年人、支持老人对生活的自我掌控。

3. 支持老年人生活自理能力(不包办、不替代)，维护老年人正常功能。

四、如何维护老年人日常生活功能

1. 给予老年人主动性的关注：根据老年人生活自理能力的不同，在照护活动中给予相应程度的支持、补偿；应考虑到老年人在不同时间与不同场所的照护需求。

2. 个别性的保护：保护老年人的尊严；维护老年人对自身及周围环境的控制感；保护老年人的隐私。

3. 老年人的日常生活护理重点：根据老年人日常生活功能的不同层面，确认其需要(ADL、感知觉、行为、交流、活动、饮食与营养)，在照护过程中给予日常生活以支持、补偿，维护老年人的个人生活空间、生活规律(安全、舒适)，监测、支持老年人个人能力变化，帮助提高其个人生活独立性。

五、任务解决

任务中 82 岁的刘女士，虽然因为认知问题出现过走失、跌倒，但并不能就此将她相应日常生活功能需求禁止，否则会让她的日常生活自理能力丧失得更快。比较恰当

的做法是刘女士外出时有人陪同，评估她跌倒发生的原因及存在的危险因素，做好预防措施，防止跌倒的再发生。失能、半失能老人的日常生活照护特别需要关注老人残存功能的维系与支持，替代性照护、包办式照护都是不可取的。

 必备知识

民政部行业标准《老年人能力评估标准》中的日常生活活动评估内容

表 1-1-2　日常生活活动评估表

B.1.1 进食： 指用餐具将食物由容器送到口中、咀嚼、吞咽等过程	□分	10分，可独立进食（在合理的时间内独立进食准备好的食物）
		5分，需部分帮助（进食过程中需要一定的帮助，如协助把持餐具）
		0分，需极大帮助或完全依赖他人，或留置营养管
B.1.2 洗澡	□分	5分，准备好洗澡水后，可自己独立完成洗澡过程
		0分，在洗澡过程中需他人帮助
B.1.3 修饰： 指洗脸、刷牙、梳头、刮脸等	□分	5分，可自己独立完成
		0分，需他人帮助
B.1.4 穿衣： 指穿脱衣服、系扣、拉拉链、穿脱鞋袜、系鞋带	□分	10分，可独立完成
		5分，需部分帮助（能自己穿脱，但需他人帮助整理衣物、系扣/鞋带、拉拉链）
		0分，需极大帮助或完全依赖他人
B.1.5 大便控制	□分	10分，可控制大便
		5分，偶尔失控（每周＜1次），或需要他人提示
		0分，完全失控
B.1.6 小便控制	□分	10分，可控制小便
		5分，偶尔失控（每天＜1次，但每周＞1次），或需要他人提示
		0分，完全失控，或留置导尿管
B.1.7 如厕： 包括去厕所、解开衣裤、擦净、整理衣裤、冲水	□分	10分，可独立完成
		5分，需部分帮助（需他人搀扶去厕所、需他人帮忙冲水或整理衣裤等）
		0分，需极大帮助或完全依赖他人
B.1.8 床椅转移	□分	15分，可独立完成
		10分，需部分帮助（需他人搀扶或使用拐杖）
		5分，需极大帮助（较大程度上依赖他人搀扶和帮助）
		0分，完全依赖他人

续表

B.1.9 平地行走	□分	15分，可独立在平地上行走45m
		10分，需部分帮助（因肢体残疾、平衡能力差、过度衰弱、视力等问题，在一定程度上需他人搀扶或使用拐杖、助行器等辅助用具）
		5分，需极大帮助（因肢体残疾、平衡能力差、过度衰弱、视力等问题，在较大程度上依赖他人搀扶，或坐在轮椅上自行移动）
		0分，完全依赖他人
B.1.10 上下楼梯	□分	10分，可独立上下楼梯（连续上下10～15个台阶）
		5分，需部分帮助（需扶着楼梯、他人搀扶，或使用拐杖等）
		0分，需极大帮助或完全依赖他人
B.1.11 日常生活活动总分	□分	上述10个项目得分之和
B.1.12 日常生活活动分级	□级	0 能力完好：总分100分 1 轻度受损：总分65～95分 2 中度受损：总分45～60分 3 重度受损：总分≤40分

拓展训练

某老年照护机构李爷爷，97岁，足部有麻木感，自我行走有一定困难，视力较差，手有轻微抖动，进食速度受影响，照护员小王负责照护李爷爷的生活起居。

请问：

1. 小王要为李爷爷喂食吗？
2. 小王应如何支持老人从坐位转换为站位？

推荐阅读

1. 老年人能力评估标准. 中华人民共和国民政行业标准（MZ/T 001－2013）
2. 上海市老年人照护需求等级评估标准

任务二
老年人生活照护内容认知

学习目标

知识目标：掌握老年人日常生活照护的主要内容。

能力目标：能将老年人日常生活自理能力维系及促进理念贯穿于老年人生活照护需求评估、照护计划制订及实施全过程。

工作任务描述

刘女士，82岁，近期记忆力下降，自己穿衣服有些困难，由保姆照顾起居。因曾走丢过，并且有时行走也有困难并导致摔倒过1次，因此家人及保姆让老人尽量减少活动，也不敢让老人出门。

问题思考：

1. 刘女士的日常生活照护主要内容有哪些？

2. 每位老人的日常生活照护重心一样吗？

工作任务分解与实施

一、老年人日常生活照护主要内容的认知

1. 老年人日常生活主要内容

主要为衣、食、住、行等方面。

2. 老年人日常生活照护的主要内容

从老年人的日常生活需求发展而来，主要包括老年人生活环境营造、清洁卫生、睡眠照护、饮食照护、排泄照护、活动照护、安全照护等方面。

(1)老年人生活环境营造要求健康、安全、便利、舒适，以及无障碍化。

(2)老年人的清洁卫生方面有皮肤的清洁卫生、头发护理、口腔卫生、穿衣与修饰等。

(3)老年人的睡眠照护包括睡眠问题的评估、处理，以及睡眠环境的布置等。

(4)老年人饮食照护包括饮食配置、饮食指导、特殊饮食护理等。

(5)老年人排泄照护包括排尿问题、排便问题的评估与处理等。

（6）老年人活动照护包括活动能力评估、活动指导等。

（7）老年人安全照护方面主要是烫伤、噎食、坠床、走失等意外事件的预防及处理，重在预防。

二、任务解决

案例中刘女士日常生活功能有受损，主要表现为穿衣问题、走失问题、跌倒问题、认知问题等，随着认知障碍的进展，其照护工作会涉及日常生活照护全部内容，特别需要注重安全照护，防止走失、跌倒的再发生，照护过程中一定要注意维系老人的残存功能。

 必备知识

养老护理员国家职业标准

初级（国家职业资格五级）

职业功能	工作内容	技能要求	相关知识
一、生活照料	（一）清洁卫生	1. 能完成老人的晨、晚间照料 2. 能帮助老人清洁口腔 3. 能帮助老人修剪指（趾）甲 4. 能为老人洗头、洗澡，以及进行床上浴和整理仪表仪容 5. 能为老人更衣，更换床单，清洁轮椅，以及整理老人衣物、被服和鞋等个人物品 6. 能预防褥疮	1. 更换卧床老人床单的方法 2. 口腔卫生及义齿的一般养护方法 3. 洗头方法 4. 床上浴方法 5. 女性老人会阴部位的清洗方法 6. 褥疮预防方法
	（二）睡眠照料	1. 能帮助老人正常睡眠 2. 能分析造成非正常睡眠的一般原因并予以解决	1. 老年人生理节奏的相关知识 2. 更换卧位的方法
	（三）饮食照料	1. 能协助老人完成正常进膳 2. 能协助老人完成正常饮水 3. 能为吞咽困难的老人进食、给水	1. 饮食种类的相关知识 2. 喂食方法
	（四）排泄照料	1. 能协助老人正常如厕 2. 能采集老人的二便常规标本 3. 能对呕吐老人进行护理照料 4. 能配合护士照料二便异常的老人	1. 胃肠及排尿活动的相关知识 2. 二便标本采集方法 3. 留置导尿集尿袋和肠瘘粪袋的更换方法 4. 便器与纸尿裤使用的相关知识 5. 缓泻剂的使用及灌肠方法

续表

职业功能	工作内容	技能要求	相关知识
	(五)安全保护	1. 能协助老人正确使用轮椅、拐杖等助行器 2. 能对老人进行扶抱搬移 3. 能正确使用老人其他保护器具 4. 能预防老人走失、摔伤、烫伤、互伤、噎食、触电及火灾等意外事故	1. 轮椅、拐杖等助行器使用操作知识 2. 扶抱搬移方法 3. 相关保护器具应用操作知识 4. 预防意外事故的相关知识

中级(国家职业资格四级)

职业功能	工作内容	技能要求	相关知识
一、生活照料	(一)清洁卫生	1. 能为特殊老人清洁口腔 2. 能为老人灭头虱、头蚬 3. 能照料有褥疮的老人	1. 特殊老人口腔护理方法 2. 灭头虱、头蚬的方法 3. 褥疮护理的相关知识
	(二)睡眠照料	1. 能照料有睡眠障碍的老人 2. 能分析造成非正常睡眠的特殊原因并予以解决	1. 老年人睡眠障碍的相关知识 2. 疼痛护理方法和松弛肌肉方法
	(三)饮食照料	1. 能协助医护人员完成高蛋白等治疗饮食的喂食 2. 能协助医护人员完成导管喂食	1. 治疗饮食的相关知识 2. 鼻饲方法

拓展训练

吴大爷,77岁,糖尿病患者,现足部有麻木感,喜欢活动,进食自控力不强,管不住嘴,经常有多食现象。

请问:

1. 吴大爷日常生活功能存在哪些问题?

2. 吴大爷日常生活照料中应特别关注哪些方面?

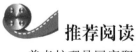

推荐阅读

养老护理员国家职业标准

项目二　老年人照护环境营造

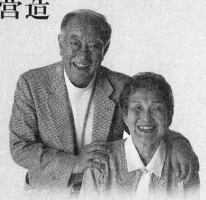

 项目情景聚焦

居室环境是老年人特别是部分或完全丧失自理能力老年人的主要活动场所。安全、舒适、便利的生活空间是减少老人意外安全事故、维持或促进老人日常生活能力的硬件保障，安全性、无障碍性、便利性成为老人生活空间环境布局与室内设施配置应遵循的三大基本原则。作为照护者，要意识到照护环境营造的重要性，能为不同照护需求的老人营造适宜的照护环境。

任务一
老年人照护环境的基本认知

 学习目标

> **知识目标**：掌握老人对居室环境的需求特点及智障老人居住设施要求。
> 　　　　　掌握老人居室家具选择及摆放要点。
> **能力目标**：能将照护环境知识运用于老人照护环境需求评估、居室照护环境布置等。

 工作任务描述

　　某市老人乐园项目正在筹建中，小刘作为其中的工作人员，负责机构内老人居室内环境布局设计及家具选择。现小刘正在收集老人居室环境相关资料，准备强化学习，以备应用。

　　问题思考：
　　1. 小刘需要具备哪些老人照护环境的知识？
　　2. 小刘如何获得老人照护环境的有效资料？

工作任务分解与实施

一、强化老人照护环境认知的准备

1. 自身知识储备情况：重点梳理缺少的信息或知识。
2. 评估自身学习能力：学习时间、专业背景、领悟力，以何种方式最为有效。

二、多途径获取老人照护环境相关资料

1. 阅读专业书籍
2. 查询互联网
3. 请教专业人士
4. 行业机构参访

三、老年人照护环境知识的理解与领悟

1. 老年人对居室环境的一般性需求

老年人的生活环境要求主要包括"健康、安全、便利、无障碍"四个方面。

适宜的室内温湿度，老年人居室最佳室内温度应为 24℃±2℃，湿度为 50%±10%，室内湿度过低，会出现口干舌燥，甚至咽喉痛，可通过气窗通气、摆放花盆或清水来调节湿度。

合理的照明，老年人居室内采光和照明要做到明亮有度，老年人对于阳光的渴望，不仅是生理需求，也是心理需求；光线不足或照明度差，容易导致磕碰和摔跤，还会引起视力过度疲劳；宜用荧光灯作为房间一般照明，白炽灯作为局部照明，还应注意光色的搭配、夜间照明问题以及调光功能。

安静的环境，老年人居住环境白天噪声应低于 50dB，晚上宜在 40dB 以下；长期强噪声居住环境，老人可出现听力减退、头晕、耳鸣、失眠、记忆力减退及全身乏力，严重者可导致耳聋、血压升高、消化功能紊乱等。

"适老化"的照护环境，这是老年人居住环境安全性、无障碍性、便利性的前提保障，而无障碍性与便利性都是为老人的安全性服务的。老人储藏空间，要低、浅、可视，便于查找，随用随拿。家具要"圆滑"，不要方棱角，尽量摆放有序，直线形。卫生间设计通过重视干湿分离、洗浴区安装扶手、洗浴区内摆放凳子、洗浴用品就近放置、淋浴帘的使用来保证卫生间的安全性、便利性，以防老人滑倒。卫生间应尽量选择推拉门、外开门及内外开门，利于紧急救助。喷淋设备的开关应设在距地 1000 mm 左右处，开关形式应便于老人施力，开关上应有清晰、明显的冷热水标识，方便老人识别。老人在进出淋浴间的过程中最易发生危险，需要持续有扶手抓握。淋浴间侧墙上应设置 L 形扶手，便于老人站姿冲淋时保持身体稳定，以及供老人转换站、坐姿时抓扶。此外，还应考虑轮椅使用的空间需求；灯具开闭简单，易识别，门把手、家用电器插头位置适中；集中照护机构门口及走廊等处须安装扶手。

2. 智障老人居住设施要求

家是智障老人最理想的居所，由于感知觉障碍，新环境易致老人焦虑，如是集中照护机构，则应利用照片、物品摆放等营造如家一般的熟悉居住环境。智障老人非常容易走失、摔倒，居住环境首先要确保其安全，适老化设计、感统设计、防走失措施以及居室内显著的引导标识等都是必不可少的。感统设计方面可利用色彩的对比度、明显标识、四季对应、昼夜对应等引导老人对季节变化、昼夜更替、数字和方位的认知能力。尽可能地利用老人居住环境中物品或家具强调和过去的联系，减缓记忆障碍的发展。

> **小贴士：感统**
>
> 机体在环境内有效利用自己的感官，以不同的感觉通路(视觉、听觉、味觉、嗅觉、触觉、前庭觉和本体觉等)从环境中获得信息输入大脑，大脑再对其信息进行加工处理，并作出适应性反应的能力。

3. 老人居室家具的选择

家具颜色要淡雅、自然，老年人感知系统功能弱化或出现功能障碍，居室内家具与装饰色彩的选择、搭配得当，可利用色彩的反差、对比，帮助失智老人、视觉障碍老人进行空间、物体的辨别，通过有意识配置的环境色彩，强化老年人的感知功能，同时达到美感与功用的协调兼顾。

家具要高低适宜，床的高度以老人坐在床上足底能完全着地，膝关节与床呈90度最为理想。

家具要软硬适宜，老年人使用的沙发不宜过软，过软不便于起立；床垫的硬度以易于活动不陷身体为宜，不选择松软床垫，床两侧安装可移置性扶手，便于老年人自床上移至轮椅或便具等处；为预防和治疗腰部疼痛，选择木板床。

安全性保证，家具有靠背、扶手，特别是椅子、卫浴用具；家具的无棱角、圆滑形状设计。

生活用品：老年人的床上用品、衣服类等，特别是直接接触皮肤的布类产品，宜用棉织品，增加舒适性，减少对皮肤的刺激；枕头软硬适度，不选用过于松软的填充物，避免头部过于凹陷，枕头的高度一般以人仰卧时颈部距床面3～6 cm较为合适，高度不适会造成落枕；款式方面衣服应选用宽松、易穿脱、便于活动和变换体位，并具有暖、轻、软、简单的特性，可选用系扣、系带的衣着，慎穿圆领套头上衣；生活日常用品颜色宜选用与居室环境对比度大、辨识度高的，易于查找、取拿，强化老人的感知系统，床上用品与居室环境协调即可。

4. 老人居室环境布置要求

推荐周燕珉教授提倡的"四通一平"——视线通、光线通、路线通、声音通、地面平。通向卫生间的通道保持畅通，不宜放置家具或物品；不宜使用小块地毯，以防成障碍物致跌倒；家具不宜过多，摆放有序，且固定。

必备知识

一、老年人生活照护理念

老年人生活照护的理念详见项目"一"。

二、老年人基本身心变化及其对环境需求的影响

老年人视网膜功能的衰弱，对光的感觉减弱；水晶体硬化，使聚焦的近点距离变远，近物的成像变得模糊；水晶的透光能力减弱，"夜盲"现象发生率较高；瞳孔变化能力减弱，80岁以后瞳孔白天和夜晚收缩差接近于零，低光环境下视力障碍程度高；对比灵敏度下降，难以辨识目标与背景的区别；对眩光的敏感，受到眩光影响后的恢复能力减弱；视野减小以及视觉深度减弱，加之眼睛病变导致眼睛对周围环境识别能力的下降。

拓展训练

刘爷爷，78岁，诊断为轻度老年痴呆，有过走失，前列腺增生10余年，时有排尿困难，晚上小便次数多。家人照护困难，现申请入住某护理型老年照护机构，办入住手续中，照护员小王为刘爷爷准备入住房间。

请问：

1. 小王准备老人房间应具备哪些基本知识？

2. 刘爷爷的房间准备应注意哪些方面？

推荐阅读

1. 周燕珉居住建筑工作室. http://blog.sina.com.cn/zhuzhai01

2. 中国建筑设计研究院. 老年人居住建筑设计标准GB/T 50340—2003

任务二
老年人照护环境需求评估

学习目标

知识目标：具有正确的老年人照护环境营造理念。
熟悉老年人生活空间布置的基本要求。
能力目标：能快速、熟练地采集老年人生活空间相关资料。
能正确评估老年人照护环境需求。

工作任务描述

李奶奶，77岁，近两年记忆日渐衰退，时常混淆地方。在超市购物经常忘记将所购买的东西提回家；吃完饭却以为自己还没进餐；步态时有不稳，有时行走困难，曾在家摔倒一次。家人送医疗机构诊断为"轻度认知功能障碍（老年痴呆）"，家人已为其请保姆照护，现申请定期上门居家照护。今小吴作为照护员上门评估李奶奶生活环境照护需求。

问题思考：
1. 李奶奶对照护环境可能有哪些要求？
2. 如何评估李奶奶照护环境需求？
3. 小吴可利用哪些方法收集李奶奶的照护环境资料？

工作任务分解与实施

一、评估前准备

1. 照护者自身准备：具备老年人环境照护相关专业知识；着装得体大方；熟悉被评估老人居室的交通路线；初步了解被评估老人及其家庭的一般情况；预约评估事宜；选择好入户时间（就餐、睡眠休息时间不宜）。

2. 物品准备：笔、纸、手表、评估用表格，等等。

3. 老人及其家庭准备：确认预约；时间安排；老人健康资料等。

二、入户与介绍

1. 入户：入户前确认老人居室位置，确认周围环境安全性，确认被评估老人；礼貌方式进入被评估老人居室。

2. 介绍：得体、恰当地称呼老人，建立初步的信任关系；

大方得体正式地自我介绍(姓名、单位、职位、职责)；

再次告知老人本次上门服务的目的、主要任务、所需时间。

三、老人能力评估

1. 目的：老年人生活自理及照护需求程度。

2. 内容：包括老人一般个人信息、健康史及健康状况、日常生活活动、精神状态、感知觉与沟通、社会参与等，需要强调生活自理能力的评估。

3. 方法：观察(一般状态与家庭状况)、面谈(老人及家属或照护者)、评定(标准量表或自制问卷)、查阅(体检资料、既往病历)。

> **小贴士：日常生活活动**
> 　　个体为独立生活而每天必须反复进行的、最基本的、具有共同性的身体动作群，即进行衣、食、住、行、个人卫生等日常活动的基本动作和技巧。

四、老年人居室生活环境评估

1. 目的：居室环境对老年人生活自理能力的支持与维护度。

2. 内容：老年人房间环境整体布局、适老化程度；家装、家具配饰的安全性、无障碍性、便利性；以及采光、通风、温湿度、噪音、照明等物理环境满足度，老人对生活环境的适应性。

3. 方法：现场考察、询问老人居室内跌倒史与受伤史。

五、结束评估任务

1. 再次确认评估资料真实性，告知老人及其家属评估任务结束。

2. 填写服务记录单，请老人或家属签字确认。

3. 表达对老人及其家属配合的感谢，并初步预约下次服务时间。

4. 礼貌出户。

5. 注意事项：时间控制、不接受礼物、保证安全、完整记录、随机应变。

表 2-2-1　老年人服务记录单

姓名　　　　　　　年龄　　　　　　　　　　家庭住址

服务起止时间	服务内容	老人或家属签字	服务者签字	机构负责人签字

六、评估资料整理与照护需求确定

1. 评估资料整理

小吴通过李奶奶及其家庭居室生活环境的评估所获资料如下：

一般资料：李奶奶，高中文化，工人，有退休工资与医疗保险，与老伴独立居住于70平方米两室两厅的老式居民楼2楼，1子1女，生活在外地，平均每月探望1次，电话交流多。最近聘请保姆1名，55岁，初中文化，有家政经验，未有过专门照护老人的经历，也未接受过相关培训。

能力状况：高血压、类风湿性关节炎病史10年，轻度认知功能障碍确诊3个月，已就医并采用药物对症处理；两年前开始记忆明显衰退，混淆地方，有时外出迷路找不到家，1个月前认不出探家的女儿，以为是陌生人；手足部关节经常疼痛，走路时有晃动，步态不稳，曾跌倒一次，时有磕碰出现；因发现记忆力严重下降，影响生活，经常担心并误认为老伴嫌弃她，内心焦虑、烦闷，常失眠；视力下降，夜间视物不清；社交活动明显减少，家人怕迷路走失限制其出行，仅限于下楼并由老伴陪同；其余情况尚可，能承担常规家务活，生活基本自理。老伴对李奶奶关爱有加，子女基本隔天会有电话打回家，一个月能带孙辈探望一次，基于李奶奶健康状况，家人准备购置轮椅使用。

居室环境状况：卧室及起居室采光尚可，照明灯均为5W节能灯，装有空调；因老人很多旧物舍不得丢，屋内物品较多，摆放无序，家具基本为有角形，卧床宽1.8 m，高低合适，床头柜置有正在服用的药物，药瓶字小；老人卧室与卫生间相邻，卫生间为内开门，蹲位，地板防滑性有限，淋浴，无扶手；房内有一小挂钟挂于客厅沙发上方，无台历或挂历；橱柜较高，且内深，房间门宽度0.65 m。

2. 环境照护需求分析

李奶奶现在的环境照护需求与她当下的环境照护能力之间的差距，就是自理缺陷，是需要照护者、被照护者共同解决的照护问题。

表 2-2-2　环境照护需求、照护能力、照护问题展示

序号	老人环境照护需求	老人环境照护能力	照护问题
1	照明亮度足够，储物低、浅，保证视线	5瓦节能灯亮度有限，橱柜高深	跌倒的危险
2	物品摆放有序，减少行走障碍	物品杂多摆放无序，易绊倒	受伤的危险 走失的危险
3	家具"圆滑"，无角，防磕碰受伤	家具有角，易致伤	自理能力下降
4	地板防滑，防跌倒	地板防滑性有限，易跌倒	家庭应对无效

续表

序号	老人环境照护需求	老人环境照护能力	照护问题
5	卫生间淋浴扶手，抽水马桶、推拉门防意外	卫生间内开门、蹲位、无扶手	
6	利用房内物品组成"记忆箱"强化认知能力	小挂钟难以强化时间记忆 床头、门口无认知强化物	
7	屋内适于轮椅出入，能正确使用	门宽度不足，老人及照护者无选择、使用轮椅的知识	
8	……	……	……

必备知识

老年人环境照护需求

1. 老年人共性的环境照护需求

老年人的生活环境要求主要包括"健康、安全、便利、无障碍"四个方面，详见任务一。

2. 智障老人的环境照护需求

家是智障老人最理想的居所，由于感知觉障碍，新环境易致老人焦虑，如是老年社会福利照护机构，则应营造如家般的亲切型居住环境。周燕珉教授认为智障老人居住环境的设计宗旨主要包括以下方面：智障老人非常容易走失、摔倒，居住环境首先要确保其安全；居住环境确保老人的适当活动或适量刺激、一定社交机会的提供；提高居住环境的可辨识度和方向感，帮助老人锻炼空间认知能力；居住环境应能最大限度地强化智障老人的自律和自治；利用老人居住环境中物品或家具，强调和过去的联系，减缓记忆障碍的发展；此外，环境要能保护老人的隐私，尊重其个人意愿。

拓展训练

刘爷爷，80岁，诊断为轻度老年痴呆，有过走失情况，家人照护困难，现申请入住某护理型老年照护机构。办入住手续中，照护员小谢需要为其准备入住房间。

请问：

1. 在集中养老机构，小谢准备房间前需要评估刘爷爷的个人环境照护需求吗？

2. 如需要评估刘爷爷的环境照护需求，应收集哪些资料？用何种方式收集？

推荐阅读

1. 周燕珉居住建筑工作室. http://blog.sina.com.cn/zhuzhai01

2. 中国建筑设计研究院. 老年人居住建筑设计标准GB/T 50340—2003

任务三
老年人居室照护环境布置

学习目标

知识目标：具有正确的老年人照护环境营造理念。
　　　　　熟悉老年人生活空间布置的基本要求。

能力目标：能根据老年人环境照护需求，为老年人布置合适居室照护环境，
　　　　　维系老年人生活自理能力。

工作任务描述

　　李奶奶，77岁，近两年记忆日渐衰退，时常混淆地方。在超市购物经常忘记将购买的东西提回家；吃完饭却以为自己还没进餐；步态时有不稳，有时行走困难，曾在家摔倒一次。家人送医疗机构诊断为"轻度认知功能障碍（老年痴呆）"，家人已为其请保姆照护，照护员小吴在评估老人环境照护需求后，为李奶奶调整生活环境布置。

问题思考：

1. 李奶奶生活环境布置的原则是什么？
2. 老人居室内可能需要哪些物品？
3. 老人居室内物品如何摆放？

工作任务分解与实施

一、老人居室布置方案制订

1. 核实老人环境照护需求。
2. 根据老人环境照护需求，结合老人居室实际情况制订居室调整布置方案。
3. 与老人及其家属沟通居室调整布置方案，并确定。

二、老人居室环境调整前准备

1. 照护者自身准备：具备老人环境照护相关专业知识，了解老人环境照护需求。
2. 物品准备：笔、布置方案、手表等。

三、居室布置方案实施

1. 入户：同上任务。

2. 居室物品摆放。

指导组合记忆箱：房间挂大数字时钟、摆床头钟，家庭照片挂在墙上、放上床头或贴在房门口，卫生间门口放标识物，收集一些有代表性的物品，家具宜少，摆放条理化、直线化，少障碍物。

3. 指导卫生间改造：铺防滑地胶、安装扶手、装坐式马桶或安置安全椅、推拉门。

4. 家庭物品定位化、怀旧化，家具包边角。

四、注意事项

能根据老年人生理和心理特点、个性需要，设计其居室环境，体现安全性、无障碍日常生活照护理念。居室设计防跌倒，与老人身体相容性高。

五、结束任务

1. 填写服务记录单，请老人或家属签字确认。

2. 表达对老人及其家属配合的感谢。

3. 礼貌出户。

必备知识

老年人生活环境设计的基本原则

老人的生活环境要求主要包括"健康、安全、便利、无障碍"四个方面，详见任务一。

拓展训练

刘爷爷，78岁，前列腺增生10余年，时有排尿困难，晚上小便次数多。现申请入住某老年照护机构，照护员小王为刘爷爷准备入住房间。

请问：

1. 小王在准备房间时应注意哪些问题？

2. 你能帮小王设计出老人的居室环境吗？

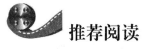 **推荐阅读**

1. 周燕珉居住建筑工作室，http://blog.sina.com.cn/zhuzhai01

2. 中国建筑设计研究院. 老年人居住建筑设计标准(GB/T 50340－2003[M])

3. 老年人能力评估标准. 中华人民共和国民政行业标准(MZ/T 001－2013)

任务四
老年人轮椅的选择及使用指导

学习目标

知识目标：熟悉轮椅基本构造、科学选择要点。
掌握老年人轮椅安全使用的要求。

能力目标：能根据老年人自身特点，指导老年人选择合适轮椅，并指导老年人及家属安全使用，维系老年人生活自理能力。

工作任务描述

杨奶奶，81岁，因腿脚功能障碍，行动不便，家人打算为其购置轮椅一台，正咨询照护员小王如何选择合适的轮椅。

问题思考：

1. 轮椅选择的基本要求是什么？
2. 老年人使用轮椅后居室的相容性有哪些要求？

工作任务分解与实施

一、评估老年人轮椅的需求性

1. 与老人及其亲属沟通，了解老人身体特点、对轮椅有无特殊要求。

2. 综合老人实际情况，确定老人轮椅选择方面的需求。因此，选购轮椅时最好到专业机构，在专业人员的评估和指导下购买。

二、老年人轮椅选择的指导

选购轮椅不只关注它的代步功能，更应重视轮椅的功能性、舒适性和便携性。要根据老人轮椅使用需求情况，指导老人及其亲属选择合适老人身体功能状况的轮椅。

1. 关于轮椅的基本知识

轮椅类型及适用性：

普通手动轮椅——适用于行动不便的老年人使用，但要求使用者要有一定的肌肉力量和活动度，能用上肢滑动两侧的手轮圈来驱动轮椅。

休闲手动轮椅——适用于肢体障碍程度较轻的老年人在家中或者户外使用，椅座重心较高，体积较小，便于收纳。

便携式轮椅——移动不便老年人临时乘交通工具时用于摆渡，或短时间郊外旅行、游览公共场所。

自由倾躺式轮椅——适用于患有重症并将长期依靠轮椅生活的老年人，靠背可调至平躺姿势，可作为临时活动床使用。

功能型护理轮椅——脚踏板连同支架可以向两侧打开，扶手可抬起，方便照护员为老人进行护理。

靠背可调节轮椅——适用于高位截瘫或需要较长时间乘坐轮椅的老年人，靠背和座椅可以同时调整至后倾。

带头枕护理轮椅——适用于头颈部无力的老年人，轮椅带有头枕用于固定头部。

电动轮椅车——供高位截瘫或偏瘫等但有单手控制能力的人使用。

助站轮椅——站、坐两用轮椅，供截瘫或脑瘫患者进行站立训练。

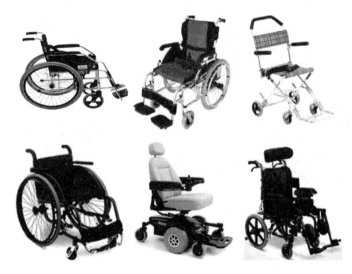

图 2-4-1　各种类型轮椅

2.科学选择轮椅

轮椅具有三大功能，一是为老年人提供"坐"的工具；二是成为老年人的"代步"工具；三是便于挪动。

选择原则：适应老人身体机能需要。

普通轮椅组成：普通轮椅一般由框架、轮子(大车轮、小车轮)、刹车装置、椅座、靠背五部分组成。

轮椅选择需考虑的因素：各部位的尺寸合适性，使用者的安全性，操作能力，使用地点，外观等因素。选用轮椅最重要因素是轮的尺寸、座位宽度，老年人坐上轮椅后，大腿与扶手之间应有 2.5 cm～4 cm 的间隙；座位正确的长度应该是老年人坐下之后，坐垫的前缘离膝后 6.5 cm，约 4 指宽；扶手高度，在双臂内收情况下，前臂放置在扶手背上，肘关节屈曲约90°为正常；座位与脚踏板的高度，老年人坐在轮椅中双下肢放于脚踏板上，此时大腿下部前1/3处高于前缘约4 cm。

三、老年人使用轮椅的指导

1. 目的：指导老年人及照护者在生活环境中正确使用轮椅维持老年人自理能力。

2. 内容：轮椅正确使用方法（使用标准流程、上下坡、上下台阶、不平路面）、使用轮椅老年人的居室调整（各出入口宽度、卫浴间、厨房等适应性）、使用轮椅老年人正常生活调整（如厕、入浴、入厨、床椅转换）。

3. 方法：现场示范、现场练习、现场演示。

使用轮椅上下坡：上坡，身体一定要前倾，可以防止后翻。下坡，倒转轮椅，使轮椅缓慢下行，伸展头部和肩部并向后靠。

使用轮椅上下台阶：上台阶，脚踩轮椅后侧杠，下压把手，抬起前轮上移台阶，再以两前轮为支点，一手抬把手，抬起后轮，平稳地移上台阶；下台阶：老人和护理人员背向前进方向，护理员在前，轮椅在后，叮嘱老人抓紧扶手，提起车把，后轮转移到台阶下，以两后轮为支点，抬起前轮，平稳地把前轮转移到台阶下。

床上向轮椅移动：轮椅与床30°～45°，老人手扶照护者肩或颈，照护者右腿伸到老人两腿间，抵住患侧膝部，护理员在轮椅后方，伸手至病人肋下，将老人身体后移。

注意事项：在推轮椅的过程中要注意安全，使老人保持舒适座姿。推车下坡时减慢速度，过门槛时翘起前轮，叮嘱老人抓住扶手，以防发生意外。经常检查轮椅，使其保持良好的性能，确保安全。

四、结束指导

1. 请老人及其照护者复述轮椅选择要点。

2. 请老人及其照护者演示轮椅的使用。

3. 服务签单。

必备知识

使用轮椅老人的生活环境调整

为方便轮椅的回转，居室内过道宽度、门宽度以及卫浴厨房空间需做一定的调整，做到使用轮椅老人如厕、入浴、入厨尽可能无障碍化。

卫生间门宽不低于900 mm，淋浴间采用软质间隔，卫厨通行及活动区域空间应达1500 mm×1500 mm，以保证轮椅回转空间。

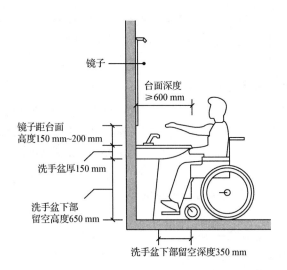

图 2-4-2　洗手盆高度与轮椅回转示意

 拓展训练

何爷爷，75 岁，糖尿病足，行动不便，准备购置轮椅协助生活，请你为老人及其家属指导轮椅选择及安全使用。

请问：

1. 老人应如何选择适合自己的轮椅？

2. 老人在家中使用轮椅时有哪些注意事项？

 推荐阅读

1. 周燕珉居住建筑工作室．http://blog. sina. com. cn/zhuzhai01

2. 中国建筑设计研究院．老年人居住建筑设计标准 GB/T 50340－2003

项目三　老年人清洁卫生

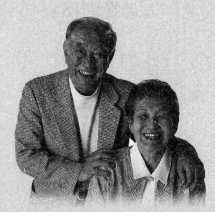

项目情景聚焦

　　老年人的清洁卫生是维持老年人健康的重要保证。口腔的卫生，皮肤、头发的清洁是老年人生活基本生活需求。对于老年人特别是部分或完全丧失自理能力的老年人，通过清洁照护，可使他身体舒适、心情愉悦，维系其自尊心。我们作为照护者，能够为他们维护好个人的清洁卫生，保证其有一个舒适、舒心的个人生活环境，是需要付出责任心和爱心的。

任务一
老年人晨晚间照料

学习目标

知识目标：熟知晨晚间护理的内容。
　　　　　领会晨晚间护理的基本要求。
能力目标：能为机构内入住老年人提供适宜的晨晚间照护，维系老年人日常
　　　　　生活正常作息规律。

工作任务描述

　　钱奶奶81岁，于3年前住进某养老护理院，老人患有"类风湿性关节炎"、
"风湿性心脏病"，多关节强直，活动受限，老人的日常生活由养老护理员照料。

问题思考

1. 怎样通过养老护理的日常工作，做到能使老人口腔、皮肤清洁舒适，预防
压疮及肺炎等并发症？

2. 怎样保持老人的床铺整洁，使老人有一个舒适的生活环境？

工作任务分解与实施

一、操作前准备

1. 照护者自身准备：具备老人晨晚间照护相关专业知识；着装得体大方，洗净
双手。

2. 物品准备：护理车上备梳洗用具，口腔护理、压疮护理的用物，床刷、消毒的
毛巾袋或扫床巾(一床一巾)，清洁衣裤、床单等。

3. 老人及准备：了解老人睡眠情况，检查皮肤颜色，是否有破损，口腔黏膜颜色、
是否有溃疡；老人的排泄情况，排泄物的性质、颜色。

4. 环境准备：室内空气要新鲜，室内温度、湿度、光线适宜。

二、沟通

1. 确定信息：确定老人的个人信息，晨间的一句"早上好"，睡前的一句"晚安"都

会给老人带来好的心情，一个亲切的称谓会给老人有一种亲人就在身边的感觉，询问老人的睡眠质量，哪里有不舒服的感觉。

2.介绍：得体、恰当地称呼老人，建立信任关系。

大方得体正式地自我介绍（姓名、职位、职责）。

3.告知老人本次操作的原因、目的，请求老人的配合；询问老人是否有特殊的要求。

三、摆放正确的体位

根据老人失能的状况选择合适的体位。

四、协助老人完成操作

晨间照料

（1）协助老人排便，观察便的颜色、性质，是否有异味。

（2）协助老人刷牙、洗脸、洗手，帮助老人梳头。

（3）协助老人翻身，检查皮肤受压情况，擦洗背部后，按摩骨突处，为老人叩背，用空心掌从肩胛下角向上拍打，使黏性分泌物顺利排出。

（4）整理床铺，可酌情更换床单及衣裤，注意观察老人精神状况，整理床单位，协助进早餐。

晚间照料内容

（1）协助老人漱口（口腔护理），洗脸，洗手。擦洗臀背，用温水泡脚，为女性老人清洁会阴部。

（2）预防压疮的护理，整理床铺，必要时协助老人排便，夏季挂好蚊帐，将便器放于易取处，用物归位，做好记录。

五、整理物品并观察记录

照料结束后，照护员协助老人取舒适卧位。记录对老人所观察到的情况及处理情况。

整理换下的衣物及床品，准备清洗消毒。

必备知识

一、晨晚间护理的目的

1.使老人清洁舒适，预防褥疮及肺炎等并发症，保持卧室的整洁。

2.观察和了解情况，使老人感觉清洁、舒适、易于入睡。

3.进行心理护理及卫生宣传。

二、协助老人使用便器法

1. 便盆使用方法

(1)便器要清洁,冬季气候寒冷时要先用热水冲洗(使之温热,盆内留少量水,使大便后易清洗,并可减少气味),将便盆外面擦干备用。

(2)协助老人脱裤,能配合的老人,嘱其抬起背部,屈膝,双脚向下蹬在床上,同时抬起臀部,一手抬起老人臀部,另一手将便盆放于臀下。不能配合的老人,应先将老人转向一侧,把便盆对着老人臀部,一手按住便盆,另一手帮助老人转回身至便盆上。

(3)照护女性老人可用手纸折成长方形,放于耻骨联合上方,防止尿液溅出污染被褥。照护男性老人递便盆时,应同时递给尿壶,以免损伤老人的皮肤。

(4)大便完毕,放平床头,让老人双脚蹬床,抬起臀部,擦净、取出便盆。帮助老人穿上裤子,整理床铺。观察排泄物性状、颜色、量及异常情况,必要时需留取标本,做好记录。

(5)倒掉排泄物,用冷水洗净便器(热水不易洗净便器,因可使蛋白质凝固),放回原处,协助老人洗手,开窗通风。

2. 尿壶使用方法如下:

(1)能自行排尿者,向其交代使用方法,取出尿壶时,要将壶颈向上倾斜,以防尿液溅出污染床单。

(2)排尿后观察尿液情况,测尿量,并记录。使用后的尿壶清洗方法与便盆相同。

(3)对尿失禁老人,每2~3小时递送便器一次,帮助老人有意识地控制或引起排尿,并指导老人作会阴部肌肉锻炼,每日数次使其收缩及放松,以增强尿道括约肌收缩功能。

(4)对未插留置导尿管的老人,使用合适的接尿器接尿。男性老人可置便器于外阴部接尿,或使用阴茎套连接尿管,也可用一次性塑料袋接尿;女性老人可采用橡胶奶头开口端固定于尿道口处,连接尿管将尿引流入贮水袋中。对此类老人每日应清洁、消毒外阴部,每日更换接尿管。

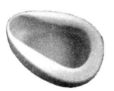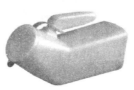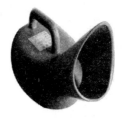

图 3-1-1　便盆

> **小贴士：微笑服务**
>
> 交往中一个信息的表达＝7％的语言＋38％的声音＋55％的面部表情。面带欣然、坦诚的微笑，会对老人极富有感染力。

拓展训练

刘奶奶，78岁，"脑出血"后偏瘫，脑萎缩，轻度老年痴呆，生活不能自理，入住某护理型老年照护机构前，骶尾部已经发生一期压疮。

请问：

1. 入住后照护员小王首先需要为刘奶奶做哪些照护？

2. 在集中养老机构，小王为老人做晨晚间照护的重点是什么？

3. 刘奶奶入睡前会有哪些照护需求？小王如何满足刘奶奶的照护需求？

推荐阅读

1. 付能荣主编. 护理技术. 上册. 北京：科学出版社，2013

2. 于丽娜，伍世珍主编. 83项护理技术操作流程及评分标准. 北京：军事医学出版社，2013

任务二

老年人口腔清洁(失能老年人口腔护理)

学习目标

> 知识目标：认识口腔护理的重要性。熟悉口腔护理的目的以及漱口液的选择。
> 了解预防口腔疾病发生的知识。
>
> 能力目标：能正确评估老年人口腔护理需求。
> 能为老年人提供适宜的口腔清洁措施。

工作任务描述

> 李奶奶，75岁，既往患有肝脏疾病，现诊断"肝硬化"，曾因"上消化道出血"
> 住院治疗。年轻时经常发生口腔黏膜溃疡，时好时坏，经治疗逐渐好转。李奶奶
> 入住养老护理机构后也曾发生过两次轻度的口腔黏膜溃疡，经过养老护理员的精
> 心照护均很快愈合。目前老人一般状态良好，饮食正常，二便正常。
>
> **问题思考：**
> 1. 对李奶奶照护重点是哪些方面？
> 2. 怎样评估李奶奶对照护的需求？
> 3. 如何为李奶奶做好口腔清洁护理？

工作任务分解与实施

一、操作前准备

1. 照护者自身准备：具备对老年人口腔护理的相关知识；着装整齐干净。

2. 老人的准备：

(1)评估老人的口腔功能：包括张口时有无疼痛感和腭关节活动障碍；有无牙齿疼痛、龋齿及过敏，牙齿有无松动、缺损或磨损、有无义齿等；牙龈有无发红、肿胀、水疱出血及食物残渣附着等；观察有无舌功能、舌苔异常及溃疡；有无流唾液现象；有无口臭等。

(2)评估老人有无影响口腔的治疗：有些疾病需要使用抗生素、免疫抑制剂、抗凝剂等，而这些治疗可能引起口内炎、口角炎、口腔黏膜溃疡、牙龈出血等，因此，在

给老人做口腔清洁护理之前，应认真评估，了解是否有给口腔带来副作用的治疗。

（3）评估老人的自理能力，如记忆功能减退或丧失的老人，可能需要他人的提醒或指导才能完成口腔的清洁活动。

（4）评估老人对口腔卫生健康知识的了解程度，如刷牙习惯、刷牙方法，口腔清洁用具的选用，如牙膏、牙刷等口腔清洁用品。

> **小贴士：牙线剔牙法**
>
> 　牙线多用丝线、尼龙线等。取牙线 40 cm，两端绕于两手中指，指间留 14 cm～17 cm 牙线，两手拇指、食指配合动作控制牙线。拉锯式轻轻将牙线越过相邻牙接触点，压入牙缝，然后用力弹出，每个牙缝反复数次即可。

二、口腔清洁方法

1. 确定为老人进行口腔清洁的体位、场所、用物、时间等。

2. 使用适宜的牙齿清洁工具。首先了解老人惯用的口腔保洁方法，然后选择老人最易接受的方法。常用的口腔清洁用具有：

（1）小头牙刷，旋转灵活。

（2）带把的海绵牙刷。

（3）棉签，选择大小合适的棉签。

（4）棉球，用弯血管钳或镊子夹棉球。

（5）纱布，缠在食指上使用。

（6）口腔清洗器（喷水器），利用水压清洗牙齿，同时对牙龈有按摩作用。

3. 选择合适的漱口液。

4. 操作前准备。

（1）照护人员洗手。

（2）向老人说明清洁口腔的目的，得到老人理解。

（3）拉上窗帘和屏风。

（4）选择合适的体位，坐位或半坐卧位。

（5）在老人胸前围上毛巾或布巾。

（6）摆好用物，将用物放到便于取放的地方。

（7）照护人员带好口罩和手套。

5. 操作方法。

（1）一般状况良好的失能老人。

抬高床头，使老人取斜坡卧位，也可侧卧或头偏向一侧，取干毛巾围于领下，脸盆放于旁边接取漱口污水，备好牙刷、牙膏、漱口水，让老人自己刷牙。照护人员指导刷牙方法，沿牙齿的纵向刷或用牙线剔牙。不能自己刷牙的由照护人员协助，刷牙后擦干面部，整理用物。

（2）生活完全不能自理的失能老人。

①备齐用物携至床旁，向老人解释，以取得合作。协助老人侧卧或头侧向右侧，颈下铺毛巾，弯盘置于颊旁，协助老人用温开水漱口。

②左手持压舌板分开面颊部，右手持手电筒观察口腔黏膜和舌苔情况（观察顺序：唇、齿、颊、腭、舌、咽）。取下义齿。

③用弯钳夹持棉球，再用压舌板分开一侧颊部，依次清洁口腔：嘱老人咬合上下牙齿，先擦洗左侧外面，沿牙缝纵向由上至下，由臼齿擦至门牙，同法洗右侧外面。

④嘱老人张开上下齿擦洗左侧上下内侧（咬合面）。同法擦洗右侧上下内侧，上腭及舌面（勿触及咽部，以免引起恶心），并弧形擦洗两侧颊部黏膜，每擦洗一个部位，更换1个湿棉球。舌苔厚或口腔分泌物过多时，用压舌板包裹纱布擦净分泌物。

⑤协助漱口，必要时可用吸水管吸漱口液或用注洗器沿口角将温开水缓缓注入，嘱咐老人漱口，然后再由下侧口角吸出，撤去弯盘，用纱布擦净口周。

⑥再次观察口腔是否清洗干净，口腔黏膜如有溃疡，可用冰硼散、锡类散、西瓜霜等撒布溃疡处，口唇干裂可涂液状石蜡，取下毛巾，整理用物，清洁消毒后备用。

对口腔秽臭的老人，除按上述方法进行口腔护理外，每日可用漱口水、中药藿香煎成的汤、茶叶水等，让老人含漱半分钟后吐掉，一日多次漱口可除口臭，预防口腔炎症。

对神志不清者可用止血钳夹紧1块纱布，蘸生理盐水或其他漱口液，拧至半干，按口腔护理的顺序操作。

6．注意事项：

（1）擦洗时动作要轻，以免损伤口腔黏膜。

（2）昏迷老人禁忌漱口及注洗，擦洗时棉球不宜过湿，要夹紧防止遗留在口腔。发现老人喉部痰多时，要及时吸出。

（3）对长期应用抗生素者应观察口腔黏膜有无霉菌感染。

7．用温水漱口。

为了湿润口腔和除去口腔食物残渣，首先应将老人脸侧向照护人员一侧，协助从嘴角将温水吸到口中，嘱老人含漱1～2次，随后轻轻吐出，擦拭嘴角周围。若老人不能吐水时，照护人员应用纱布或棉签将水蘸出。

必备知识

一、口腔护理评估表

表 3-2-1　口腔护理评估表

部位/分值	1	2	3
唇	滑润，至软，无裂口	干燥，有少量痂皮，有出血倾向	干燥，有分泌物，大量结痂，有裂口，容易出血
黏膜	完整，滑润	完整，干燥	黏膜破损或有溃疡

续表

部位/分值	1	2	3
牙龈	无牙龈萎缩和出血	轻度萎缩，易出血	肿胀，易出血，萎缩
牙/义齿	义齿合适，没有龋齿	义齿不合适，没有龋齿	义齿不合适，有空洞及裂缝，齿间有脓液
牙垢/牙石	无牙垢或者有少量的牙石	牙石中量或少量至中量牙垢	牙垢或牙石大量
舌	舌苔少许，湿润	舌苔中量，干燥	舌苔大量或黄色舌苔，干燥
腭	无或有少量碎屑，湿润	有少量或中量碎屑，干燥	有大量碎屑，干燥
唾液	透明，量中	量少或量过多	黏稠或半透明
气味	无或有	气味难闻	刺鼻气味
损伤	无	唇有损伤	口腔内有损伤
自理能力	完全	部分	无
健康知识	有，刷牙有效，使用牙线	有些错误观念，刷牙有效，未使用牙线	缺乏，刷牙无效，未使用牙线

　　表内分值 1 表示好，2 表示一般，3 表示差。所有项目都有计分，分值为 12～36 分，分值越高表示越需要加强对口腔的卫生护理。

二、漱口液的选择

漱口液名称	漱口液的作用
生理盐水	清洁口腔，预防感染
绿茶、乌龙茶	抗菌
柠檬水	促进唾液分泌
复方硼酸溶液(朵贝尔溶液)	去除口臭，抑制细菌
1%～3%过氧化氢溶液	抗菌除臭，适用于口腔感染、出血
2%～3%硼酸溶液	抑制细菌(酸性防腐剂)
1%～4%碳酸氢钠溶液	适用于真菌感染(碱性药液)
0.02%呋喃西林溶液	清洁口腔，有广谱抗菌作用
0.08%甲硝唑溶液	用于厌氧菌感染
0.1%醋酸溶液	适用于绿脓杆菌感染(铜绿假单胞菌)

三、口腔清洁适应范围

　　1. 不能自行进行口腔清洁的老年人。

　　2. 需要协助才能完成口腔清洁的老年人。

3. 不能自行准备口腔清洁用具的老年人。

四、与口腔清洁有关的疾病

某些疾病需要特别注意口腔清洁护理，这些疾病有：口腔方面的疾病（如舌癌、口腔炎等），血液及造血系统疾病（如急性白血病、慢性淋巴腺性白血病、周期性嗜中性粒细胞血症），内分泌疾病（如甲状腺功能低下等），恶性贫血，糖尿病，胶原纤维性疾病（如风湿性关节炎、全身性红斑狼疮），溃疡性大肠炎等。

五、义齿的使用与保管

1. 义齿也会积聚食物碎屑，必须定时清洗。使用义齿者应白天持续佩戴，对增进咀嚼的功能、说话与保持面部形象均有利；晚间应卸下，可以减少对软组织与骨质的压力。卸下的义齿浸泡在冷水中，以防遗失或损坏。不能自理者由照护人员协助，操作前洗净双手，帮助老人取下上腭部分，再取下面的义齿放在冷水杯中。

2. 用牙刷刷洗义齿的各面，用冷水冲洗干净，让老人漱口后戴上义齿。

3. 暂时不用的义齿，可泡于冷水杯中加盖，每日更换一次清水。不可将义齿泡在热水或酒精内，以免义齿变色、变形和老化。如遇义齿松动、脱落、破裂、折断，但未变形时，应将损坏的部件保存好。

4. 义齿的摘取方法

一般于晚上入睡前取下义齿，摘取部分义齿时，应从对侧翼环摘起。然后进行清洁，使与义齿接触的黏膜在夜间得以休息。

5. 义齿的安装方法。

义齿包括人工齿部分和牙龈部分。义齿有全口义齿和部分义齿两种。安装部分义齿时，应注意将部分义齿左右平行放入口中。有时，根据残留牙齿的方向，可从一侧安装。

> **小贴士：正确使用牙刷**
>
> 牙刷使用时间一般以 3 个月为宜，以避免牙刷污染而引起口腔疾病，如已患有牙龈炎、口腔炎、咽喉炎等疾病，就更应尽快更换牙刷。使用后，应及时用清水彻底冲洗干净，甩干上面的水，刷头毛朝上放入漱口杯中，放在干燥、通风的地方。

拓展训练

杨奶奶，65 岁，20 岁左右被诊断"乙型病毒性肝炎"，10 年前因"上消化道出血"住院治疗，B 超检查显示：肝硬化、脾大。老人经常发生口腔溃疡，对症治疗后好转或治愈，一段时间后又反复发生，发生口腔溃疡时影响进食质量，小王负责杨奶奶的日常照护。

请问：

1. 针对杨奶奶的情况，应该怎么样收集她的相关健康和生活习惯资料？

2. 如何评估杨奶奶的口腔健康情况？

3. 杨奶奶可能存在哪些口腔健康需求方面的问题？照护员应该如何应对满足杨奶奶这些方面的需求？请同学们分组讨论、分析，并以小组为单位展示讨论结果，或角色扮演评估过程。

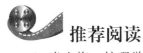 **推荐阅读**

1. 尚少梅. 护理学基础[M]. 北京：中国协和医科大学出版社，2011

2. 中华人民共和国住房和城乡建设部，中华人民共和国国家发展和改革委员会. 社区老年人日间照料中心建设标准，建标 143—2010

任务三
老年人入浴照护

学习目标

> 知识目标：掌握老年人对沐浴的需求，适合沐浴条件。
>
> 　　　　　熟悉老年人洗浴擦浴的注意事项。
>
> 能力目标：熟练掌握不同生活自理能力老年人的洗浴方法。

工作任务描述

> 　　张爷爷72岁，12年"脑梗死"发病3次，以3年前的一次发病最为严重，留有右侧肢体瘫痪后遗症，现老人在他人的照看下能拄拐行走，右侧肢体肌力差。
>
> 　　**问题思考：**
>
> 　　1. 如何保持张爷爷的皮肤清洁、干燥，使老人舒适？
>
> 　　2. 张爷爷适合于哪一种沐浴方法？
>
> 　　3. 沐浴或擦浴能给老人带来哪些好处？

工作任务分解与实施

一、操作前准备

1. 照护者自身准备：具备老人安全照护相关专业知识；着装得体大方。

2. 老人的准备：判断老人意识状态、卫生习惯、自理能力、心理状态、合作程度、皮肤清洁度、肤色、温湿度、皮肤弹性、感觉功能，有无破损、斑点、丘疹、水疱、硬结及水肿等异常情况。

3. 物品准备：脸盆、沐浴液、浴巾、毛巾2条、拖鞋、清洁的衣裤。

二、与老人沟通

说明皮肤清洁的目的，征得老人理解，询问老人的进食时间、喝水情况，有无身体不适等。

三、沐浴方法选择

根据老人具体情况确定沐浴方式。

1. 老人意愿。

2. 休息的级别。

3. 污染的程度。

4. 皮肤的状况。

5. 活动障碍的状况。

四、沐浴

盆浴和淋浴

(1)适用于能够自理的老人。

(2)操作方法。

①携带用物送老人进浴室，关闭门窗，调节室温在22℃～24℃上，浴室不宜闩门，以便发生意外时及时入内，将"正在使用"的标记挂于浴室门上。

②向老人交代有关事项，如调节水温的方法，呼叫铃的应用，不宜用湿手接触电源开关。照护人员应在可呼唤到的地方。

③了解老人入浴时间，每隔5分钟检查一次老人情况，以防发生意外。若遇老人发生晕厥，应立即抬出，平卧、保暖，对症处理。

(3)注意事项。

①饭后须过1小时才能进行沐浴，以免影响消化。

②水温不宜太热，室温不宜太高，时间不宜过长，以免发生晕厥或烫伤等意外情况。

③入浴前要注意血压情况，确认没有不适感。

④入浴前适当补充能量，不能空腹进浴室，最好保持五六分饱的状态。

⑤入浴前补充水分，用1小时左右时间喝约500 mL温开水，或者带一瓶水进浴室，口渴时及时补充水分。

> **小贴士：**
>
> 在沐浴时，不要忘了用喷头强劲的水花喷洒面部、颈部、双肩、胸部、腹部及大腿等处，利用水流按摩皮肤的功能，有效促进全身的血液循环，使皮肤光亮而有弹性。

 必备知识

一、协助偏瘫老人入浴缸法

1. 从轮椅移至浴凳。先把脚踩到地上，固定轮椅，用健侧的手抓住浴缸的边缘，然后身体一边向前倾，一边直起腰，必要时，照护人员向前推送老人臀部，使其直起腰，接着抓住浴缸边缘，支撑一部分身体的重量，以健侧的脚为轴，将身体向凳子旋转，如果老人体重较重，照护人员可一侧膝盖跪在凳子上，当老人身体旋转到凳子处时，慢慢坐下。

2. 从浴凳移至浴缸。以右侧偏瘫为例，先把脚放好，然后健侧的手向前伸，抓住浴缸的边缘，身体向前倾，同时抬起臀部，使重心向手和脚转移，再横着向浴缸挪动身体，到达浴缸边缘时臀部落下，摆好手和臀部位置后，健侧的脚开始按顺序挪动。若老人需要协助时，照护人员与老人的身体要紧紧靠在一起，同步挪动。

3. 进入浴缸。手扶着浴缸边缘，将健侧的脚迈入浴缸，照护人员应在老人后面用手支撑老人背部以防老人向后倒下，接下来，照护人员一手支撑老人背部，另一只手帮助老人把患侧的脚慢慢放入浴缸中，当确认老人双脚踩到了浴缸底部后，扶浴缸的手才可以移开，然后照护人员一侧膝盖跪在凳子上，双手扶住老人臀部，使老人的身体前倾，照护人员从背后向前推送老人臀部，注意双手扶老人臀部时，用力的方向是向前推，而不是向上抬，扶臀部时，不是抓住老人臀部，而是用双手的手掌夹住臀部，然后利用水的浮力使老人慢慢地坐进浴缸。

4. 在浴缸内的姿势。

(1) 身体前倾。照护人员从老人背后扶起照护者的上半身，取前倾的姿势。如果头向后仰，臀部就会向前滑，身体容易失去平衡。

(2) 抓住浴缸。照护人员双手抓住老人的臀部，向自己拉近，使老人保持身体稳定。若老人的手放在身体前面或抓住对侧的浴缸边缘，会使身体更加稳定。

(3) 足底抵住浴缸壁。让老人膝盖微微弯曲，足底抵住浴缸壁。对于身材矮小或不能取前倾姿势的老人，应将脚凳放在浴缸中，调节浴缸的长度；对于不能保持左右平衡的偏瘫者，可以利用浴缸的一角支撑身体。

二、协助偏瘫老人出浴缸法

1. 照护人员站在浴缸外面协助老人出浴的方法。以右侧偏瘫为例。照护人员一腿站立，一条腿跪在凳子上，让老人将健侧腿拉近其身体，再将患侧腿拉近身体；让老人健侧手尽量向前伸，抓住身体前方的浴缸边缘，若只抓住靠近身体的地方，头就很难向前探出，也就不能站起来；摆好手和脚的位置，使老人身体前倾，照护人员从背后将老人臀部向前推进，借助水的浮力使老人臀部抬起，继续保持身体前倾的姿势，嘱老人抓住浴缸边缘的手不要移动，照护人员双手扶住老人臀部引导其向浴缸外的凳子移动，让老人坐在凳子上，当确认老人脚踩在浴缸底，臀部坐在凳子上时，让老人移动手的位置抓住浴缸边缘，将腿向身体靠拢，照护人员协助老人慢慢将患侧腿抬出浴缸，然后让老人自己将健侧腿移出浴缸，此时抓住浴缸边缘的手和支撑背部的手位置不变，为防止老人向后倒，照护人员应用手支撑老人背部。

2. 照护人员站在浴缸里面协助老人出浴的方法。让老人用手抓住身体前方的浴缸边缘，先将健侧的腿向身体拉近，再拉患侧腿，使老人身体前倾，照护人员从老人的背后用双手扶住老人臀部，并拉向照护人员，借助水的浮力使臀部轻轻抬起，身体和手的位置不便，照护人员用双手挟住老人臀部向凳子移动，使老人坐在凳子上，脚踩在浴缸底部，确认臀部坐在凳子上以后，老人移动手抓住浴缸边缘，将腿拉近身体，照护人员一只手支撑老人背部，防止向后倒，另一只手协助将患侧的腿抬出浴缸，健侧的腿由老人自己移出来。

 ## 拓展训练

武奶奶，72岁，曾患有"脑出血"住院治疗，因出血量不多，未留下明显后遗症。因儿女工作在外地，武奶奶一直与老伴单过。一个月前武奶奶的老伴突然心肌梗死，抢救无效去世。老伴去世后，武奶奶情绪低落，儿子将其接到自己家，并请了保姆照顾其生活。因儿子对武奶奶的安全不放心，为武奶奶申请了养老机构专业的照护人员每周上门一次，协助保姆为老人洗浴一次。现小王首次到武奶奶家为其服务。

请问：

1. 针对武奶奶的情况，小王应该怎样收集她的相关健康和生活习惯资料？

2. 武奶奶入浴可能会遇到哪些问题？小王应如何解决？

3. 请同学们分组讨论、分析，并以小组为单位展示讨论结果，或角色扮演评估过程。

 ## 推荐阅读

白继荣. 护理学基础. 北京：中国协和医科大学出版社，2006

任务四
卧床老年人更换床单

 学习目标

知识目标：熟悉更换床单过程中的节力原则。

掌握卧床老年人更换床单过程中的安全措施。

能力目标：能熟练为卧床老年人更换床单。

能正确评估老年人对床单舒适度需求。

 工作任务描述

李奶奶，77岁，曾患有"腰椎脊髓内肿瘤"，手术治疗后双下肢截瘫，现双下肢肌肉轻度萎缩，双上肢活动正常，入住养老机构10年。

问题思考：

1. 李奶奶对照护可能有哪些要求？

2. 如何为李奶奶更换床单？

工作任务分解与实施

一、操作前准备

1. 照护者自身准备：具备为卧床老人更换床单的相关专业知识；着装得体大方，洗净双手。

2. 物品准备：大单、中单，被套（反面在外），枕套、床刷、毛巾或扫床巾。

3. 老人及准备：评估老人的活动能力，配合程度。根据需要在更换床单前协助老人排便。

4. 环境准备：环境舒适，温湿度适宜，酌情关好门窗，注意保护老人的隐私。

5. 床单污染程度、是否平整，老人的舒适度。

二、沟通

1. 确定信息：确定老人的个人信息，明确护理人员和老人之间的关系。

2. 介绍：得体、恰当地称呼老人，建立初步的信任关系；大方得体正式地自我介绍(姓名、职位、职责);告知老人本次操作的原因、目的,征求老人的配合。

三、操作

1. 卧床不起,病情允许翻身侧卧的老人。

(1)备物至床旁,向老人作好解释。酌情关好门窗,移开床旁桌椅,按需要协助老人排便,病情许可时,放平床上支架。清洁被服按顺序放椅上。

(2)协助老人侧卧于床的对侧,枕头与老人一起移向对侧。

(3)松开近侧各单,将中单卷入老人身下,橡皮中单搭于老人身上。再将大单卷入身下,扫净褥垫,铺清洁的大单,中缝与床中线对齐,一半塞于老人身下,近侧的半幅大单自床头、床尾、中间先后展平拉紧,折成斜角塞入床垫下,放平橡皮中单,铺清洁中单,连同橡皮中单一起塞入床垫下。

(4)协助老人仰卧于清洁单上,转至对侧松开各层单,撤出污中单系于床尾床栏当作污袋,扫净橡皮中单,拉清洁中单一起搭于老人身上,将污大单卷至床尾撤出投入污袋,扫净褥垫,依次将清洁大单、橡皮中单、中单逐层拉平铺好。

(5)协助老人仰卧,撤除污被套(解开被套端带子,将尾端拉向被头在棉胎下拉下,不翻转,以免身体接触棉胎),将清洁被套铺在棉胎上,封口端与被头平齐,从床尾端向床头被头翻转拉平,同时撤出污被套,系被尾带子,叠成被筒为老人盖好。

(6)一手托起老人头部,另一手迅速取出枕头,取下污枕套,扫净枕芯,换清洁枕套,置于老人头下。

(7)一手托起老人取舒适卧位,移回床旁桌椅,清理用物,归还原处。

2. 不能翻身侧卧老人的更单法。

(1)备物至床旁,向老人作好解释。酌情关好门窗,移开床旁桌椅,按需要协助老人排便。病情许可时,放平床上支架。清洁被服按顺序放椅上。

(2)一手托起老人头部,另一手取出枕头,放于床尾椅上,松开大单、中单、橡皮中单,横卷成筒式,将污大单卷至肩下。

(3)将清洁大单横卷成筒状铺床头,中线对齐,铺好床头大单,然后抬起老人上半身,将各层污单从床头卷至老人臀下,同时将清洁大单拉至臀部。

(4)放下老人上半身,抬起臀部,迅速撤出各层污单,将清洁大单拉至床尾,拉平铺好。

(5)先铺好一侧清洁中单及橡皮中单,余下半幅塞于老人身下,转至对侧以同法铺好。

(6)更换被套、枕套等同上法。

3. 注意事项。

(1)动作敏捷轻稳,不过多翻动和暴露老人,以免疲劳及受凉。

(2)注意观察病情及老人的皮肤有无异常改变,带引流管的老人要防止管子扭曲受压或脱落。

(3)更单中应运用人体力学原理,可以节省力和时间,提高工作效率。

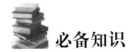

必备知识

卧床老人的移动和搬运法

一、扶助老人移向床头法

长期卧床尤其是半卧位的老人，身体重心常常滑向床尾而不能自己抬高体位者，由照护人员协助移动，使之保持舒适体位。具体方法：

1. 自己能转动的老人，只需一位照护人员协助。

(1)松开盖被，视病情放平靠背架。

(2)将枕头横立床头，避免撞伤老人。

(3)老人仰卧屈膝，双手握住床头竖栏，也可抓住床沿或搭在照护人员肩部。

(4)照护人员要应用节力原则双脚分开，一脚在前一脚在后，呈弓形箭步；一手托在老人肩下，另一手托臀下，让老人两臂用力，双脚抵床，抬起身体。这时照护人员托住老人的重心顺势向床头移动。

(5)放回枕头，视病情支起靠背架，整理床单。

2. 自己不能转动的老人，需两位照护人员协调操作。

第一种方法：

(1)松开盖被，视病情放平靠背架。

(2)将枕头横立床头，避免撞伤老人。

(3)在老人的肩至臀部垫双层中单。

(4)两位照护人员分别立于床的两侧，各自将松垂的中单向上卷至老人身旁。

(5)分别抓住两侧卷至肩与臀部的中单两端，同时用力将中单绷紧、抬高，使之离开床面，移向床头。

(6)帮助老人取舒适卧位。

(7)放回枕头，酌情支起靠背架，整理床单位。

第二种方法：

(1)松开盖被，视病情放平靠背架。

(2)将枕头横立床头，避免撞伤老人。

(3)两位照护人员分别站在病床两侧，各自用一手托住老人肩部，一手托臀部，用合力上移，或一人托住老人背及臀部，同时抬起老人移向床头。其他同上法。

二、轮椅使用法

1. 目的：运送不能行走的老人。

2. 用物：轮椅、按季节备毛毯、别针，需要时备外衣。

3. 方法：

(1)帮助老人坐轮椅法。

①将轮椅推至床旁，椅背和床尾平齐，面向床头。

②扶病员坐起，披上外衣、穿鞋、下地。

③拉起两侧扶手旁的车闸，以固定轮椅；无车闸，照护人员站在轮椅后面，固定轮椅，嘱老人扶着轮椅的扶手，尽量靠后坐，勿向前倾身或自行下车，以免跌倒。

④翻转踏脚板，供老人踏脚。

⑤在推轮椅行进的过程中要注意安全，保持舒适坐位。推车下坡时减慢速度，过门槛时翘起前轮，使老人的头背后倾，并嘱抓住扶手，以防发生意外。

⑥注意观察病情。

（2）帮助病员下轮椅法：将轮椅推至床边，固定轮椅，翻起踏脚板，扶老人下轮椅。

三、平车运送法

1. 目的：为运送不能起床的老人去手术室、特殊检查、治疗室等。

2. 用物：平车、棉褥、大单、棉被或毛毯、枕头。

3. 方法：

（1）平移法。

①检查平车有无损坏，移开床旁桌椅。推平车紧靠床边。

②照护人员在旁抵住平车，协助病员移向平车，将其上身、臀部、下肢顺序向平车挪动。使老人卧于舒适位置。回床时，先助其移动下肢，再移动上半身。

③用大单或盖被包裹病员，露出头部，先盖脚部，然后盖好两侧上层边缘及两侧向内折叠，使之整齐美观。

④整理床铺。

（2）单人搬运法：适用于病情许可或体重较轻者。

①将平车推至床尾，使老人头部和床尾成钝角，搬运者站在钝角内的床边。

②搬运者一臂自老人腋下伸至肩部外侧，一臂伸入老人股下，老人双臂交叉，依附于搬运者颈部并双手用力握住搬运者。

③搬运者托起老人，移步转身，将老人轻轻放于平车上，盖好盖被。

④整理床铺。

（3）二人、三人搬运法：用于不能自己活动、体重较重者。平车放置同单人搬运法。松开盖被，将老人上肢交叉置于胸前。二人搬运时，甲托住老人颈肩部与腰部，乙托住臀部与腘窝处；三人搬运时，甲托住老人的头颈、肩背部，乙托住腰、臀部，丙托住腘窝、腿部之后，同时抬起老人，并使之身体稍向搬运者倾斜移至平车上，盖好盖被。

（4）四人搬运法：用于危重或颈椎、腰椎骨折老人。

①移开床旁桌椅，将铺好棉被的平车紧靠床边。在老人腰、臀下铺大单或中单（布质应牢固）。

②甲站于床头，托住老人的头与肩部，乙立于床尾托住老人的两腿，丙和丁分别站在病床及平车的两侧，四人抓紧大单或中单四角，同时抬起老人，轻轻将老人放在

平车中央，盖好盖被。整理床铺。

③推平车时速度不宜太快。

4．注意事项。

(1)搬运过程中，注意安全、舒适、保暖，动作轻稳。

(2)多人搬运时，动作要协调一致，上坡时老人头在前，下坡时头在后，以免老人头低垂而不适，给老人以安全感。

(3)骨折老人搬运时应在车上垫木板，并做好骨折部位的固定。

(4)注意观察老人的面色及脉搏的改变。

(5)推车行进时，不可碰撞墙及门框，避免震动老人，损坏建筑物。

四、担架运送法

方法同平车运送法。由于担架位置较低，故应先由两人将担架抬起，使之和床沿并齐，便于搬动老人，搬运时尽量保持平稳，忌过分摆动。

拓展训练

张爷爷85岁，三年前不慎摔倒，经X光拍片显示：右腿"股骨颈骨折"，卧床，生活完全不能自理，现入住某养老机构。

请问：

1．照护人员怎样防止张爷爷下肢肌肉萎缩？

2．如何为老人提供舒适的、整洁的床铺环境？

推荐阅读

李晓寒，尚少梅主编．基础护理学(第五版)．北京：人民卫生出版社，2012

任务五

卧床老年人床上洗头

 学习目标

> **知识目标：**知道床上洗头目的。
>
> 　　　　　　熟悉老人床上洗头注意事项。
>
> **能力目标：**根据老年人的具体情况掌握不同的床上洗头方法。

 工作任务描述

> 　　王奶奶79岁，25年高血压病史，10年前曾患"高血压脑出血"，住院治疗后能行走，行走时右脚划圈，3年前如厕时不慎摔倒，左侧胫骨骨折，治疗后骨折愈合不好，不能站立行走。
>
> **问题思考：**
>
> 1. 王奶奶对个人头发的卫生有何要求？
>
> 2. 如何让王奶奶卧床生活更舒适？

工作任务分解与实施

一、操作前评估准备

1. 照护者自身准备：具备对老人正常洗头的相关知识；着装整齐干净。

2. 物品准备：脸盆、洗头器1套，大、中、小毛巾各1条，橡皮单，纱布，棉球2个，洗发膏或洗发水，梳子，内盛热水（40℃～45℃）的水桶，污水桶。如用洗头车洗头时，应安装好各部件备用。必要时备吹风机。

3. 老人准备

(1)头发及头皮状况：头发分布、卫生状况；询问头皮有无瘙痒、有无头皮屑；观察头皮有无擦伤、抓伤等。

(2)是否有身体不适。

(3)头发护理知识及自理能力：了解老人对头发清洁护理知识的了解程度，老人的自理能力。

二、沟通

向老人说明洗头的目的，征得老人的同意和配合。

三、操作方法

1. 洗头器洗头法（图 3-5-1）

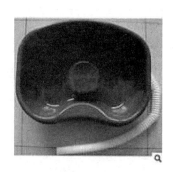

图 3-5-1

（1）备物至床旁，向老人解释清楚，根据季节关门窗，移开桌椅。

（2）老人仰卧，解开领扣，护理员一手托起老人的头部，另一手撤去枕头，将橡皮单、大毛巾铺于头下，放置简易洗头器，使老人的脖颈枕于简易洗头器凹槽上，洗头器排水管下接污水桶（图 3-5-2）

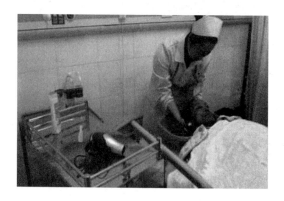

图 3-5-2

（3）取下发夹，梳通头发，双耳塞棉球，用纱布盖老人双眼或嘱老人闭上双眼。

（4）用水将头发湿透，再用洗发膏（沐浴液）揉搓头发，按摩头皮，然后用热水边冲边揉搓。揉搓力量要适中，揉搓方向由发际向头顶部。冲洗至洗发液全部干净。

（5）洗毕，取出洗发器，使老人头枕在大毛巾上，取下纱布、棉球，用热毛巾擦干面部，用大毛巾轻揉头发、擦干，用梳子梳顺、散开，必要时可用电吹风吹干头发。长发者可予以编辫，将枕头枕于头下，清理用物，整理床单。

（6）洗发过程中注意调节水温与室温，以免着凉。防止污水溅入眼、耳内。注意观察病情，如发现面色、脉搏、呼吸异常时应停止操作。

2．洗头车洗头法

（1）将热水盛于水箱内（水箱容积 24 L），装好喷头、卡子及头垫，污水管插入污水箱向管内放水，检查各连接管是否漏水，关闭水阀门，插上电源，待水泵起动后（水泵装在车底架上，功率 25 W，流量 8L/min），打开水截门即可使用，临时不用时只要关闭水截门，不必切断电源，并将喷头放在卡子上，以防下滑。

（2）洗头时可根据病情，患者取坐位或仰卧位，老人头部枕于头垫上，洗头的方法同洗头器洗头法。

（3）洗毕，切断电源，放出污水，整理用物及床单位，擦干洗头车，放于干燥处妥善保管。

身体虚弱不宜床上洗头者，可用酒精擦洗头发除去头屑和汗酸味，并有止痒和使老人舒适的作用。

3．床上梳发——生活不能自理的老人，照护人员协助梳发

（1）目的：梳发可按摩头皮，促进头皮血液循环。除去污秽和脱落的头皮，使老人清洁、舒适、美观。

（2）用物：治疗巾、梳子、纸 1 张（包脱落的头发用），必要时准备发夹、橡皮圈或线绳、50％酒精。

（3）操作方法

①向老人作好解释，协助老人抬头，将治疗巾铺于枕头上，将头转向一侧。

②取下发夹，将头发从中间分为两股，左手握住一股头发，由发梢梳至发根，长发或遇有发结时，可将头发绕在食指上，以免拉得太紧，使老人感到疼痛，如头发已纠结成团，可用50％酒精湿润后再慢慢梳顺。

③一侧梳好再梳对侧。长发可编成发辫，用橡皮圈结扎。

④取下治疗巾，将脱落的头发缠紧包于纸中，整理用物，归还原位。

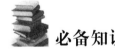

必备知识

灭头虱与虮卵法

发现老人有头虱，应及时杀灭，若为男性老人，应动员其剃去头发，女性老人应将头发剪短后再行灭虱（剪下的头发，应用纸包好烧毁，以预防传染病的传播）。

用物：治疗巾 2 块、橡皮单、帽子或三角巾、别针、篦子（齿内嵌少许棉花）、梳子、纱布、棉球、隔离衣和灭虱药液、凡士林。

常用灭虱药液：①20％百部酊（百部 30 g 浸泡于 50％酒精中 24 小时即可）。②百部煎剂（百部 30 g，水 500 mL 煮 30 分钟）。

操作方法：①穿隔离衣，将用物携至床旁，向老人解释后进行灭虱。②将橡皮单及治疗巾铺于枕上，小毛巾围于颈部，将另一治疗巾盖住老人肩部及被头，梳通头发后在发际一周涂凡士林，以纱布盖双眼，棉球塞住外耳道口。③将头发分为若干小股，

用纱布蘸灭虱液，顺序擦头发，用帽子或三角巾严密包裹头发，取下纱布、棉球，整理消毒用物。④24 小时后打开帽子，用篦子去死虱和虮卵。⑤洗头，更换床上用物及老人衣裤，进行消毒处理。

拓展训练

曲奶奶 85 岁，身边无子女，为某乡五保户，曾被某医疗机构诊断为"轻度认知功能障碍（老年痴呆）"，经常吃完饭却以为自己还没进餐，现因病在家无法生活，住进某护理养老院，入住时个人卫生差，头发蓬乱、污垢。

请问：

1. 小王接到曲奶奶入住后应怎样处理其个人卫生？

2. 对曲奶奶的头发应如何处理才能让老人感到舒适？

任务六
卧床老年人床上擦浴

学习目标

知识目标：掌握老人皮肤清洁、皮肤代谢常识。

能力目标：评估老人皮肤卫生需求。

根据老人的需求，适用各种床上擦浴方法。

工作任务描述

王奶奶 79 岁，25 年高血压病史，10 年前曾患"高血压脑出血"，住院治疗后能行走，行走时右脚划圈，3 年前如厕时不慎摔倒，左侧胫骨骨折，治疗后骨折愈合不好，不能站立行走。

问题思考：

1. 如何为王奶奶进行全身擦浴？

2. 为王奶奶擦浴应注意哪些问题？

工作任务分解与实施

一、操作前准备

1. 照护者自身准备：具备老人床上擦浴照护相关专业知识；着装得体大方。

2. 物品准备：同盆浴，另备热水桶（水温 47℃～50℃，并根据年龄、季节、生活习惯增减水温），污水桶，清洁被单，50％酒精，滑石粉，小剪刀。

3. 老人准备：老人情况。评估老人意识状态、卫生习惯、自理能力、心理状态、合作程度、皮肤清洁度、肤色、温湿度、皮肤弹性、感觉功能，有无破损、斑点、丘疹、水疱、硬结及水肿等异常情况。

4. 环境准备：关门窗，屏风遮挡，调节室温至 24℃左右。

二、沟通

向老人说明擦浴的目的、好处，争取老人的配合。

三、确定擦拭方法

根据老人具体情况确定擦拭方式，即采取局部重点擦拭、全身擦拭、热敷式擦拭。

(1)老人意愿。

(2)休息的级别。

(3)污染的程度。

(4)皮肤的状况。

(5)活动障碍的状况。

四、卧位擦拭方法

适用于生活不能自理的老人。

(1)携用物至床旁，呼唤老人。

(2)准备热水，洗脸和颈部。擦拭顺序：眼(由内到外)、额头、面颊、鼻子、口部、下颌、耳、颈部。

(3)给老人盖上毛毯，从毛毯里帮助老人脱下衣服，在擦拭部位下方铺上浴巾。

(4)擦拭上肢、胸部、腹部。洗上肢的顺序：手部、手腕部、前臂、肘部、上臂、肩部。洗胸部的顺序：顺着乳房走行方向进行环形擦拭，擦拭腹部可考虑顺着肠走行方向进行，然后擦拭腹部侧方、腋窝。

(5)擦拭后项、背部、臀部。

(6)擦拭下肢。擦拭下肢顺序：先小腿后大腿。擦拭足部时注意脚趾及脚趾之间。

(7)洗双足。垫橡胶单和处置单于足下，将盆放在适当的位置，使老人屈膝，将双足放在水里浸泡片刻，洗净双足，擦干。

(8)擦拭会阴。对于能够自行擦拭会阴部的老人，应递上毛巾，让老人自己擦拭，此外，可根据具体情况进行阴部清洗。

(9)穿好衣裤，修剪指甲、趾甲，梳发。

五、坐位擦拭方法

1. 携用物至床旁，呼唤老人。

2. 对于能够自行擦拭的老人，照护人员只协助遮盖露出的部位，帮助老人擦拭够不着的后背等处，擦拭顺序：面部、前胸、上肢、腹部、腰部、下肢。

六、擦拭后的处理

询问老人的感受，皮肤过于干燥时，可涂抹保湿膏，整理床单，整理老人衣裤，整理使用过的用物。

七、擦拭的注意事项

1. 注意水温。毛巾温度大约 40℃。

2. 及时更换温水，洗脸的水应与擦拭身体的水分开，擦拭会阴的水另行准备。

3. 擦拭力度适宜，避免损伤皮肤。

4. 将沐浴液擦拭干净，以免刺激皮肤。

5. 尽量不弄湿枕头、被褥等。

6. 掌握擦拭时间，不可过久。

7. 擦拭过程中，随时观察老人情况。

8. 边擦拭边按摩。

9. 注意保护老人的隐私。

必备知识

一、卧位

卧位是老人卧床的姿势。正确的卧位可使老人感觉更加舒适。

卧位的性质

(1)主动卧位：老人在床上自己采取最舒适的卧位。

(2)被动卧位：老人自身无力变换卧位者，需靠他人帮助更换卧位。

(3)被迫卧位：由于疾病的影响采取被迫的卧位。如某部位有损伤、疾病，不能压迫或起支撑作用。

二、常用的几种卧位

1. 仰卧位

(1)仰卧位：头部放于枕上，两臂置于身体两侧，两腿自然伸直。多为休息及睡眠的一种体位。

(2)去枕仰卧位：老人去枕仰卧，头偏向一侧，两臂放于身体两侧，双腿伸直，将枕横立置于床头。适用于昏迷老人，可防止呕吐物流入气管而引起窒息及吸入性肺炎等并发症。

(3)休克卧位：抬高头胸部约 10°～20°，抬高下肢约 20°～30°，适用于休克老人。抬高头胸部，有利于呼吸；抬高下肢，有利于静脉血回流。

2. 侧卧位

老人侧卧，两臂屈肘，一手放于胸前，一手放于枕旁，下腿稍伸直，上腿弯曲；必要时两膝之间、背后、胸腹前可放置一软枕。侧卧与平卧交替可预防褥疮。

3. 半坐卧位

以髋关节为轴心，上半身抬高与床的水平成 40°～50°角（自动床、半自动床或手摇床），再摇起膝下支架。放平时，先摇平膝下支架，再摇平床头支架。若无摇床可在床头垫褥下放一靠背架，将老人上半身抬高，下肢屈膝，用膝枕垫在膝下，将两端带子固定于床两侧，以免老人下滑，放平时应先放平下肢，再放平床头。

半坐卧位适用于以下情况：

(1)用于心肺疾患所引起的呼吸困难的疾病。由于重力作用，部分血液滞留在下肢和盆腔脏器内，可使静脉回流量减少，从而减轻肺部淤血和心脏负担；半坐卧位可使膈肌位置下降，有利于呼吸肌的活动，能增加肺活量，有利于气体交换，改善呼吸困难。

(2)腹腔、盆腔手术后或有炎症的老人，采取半坐卧位，可使腹腔渗出物流入盆腔，促使感染局限化。因盆腔腹膜抗感染性能较强而吸收性能较差，半坐卧位可减少炎症的扩散和毒素的吸收，减轻中毒反应，同时又可防止感染向上蔓延引起膈下脓肿。

(3)腹部手术后，采取半坐卧位能减轻腹部伤口缝合处的张力，避免疼痛，有利于伤口愈合。

4. 俯卧位

老人俯卧，头转向一侧，两臂屈曲，放于头的两侧，两腿伸直，胸下、髋部及踝部各放一软枕。适用于腰背部疾病及某些手术后老人。

5. 头高脚低位

老人仰卧，床头抬高 15 cm～30 cm。

 拓展训练

韩奶奶 92 岁，患"老年性白内障"。视力：有光感。因受其他疾病：高血压、糖尿病及并发症的因素影响，一直未能手术治疗。现老人生活基本在床上。

请问：

1. 如何评估老人的生活自理能力？

2. 老人需在床上擦浴，照护人员应如何帮助老人完成？

 推荐阅读

1. 北京市养老服务机构服务质量规范 DB11/T148－2008

2. 北京市养老机构生活照料操作规范(征求意见稿)

任务七
卧床老年人压疮预防

 学习目标

知识目标：了解压疮发生的原因、发展过程。
　　　　　领会预防压疮发生的重要性。
能力目标：评估易发生压疮的高危老年人、高危因素。
　　　　　熟练掌握预防发生压疮的常用方法。

 工作任务描述

宋奶奶 68 岁，体态肥胖，高血脂、高血压、动脉粥样硬化、糖尿病病史多年，未系统治疗，已发生糖尿病并发症：糖尿病足。2 年前患"高血压脑出血"，现左侧肢体瘫痪，住进某护理养老院。

问题思考：

1. 宋奶奶易发生压疮的因素有哪些？
2. 怎样做才能预防宋奶奶不发生压疮？

工作任务分解与实施

一、评估

1. 照护者自身准备：照护者本身是否具备预防压疮发生的相关知识，照护者要有真城对待老人的责任心。

2. 老人的评估：老人的年龄、体重、卧床时间、床上活动能力；老人的全身营养状况；有无大小便失禁使皮肤经常受到污物、潮湿的刺激；老人是否因某一部位疼痛使其强迫体位；老人出汗情况，因发烧或室内温度较高引起出汗较多，汗液可刺激皮肤。

二、预防措施

控制压疮发生的关键是预防，措施落实即可避免压疮的发生，减少老人的痛苦。因此要求照护人员做到六勤，即勤翻身、勤擦洗、勤按摩、勤整理、勤更换、勤交班。

1. 避免局部组织长期受压。

（1）经常更换体位，使骨骼突出部位交替地减轻压迫。实验证明，压迫毛细血管如超过 2.13kPa（16mmHg），即可阻断毛细血管对组织的灌流；超过 2.67kPa（20mmHg），持续 2～34 小时即可引起压疮。因此，应鼓励和协助长期卧床的老人常翻身，每 2～3 小时翻身一次，最长时间不超过 4 小时，必要时每小时翻身一次。翻身时尽量将老人身体抬起，避免拖、拉、推以防擦伤皮肤。

（2）保护骨隆突处和支持身体空隙。老人体位安置妥当后，可在身体空隙处垫软枕或海绵垫，酌情在骨隆突处和易受压部位垫橡胶气圈、棉圈，使受压部位悬空，必要时可用护架抬高被褥，以避免局部受压。使用气圈时，应充气 1/2～2/3 满度，套上布套，布套应平整无折，气门向下放于两腿之间，以免压迫局部组织。水肿和肥胖者不宜使用气圈。因局部压力重，用气圈反而影响血液循环，妨碍汗液蒸发而刺激皮肤。也可选其他支持物。羊皮垫具有减小剪切力及吸收水蒸气的性能，可使用于长期卧床的老人。充气式床垫、水褥、翻身床等可以交替应用。

2. 避免摩擦力和剪切力的作用。

（1）保持床铺清洁、平整、无皱褶，干燥、无碎屑。

（2）有大小便失禁、呕吐、出汗者，应及时擦洗干净、衣服、被单随湿随换；伤口若有分泌物，要及时更换敷料，不可让老人直接卧于橡皮单上。

（3）使用便器时，应选择无破损便器，抬起老人腰骶部，不要强塞硬拉。必要时在便器边缘垫上纸或布垫，以防擦伤皮肤。

3. 促进血液循环：经常进行温水擦浴，局部按摩，定时用 50%酒精或红花油按摩全背或受压处，达到通经活络，促进血液循环，改善局部营养状况，增强皮肤抵抗力的作用。

（1）手法按摩

①全背按摩：协助老人俯卧或侧卧，露出背部，先以热水进行擦洗，再将药液少许倒入手掌内作按摩。按摩者斜站于老人右侧，左腿弯曲在前，右腿伸直在后，从老人臀部上方开始，沿脊柱旁向上按摩（力量要足够刺激肌肉组织）。至肩部时，手法稍轻，转向下至腰部止，此时左腿伸直，右腿弯曲，如此反复有节奏地按摩数次。再用拇指指腹由骶尾部开始沿脊柱按摩至第 5 颈椎处。

②局部按摩：蘸少许 50%酒精，以手掌大小鱼际肌部分紧贴皮肤，作压力均匀的向心方向按摩，由轻到重，由重到轻，每次 3～5 分钟，如局部已出现压疮的早期症状，按摩时不要在该处加重压力，可用拇指指腹以环形状动作由近压疮处向外按摩。

（2）电动按摩器按摩：电动按摩器是依靠电磁作用，引导治疗器按摩头振动，以代替各种手法按摩。操作者持按摩器，根据不同部位，选择适用的按摩头，紧贴皮肤，进行按摩。

4. 改善营养状况：长期卧床或病重者，应注意全身营养，根据病情给予高蛋白、高维生素膳食。不能进食者给予鼻饲，必要时需加支持疗法，如补液、输血、静脉滴注高营养物质等，以增强抵抗力及组织修复能力。

必备知识

一、什么是压疮

压疮是局部组织长期受压、血液循环障碍，持续缺血、缺氧、营养不良而致的软组织溃烂和坏死，压疮是一种长时间不活动的并发症。一旦发生褥疮，不但引起疼痛难忍，而且细菌容易从伤口处入侵，造成伤口的感染，严重时可因继发感染引起败血症而危及生命。

二、压疮发生的原因

1. 局部长期受压，经久不改变体位，导致血液循环障碍而发生组织营养不良。见于不正确的半坐卧位或坐位、瘫痪、昏迷、年老体弱、消瘦、水肿及手术后不能自己移动体位者。

2. 皮肤经常受潮湿及摩擦等物理因素的刺激，如大量汗液、大小便失禁、分泌物、呕吐物、衣服不平整、床单皱折有碎屑、翻身时拖拉、使用脱漆便器等，可导致皮肤角质层受损。抵抗力降低。

3. 使用石膏绷带、夹板时，衬垫不当，松紧不适，致使局部组织血液循环障碍。

4. 全身营养不良或局部组织供血不足和防病能力降低，都易导致压疮的发生，如长期发热及卧床等老人。

三、压疮的易发部位

多发生于无肌肉包裹或肌肉层较薄、缺乏脂肪组织保护又经常受压的骨隆突处。如枕部、耳郭、肩胛、肘部、脊椎体隆重突处、髋部、骶尾部、膝关节内外侧、内外踝、足跟部等处。俯卧时还可发生于髂前上棘、肋缘突出部、膝部等处。易发部位与老人卧位有关。

四、压疮的分期及处理

根据压疮的发展过程，轻重程度不同，可分为三期：

1. 淤血红润期：局部皮肤受压或受潮湿刺激后，出现红、肿、热、麻木或触痛，有的无肿热反应。

此期应采取积极措施，防止局部继续受压，使之悬空，避免摩擦潮湿等刺激，保持局部干燥，增加翻身次数。

2. 炎性浸润期：如果红肿部继续受压，血液循环得不到改善，受压表面皮色转为紫红，皮肤因水肿变薄而出现水疱，此时极易破溃，显露出潮湿红润的创面。

护理重点是保护皮肤，避免感染。除继续加强上述措施外，对未破的小水疱应减少摩擦，防感染，让其自行吸收；大水疱用无菌注射器抽出水疱内液体(不剪表面)后，表面涂以2%碘酒或用红外线照射，每次15分钟，保持创面干燥。

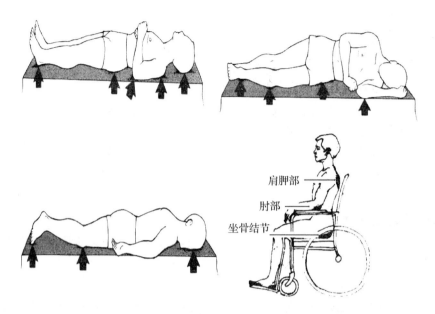

肩胛部
肘部
坐骨结节

图 3-7-1　各种体位时易受压的部位

3. 溃疡期：静脉血液回流受到严重障碍，局部淤血致血栓形成，组织缺血缺氧。轻者浅层组织感染，脓液流出，溃疡形成；重者坏死组织发黑，脓性分泌物增多，有臭味。感染向周围及深部扩展，可达骨骼，甚至引起败血症。

此时应清洁创面，祛腐生新，促其愈合，根据伤口情况给予相应处理。

(1)药物治疗

①碘酊：具有使组织脱水促进创面干燥、软化硬结构的作用。将碘酊涂于创面，加烤灯照射10分钟(或电吹风吹干)，每日2次。

②多抗甲素：它能刺激机体的免疫细胞增强免疫功能，促进创面组织修复。对创面较大者，先用生理盐水清创，然后用红外线灯照射20分钟，创面干燥后用多抗甲素液湿敷，再用红外线灯照射10分钟，最后用灭菌紫草油纱布覆盖，对渗出液多者，每日换药3次。

③甲硝唑：对杀灭厌氧菌有特效，并能扩张血管，增强血液循环。用此药冲洗后，湿敷创面，加红外线灯照射20分钟，每日3~4次。

(2)物理疗法

①鸡蛋内膜覆盖：新鲜鸡蛋内膜含有一种溶菌酶，能分解异种生物的细胞壁，杀灭活体，起消炎、杀菌的作用。将鸡蛋内膜平整紧贴于创面上，加红外线灯照射10分钟，每日更换1次。

②白糖覆盖：在高渗环境下可破坏细菌生长，减轻伤口水肿，有利于肉芽生长，促进伤口愈合。清创后，将食用白糖散于创面上，用无菌纱布敷盖。

(3)氧疗：利用纯氧抑制创面厌氧菌的生长，提高创面组织中氧的供应量，改善局部组织代谢。氧气流吹干创面后，形成薄痂，利于愈合。方法：用塑料袋罩住创面，固定牢靠，通过一小孔向袋内吹氧，氧流量为5~6L/min，每次15分钟，每日2次。

治疗完毕，创面盖以无菌纱布或暴露均可。对分泌物较多的创面，可在湿化瓶内放75％酒精，使氧气通过湿化瓶时带出一部分酒精，起到抑制细菌生长，减少分泌物，加速创面愈合的作用。

（4）中药：将桉树叶制成的烧伤粉，用生理盐水调成糊状，加地塞米松5mg涂于压疮创面，每日2次。

（5）外科手术：对大面积、深达骨质的压疮，上述保守治疗不理想时，可采用外科治疗加速愈合，如手术修刮引流，清除坏死组织，植皮修补缺损等。外科手术修复亦适用于战伤并发大面积压疮，因战伤老人失血多，机体抵抗力差，压疮迁延不愈，易造成全身感染。采用手术修复可缩短压疮的病程，减轻痛苦，提高治愈率。

五、节力翻身法

1. 目的：使老人安全、舒适，预防并发症。适用于不能自理的老人。

2. 操作方法：

要领：托重心、用合力，不抓不捏找空隙；防撞碰、不擦皮，既轻又稳亦省力。

（1）一人节力翻身法（平卧翻左侧卧位）。

①照护人员立于老人右侧，两腿距离10 cm～15 cm以维持平衡，重心恒定。将老人左右手交叉置于腹部。

②移上身（上身重心在肩背部）。右手将老人右肩稍托起，左手伸入肩部，用手掌及手指扶托颈项部；右手移至对侧左肩背部用合力抬起老人上身移向近侧。

③移下身（下身重心在臀部）。左手伸入老人腘窝，右手扶于足背，屈膝双下肢；右手沿腿下伸入达尾骶部，左手移至对侧左臀部用合力抬起老人下身移向近侧。

④调整体位。左手扶背，右手扶双膝，轻翻转老人，抬起老人右腿，拉平裤子，托膝使老人屈髋膝置于床旁；抬左腿拉平裤子放于床中。平整衣服，以软垫支持老人背部和双腿，取舒适卧位。

⑤侧卧翻平卧，照护人员立于老人左侧，步骤同上，两手动作相互调整。

（2）两人节力翻身法（平卧翻侧卧位）对于身体胖重且不能活动者，如截瘫、偏瘫、昏迷等老人则宜采用两人协助翻身。

两位照护人员站在病床的同侧，一人托老人两手放于腹部，托其颈肩和腰部，另一人托臀和腘窝部，两人同时将老人抬起移向床缘，分别扶托肩、背、腰、膝部位，轻推翻身。

 拓展训练

赵奶奶78岁，10年前诊断"高血压病"，血压最高达160/100mmHg，未规律用药，既往11年内有3次"脑梗死"病史，发病时不能言语，问话不答，表情呆滞，四肢活动少。遗留左侧肢体肌力减弱，走路画圈。3年前因如厕时不慎摔倒，右侧胫骨骨折，现不能下床。

请问：

1. 赵奶奶存在哪些压疮的危险因素？

2. 如何在生活照护中避免赵奶奶发生压疮的可能？

 推荐阅读

1. 北京市养老服务机构老年人健康评估服务规范

2. 中国人力资源和社会保障部社会能力建设中心组织编写. 养老护理员国家职业技能鉴定教材，北京：中国劳动社会保障出版社，2013

任务八
卧床老年人穿脱衣服

 学习目标

> **知识目标：** 熟悉老人肢体活动能力评估要点、穿脱衣服的注意事项。
>
> **能力目标：** 熟练协助卧床老人穿脱衣服。

 工作任务描述

> 宋奶奶 68 岁，体态肥胖，高血脂、高血压、动脉粥样硬化、糖尿病病史多年，未系统治疗，现有糖尿病并发症：糖尿病足。两年前患"高血压脑出血"，现左侧肢体瘫痪。
>
> **问题思考**
> 1. 如何为老人选择舒适的衣服？
> 2. 怎样为老人更换衣服？

工作任务分解与实施

一、操作前评估

1. 照护者自身准备：具备为卧床老人穿脱衣服的相关知识和操作能力，着装得体大方。

2. 老人的评估：老人的四肢活动能力；皮肤有无破损、擦伤？

二、用物

清洁、干燥、柔软舒适的衣裤。

三、沟通

与老人交流，说明更换衣服的目的、好处，争取老人的配合。

四、操作

1. 脱换上衣：

(1)携带用物至床前，洗手并温暖双手，与老人沟通，征得老人同意。

(2)轻轻掀起棉被上部，将老人上衣拉到胸部，帮助老人向上举起双手，一手握住老人近侧手部协助老人屈肘，另一只手向上提拉衣袖口将其脱下。

(3)同法脱下对侧衣袖。

(4)将棉被及时盖在老人身上，防止受凉。一手托住老人头部，另一手伸向老人衣领将衣服取出放在污衣袋内。

(5)检查老人的皮肤和骨隆起部有无损伤。

(6)取出清洁上衣，分清衣服前后，一手从衣服袖口穿入衣袖中握住老人手臂，另一手将衣袖向肩部拉，将衣袖穿好。

(7)同法穿好对侧衣袖，将衣身套入头部，双手放入身体两侧，托起上身，将衣身向下拉平整，尽量减少皱褶，防止损伤皮肤。帮助老人盖好棉被。

2. 脱换裤子：

(1)解开腰带或纽扣，一手托起老人腰髋部；另一手将裤子退到臀下，分别退下两条裤腿。

(2)将裤子放入污衣袋中。

(3)从一侧掀起棉被检查下肢、会阴皮肤黏膜是否有损伤。

(4)协助老人侧卧，检查老人骶尾骨隆突处有无压伤。

(5)取出清洁裤子分清前后，一手从裤腿远端伸入裤腿握住老人脚，一手从腰部向上拉裤子。

(6)同法穿另一条裤腿，协助老人左右翻身，双手将裤子穿到腰部，平整裤子，系好腰带或纽扣，协助老人舒适体位，盖好棉被。开窗通风，洗手。

注意事项：动作要轻柔、敏捷，室温适宜，防止受凉，注意隐私、适度暴露。如一侧肢体功能障碍，则先脱健侧衣服，再脱患侧衣服；先穿患侧衣服，再穿健侧衣服。

 必备知识

老年人肢体功能评估

1. 肌力评估

肌力是指肌肉收缩的力量。肌力测定是测定受试者在主动运动时肌肉或肌群的力量，以评估肌肉的功能状态。常用的肌力测定方法有手法肌力检查和器械肌力评定。

2. 肌张力评估

临床上常用手法检查，根据肢体进行被动运动时所感受的阻力来进行分级评估。

3. 关节活动度评估

关节活动范围(ROM)是指关节运动时所通过的最大弧度，常以度数表示。因关节活动有主动和被动之分，所以关节活动范围也分为主动的和被动的。主动关节活动范围是指被检查者做肌肉随意收缩时带动相应关节的活动范围；被动关节活动范围是指被检查者肌肉完全松弛的情况下，由外力作用于关节而发生运动的范围。

拓展训练

张爷爷72岁，脊髓恶性肿瘤术后，双下肢肌肉渐进性萎缩，现卧床不能行走。照护员小王负责张爷爷日常生活照护。

请问：

1. 小王评估刘爷爷自理能力。

2. 在给张爷爷进行更换衣服时可能会出现哪些问题？小王如何应对？

推荐阅读

中国人力资源和社会保障部社会能力建设中心组织编写. 养老护理员国家职业技能鉴定教材. 北京：中国劳动社会保障出版社，2013

任务九
单侧肢体功能障碍老年人穿脱衣服

学习目标

知识目标：熟悉老人肢体活动受限程度、穿脱衣服的注意事项。

能力目标：熟练掌握单侧肢体功能障碍老人穿脱衣服操作技能。

工作任务描述

张爷爷79岁，"高血压病"病史20年，血压最高达220/130mmHg，经治疗后血压基本正常，但仍有时忽高，现长期服药，既往有"脑出血"病史，遗留左侧肢体瘫痪。老人已住在养老护理院3年余。

问题思考：

1. 张爷爷应该选择什么样的衣服更舒适？

2. 为张爷爷穿脱衣服应注意哪些事项？

工作任务分解与实施

一、操作前准备

1. 照护者自身准备：具备为单侧肢体功能障碍老人穿脱衣服的相关知识和操作能力，着装得体大方。

2. 老人的评估：功能障碍的肢体是哪一侧？程度如何？患侧肢体的感觉如何？皮肤的完整性如何。

二、备物

清洁干燥、柔软舒适的衣裤。

注意事项：动作要轻柔、敏捷，室温适宜，防止受凉，注意隐私、适度暴露。

三、操作

1. 协助老人脱衣

(1) 将折叠好的棉被拉开铺好，掀起一角。

（2）先协助老人坐于床边，脱去鞋袜，袜子放入鞋内。

（3）协助老人躺下，松开裤腰，双手分别拉住老人裤腰两侧，将裤子往下脱至臀部，脱离臀部后可从裤脚处向下拉至完全脱出，盖好腰部以下部位。

（4）脱开襟衣服时，将纽扣解开，先将健侧上衣脱离衣袖，再脱出患侧上肢。

（5）脱套头衣服时，将下摆尽量向上拉至颈部。先脱健侧上肢，再脱患侧上肢，最后将领口脱出颈部。

（6）协助老人取舒适卧位，盖好被子。将脱下的衣裤放于床旁椅上，衣服也可置于枕边。

2. 协助老人穿衣

方法一：先协助老人侧卧位于健侧，然后穿患侧上肢，从袖口握住老人患肢的手穿好，余下的衣服和另一袖子塞于老人背部健侧身下。再翻身平卧，从身下拉出另一衣袖，协助老人穿上；拉平衣服，最后扣上纽扣、袖扣。

方法二：双手分别将两侧衣领及相对应的衣摆捏合在一起，呈一字形，托起老人腰部，另一手将衣服塞入老人腰骶部；稍展开两侧袖筒，协助老人的上肢插入袖筒内，先患肢、后健肢；左手抬起老人颈肩部，另一手将衣领拉至颈部，拉平衣服后扣上纽扣、袖口。

穿套头衣服时，先要认清前后面，再将一侧衣袖袖口套入自己的手腕处，并用此手握住老人的手腕，另一手将衣袖拉至老人的上臂，以同样的方法穿另一侧衣袖，先患肢、后健肢；最后套入衣领、拉平衣服。

穿裤子时，先将两条裤管呈 S 形套入自己的一侧前臂，拉住老人的脚踝处将裤管分别套入，拉住裤腰提至近臀部，稍抬高臀部拉至腰际，系好腰扣。

项目四　老年人睡眠照护

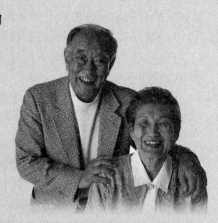

项目情景聚焦

　　睡眠是大脑周期性功能活动的一个重要部分，是大脑生理功能和心理功能所处的一种休整状态。睡眠与人类的生理、心理功能密切相关，睡眠在很大程度上影响老年人的健康水平和生活质量。因此，学习老年人的睡眠特点、分析其影响睡眠的相关因素、学会评估老人睡眠状况，掌握维护和促进老人睡眠质量的措施和方法，从而促进老人的身心健康，对护理工作者来说具有非常重要的现实意义。

任务一
老年人正常休息与睡眠认知

 ## 学习目标

知识目标：熟悉老人的睡眠特点。

掌握老人休息睡眠的功能。

能力目标：能准确分析影响老年人睡眠的因素。

 ## 工作任务描述

刘大爷，62岁，自前年退休以来一直觉得睡眠情况不好，自诉之前上班期间，工作规律比较充实，每日睡眠时间7～9小时，目前晚间睡眠时间变少，多梦易醒，白天疲乏没精神，记忆力差。最近因感冒致支气管哮喘发作，病情加重收入院，小张作为医院护理人员准备给刘大爷提供照护。

问题思考：

1. 刘大爷的睡眠状况现呈现什么特点？

2. 分析刘大爷的睡眠状况可能与哪些因素相关？

3. 小张应采取哪些照护措施帮助刘大爷改善睡眠需求？

工作任务分解与实施

一、评估前准备

1. 照护者自身准备：具备老人睡眠照护相关专业知识；着装得体大方。

2. 物品准备：笔、纸、手表、评估用表格、体温计、血压计，等等。

3. 老人准备：提供既往健康资料及积极配合医务人员工作等。

二、老人健康状况评估

1. 目的：老年人健康状况及照护需求程度。

2. 内容：老人一般个人信息、健康史及健康状况等。

3. 方法：观察、面谈、临床症状及辅助检查、查阅体检资料、既往病历。

三、老人睡眠状况评估

1. 目的：了解老年睡眠质量及睡眠需求。
2. 内容：老人对自身睡眠的认识，需求、睡眠习惯、睡眠史等。
3. 方法：观察、交谈。

四、评估资料整理与照护需求确定

1. 评估资料整理

一般资料：刘大爷，62 岁，高中文化，劳动局退休干部，有退休工资与医疗保险，与老伴居住于 120 m² 三室二厅的居民楼 3 楼，有一女儿，嫁在外地，因工作忙碌，平均每年回来探望 3～4 次。刘大爷的爱人，57 岁，初中文化，身体状况差。患有高血压、糖尿病、冠心病、类风湿性关节炎等慢性病，需要刘大爷平日照顾。

健康状况：刘大爷患有支气管哮喘病史 8 年，老人于 2011 年因哮喘发作于急诊就诊 2 次，其中一次住院治疗。2011 年来每天需吸入沙丁胺醇气雾剂 1～2 次，以缓解胸闷症状。近 1 年来，主要因受凉及闻刺激性气体时发作，每年发作 2～3 次，夜间症状明显，夜间常咳嗽、憋醒。症状可自行缓解，严重时需要输液治疗症状方能缓解。体检：双肺呼吸音清晰，未闻及干湿罗音，胸部影像学检查无异常，肺功能显示小气道病变，支气管激发试验阳性。

睡眠状况：自前年退休以来一直觉得睡眠情况不好，常年在家，很少外出活动，社交活动少，在家除了和老伴唠叨就是在家看电视、读报。没有其他的自娱活动和爱好。自诉之前上班期间，工作规律，比较充实，每日睡眠时间 7～9 小时，目前晚间睡眠时间变少，一般每晚睡眠时间 3～4 小时，且多梦易醒，白天疲乏没精神，记忆力差。白天不敢打盹，生怕影响晚间睡眠。有时候会莫名忧伤，焦虑，担心自己和老伴身体不佳，担心她的病痛发作，先自己而去，留下自己一个人孤独。现入住医院病房，因睡眠环境改变，睡眠状况比之前更差。

2. 睡眠照护需求分析

根据上述评估资料可知，刘大爷睡眠状况影响因素主要包括退休综合征、焦虑、疾病、环境改变、家庭生活方式应对无效等。

表 4-1-1　睡眠照护需求、照护能力、照护问题展示

序号	老人睡眠照护需求	老人睡眠照护能力	照护问题
1	控制病情，促进身体舒适	支气管哮喘发作	焦虑 失眠 自理能力下降 家庭应对无效
2	良好睡眠环境的营造	入住医院，睡眠环境改变	
3	精神放松，情绪改善	过分担忧自己与老伴的健康	
4	避免着凉，刺激物的接触	支气管哮喘的反复发作	
5	重建生活模式，丰富退休生活	参与社交活动，锻炼身体	

必备知识

一、睡眠的生理认知

1. 睡眠的原理

睡眠由睡眠中枢控制。目前认为睡眠中枢位于脑干尾端，向上传导冲动作用于大脑皮质（或称上行抑制系统），与控制觉醒状态的脑干网状结构上行激动系统的作用相拮抗，从而调节睡眠与觉醒的相互转化。

2. 睡眠的生理特点

睡眠是一种周期现象。睡眠时视、触、嗅、听等感觉减退，骨骼肌反射和肌紧张减弱，自主神经功能可出现一系列改变，如血压下降、心率减慢、呼吸变慢、瞳孔缩小、尿量减少、代谢率降低等。

3. 睡眠的功能

老人的休息和睡眠能消除疲劳、恢复体力；保护大脑、恢复精力；增强免疫力、防病抗病、康复机体；延缓衰老、促进长寿；稳定情绪、保护心理健康；美容肌肤、保持活力。

二、睡眠相关的影响因素

1. 年龄因素

睡眠时间通常与年龄成反比，即随着年龄的增长，个体的睡眠时间逐渐减少。

2. 生理因素

睡眠是一种周期性现象，一般发生在昼夜性节律的最低期，与人的生物钟保持一致。

3. 病理因素

几乎所有的疾病都会影响原有的睡眠形态。因躯体疾病造成的不适、疼痛、心悸、呼吸困难、发热、尿频等症状均会影响正常的睡眠。

4. 环境因素

环境的改变直接影响人的睡眠状况，大多数人在陌生的环境下难以入睡。

5. 药物因素

药物影响睡眠过程的作用机制非常复杂。某些神经系统用药、抗高血压药、抗组胺药、平喘药、镇痛药、镇静药、激素等均对睡眠有一定的影响。

6. 情绪因素

任何强烈的情绪变化及不良的心理反应，如焦虑、紧张、喜悦、愤怒、悲哀、恐惧、抑郁等均可能影响正常睡眠。

7. 食物因素

一些食物及饮料的摄入也会影响睡眠状况。含有较多L-色氨酸的食物，如肉类、乳制品和豆类能促进入睡，缩短入睡时间，是天然的催眠剂。

8. 个人习惯

睡前的一些习惯如洗热水澡、喝牛奶、阅读报纸、听音乐等均有助于睡眠。

9. 生活方式

长期处于紧张忙碌的工作状态，生活无规律，缺乏适当的运动和休息，都会影响睡眠的质量。

 拓展训练

任务描述：

张奶奶，78 岁，有高血压、糖尿病史 10 年，神经官能症 20 年，常担心害怕自己身体有问题，过分关注健康状况，喜欢喝浓茶，睡前喜欢看电视，常常容易受剧情影响而心情激动，自诉睡眠不好，主要是睡眠很浅、难以入睡，请协助老人睡眠照护。

请问：

1. 张奶奶有何睡眠问题？

2. 分析张奶奶的睡眠问题与哪些因素有关？

3. 如何帮助张奶奶改善睡眠？

请同学们分组讨论、分析，以小组为单位展示讨论结果。

 推荐阅读

1. 中国睡眠研究会，http://www.csrs.bj.cn/

2. 无忧睡眠网，http://www.51sleep.com/portal.php

任务二
老年人睡眠状态的评估

 学习目标

> **知识目标：** 掌握收集睡眠资料的内容和方法。
>
> **能力目标：** 能收集准确的睡眠资料。
>
> 　　　　　能正确评估老人睡眠的需求。

 工作任务描述

> 　　张大爷，61岁，离休独居在家，子女在外地工作，常一个人在家看电视、读报，很少外出活动，张大爷发现自己睡眠时间和质量不好，出现入睡困难、时常觉醒及晨醒过早。白天出现疲劳感，不安、全身不适、无精打采，反应迟缓、头痛，记忆力不集中等症状，家人为其申请定期上门居家照护，今小刘作为照护员上门评估张大爷睡眠照护需求。
>
> **问题思考：**
>
> 1. 如何评估张大爷的睡眠状态需求？
>
> 2. 小刘从哪些方面对张大爷睡眠状况进行评估？
>
> 3. 小刘可利用哪些方法及量表收集张大爷的睡眠资料？

工作任务分解与实施

一、准备工作

1. 照护者自身准备：掌握老人睡眠照护相关专业知识；明确被评估者张大爷家的居住所在位置，提前电话预约确定居家护理时间及相关事项。

2. 用物准备：笔、纸、手表、评估睡眠所需要的表格等。

3. 老人及家庭准备：配合预约；时间安排；老人健康资料等。

二、老人睡眠状况评估

1. 目的：综合评估老人的睡眠情况。

2. 内容：评估老人每天需要的睡眠时间、睡眠习惯、睡眠深度；夜间醒来的时间、次数和原因。睡眠中是否有异常情况，睡眠效果等。

3.方法：现场考察、当面交谈，询问老人睡眠史与健康史。

三、评估资料整理与照护需求确定

1.评估资料整理

一般资料：张大爷，61岁，大学文化，某机关处级干部，有退休工资与医疗保险，刚离休独居在家，现居住在自家修建的两层楼的小别墅里，有两个儿子，均在外地工作，自己在单位曾是主要领导，很受下属尊重，退休后感叹人走茶凉，常一个人在家看电视、读报，很少外出活动，社交活动少，性格内向。

健康及睡眠状况：高血压、高血脂病史5年，嗜好抽烟、喝酒。最近因外出时不小心摔伤导致腰部及左下肢足踝扭伤，因疼痛、焦虑、抑郁常失眠，张大爷发现自己睡眠时间和质量不好，出现入睡困难、时常觉醒及晨醒过早。白天出现疲劳感，不安、全身不适、无精打采，反应迟缓、头痛，记忆力不集中等症状。因摔伤，生活自理能力缺失。大儿子回家照顾张大爷，其余情况尚可。

2.睡眠照护需求分析

张大爷现在的睡眠照护需求因摔伤导致他的照护能力降低，出现自理部分缺陷，需要照护者、被照护者及家属共同参与。

表4-2-1　睡眠照护需求、照护能力、照护问题展示

序号	老人睡眠照护需求	老人睡眠照护能力	照护问题
1	能正常入睡，保证适当睡眠时间	入睡困难、时常觉醒及晨醒过早；疲劳感，不安、全身不适、无精打采，反应迟缓、头痛，记忆力不集中	睡眠障碍 急性疼痛 跌倒的危险 有孤独的危险 自理能力下降
2	疼痛缓解或消失	腰部、左下肢足踝扭伤	
3	调整心态，适应退休生活	不适应退休生活	
4	参与社交活动，外出锻炼、丰富生活	独居在家	
5	重建良好的生活习惯	抽烟喝酒	

必备知识

一、睡眠状况评估的内容和方法

1.睡眠状况评估的内容

(1)每天需要的睡眠时间。

(2)就寝的时间。

(3)是否需要午睡及午睡的时间。

(4)睡眠习惯，包括对食物、饮料、个人卫生、放松形式(阅读、听音乐等)、药

物、陪伴、卧具、光线、声音及温度等的需要。

（5）入睡持续的时间。

（6）睡眠深度。

（7）是否打鼾。

（8）夜间醒来的时间、次数和原因。

（9）睡眠中是否有异常情况（失眠、呼吸暂停、梦游等），其严重程度、原因以及对机体的影响。

（10）睡眠效果。

（11）睡前是否需要服用催眠药物及药物的种类和剂量。

2. 睡眠状况评估的方法

睡眠状况的评估包括：睡眠史、临床心理学评估、睡眠日记和睡眠问卷、多导睡眠图。

（1）睡眠史：向老人或其家庭成员了解老人睡眠障碍的性质，严重程度。

（2）临床心理学评估：采用精神病学筛查量表，如匹兹堡睡眠质量指数量表、阿森斯失眠量表、爱泼沃斯思睡量表等检查老人是否存在精神障碍，对心理症状和情绪进行监测及量化等。

（3）睡眠日记：是最实用、经济和应用最广泛的睡眠评估方法之一，通过追踪老人较长时间内睡眠模式，更准确地了解老人的睡眠情况。

（4）睡眠问卷：主要用于全面评估睡眠质量，睡眠特征和行为，以及与睡眠相关的症状和态度。

（5）多导睡眠图：提供一个评估睡眠和觉醒的方法，可以识别睡眠是否发生异常生理事件，为睡眠障碍的诊断、分类和鉴别诊断提供客观依据，为选择治疗方法及评估治疗效果提供重要参考，是诊断多种睡眠障碍的标准。

二、老年人睡眠状况评估

1. 评估量表

表 4-2-2　匹兹堡睡眠质量指数量表

（Pittsburgh Sleep Quality Index，PSQI）

指导语：下面一些问题是关于您最近一个月的睡眠状况。请选择或填写最符合您近一个月实际情况的答案，请回答以下问题！				
1. 近 1 个月，晚上上床睡觉时间通常是（　　）点钟				
2. 近 1 个月，从上床到入睡通常需要（　　）分钟				
3. 近 1 个月，通常早上（　　）点起床				
4. 近 1 个月，每夜通常实际睡眠时间（　　）小时（不等于卧床时间）				
5. 近一个月，您有没有因下列情况烦恼而影响睡眠	选项（对下列问题请选择一个最适合您的答案）			
	1	2	3	4
入睡困难（30 分钟内不能入睡）	无	＜1 次/周	1～2 次/周	≥3 次/周
夜间易醒或早醒	无	＜1 次/周	1～2 次/周	≥3 次/周

夜间去厕所	无	<1次/周	1~2次/周	≥3次/周
指导语：下面一些问题是关于您最近一个月的睡眠状况。请选择或填写最符合您近一个月实际情况的答案，请回答以下问题！				
呼吸不畅	无	<1次/周	1~2次/周	≥3次/周
咳嗽或鼾声高	无	<1次/周	1~2次/周	≥3次/周
感觉冷	无	<1次/周	1~2次/周	≥3次/周
感觉热	无	<1次/周	1~2次/周	≥3次/周
做噩梦	无	<1次/周	1~2次/周	≥3次/周
疼痛不适	无	<1次/周	1~2次/周	≥3次/周
其他影响睡眠的事情	无	<1次/周	1~2次/周	≥3次/周
6. 近1个月，总的来说，您认为自己的睡眠质量	①很好	②较好	③较差	④很差
7. 近1个月，您用催眠药物的情况	无	<1次/周	1~2次/周	≥3次/周
8. 近1个月，您感到困倦吗	无	<1次/周	1~2次/周	≥3次/周
9. 近1个月，您感到做事的精力不足吗	①很好	②较好	③较差	④很差

表 4-2-3 阿森斯失眠量表（AIS量表）

本表主要用于记录您对遇到过的睡眠障碍的自我评估。对于以下列出的问题，如果在过去1个月内每星期至少发生3次在您身边，就请您在相应的"□"上打"√"				
1. 入睡时间（关灯后到睡着的时间）	□没问题	□轻微延迟	□显著延迟	□延迟严重或没有睡觉
2. 夜间苏醒	□没问题	□轻微影响	□显著影响	□严重影响或没有睡觉
3. 比期望的时间早醒	□没问题	□轻微提早	□显著提早	□严重提早或没有睡觉
4. 总睡眠时间	□足够	□轻微不足	□显著不足	□严重不足或没有睡觉
5. 总睡眠质量（无论睡多长）	□满意	□轻微不满	□显著不满	□严重不满或没有睡觉
6. 白天情绪	□正常	□轻微低落	□显著低落	□严重低落
7. 白天身体功能（体力或精神：如记忆力、认知力和注意力等）	□足够	□轻微影响	□显著影响	□严重影响
8. 白天思睡	□无思睡	□轻微思睡	□显著思睡	□严重思睡
评价标准	量表共8个条目，每条从无到严重分为0、1、2、3四级评分 总分小于4：无睡眠障碍；如果总分在4~6：可疑失眠；如果总分在6分以上：失眠			

表 4-2-4　Epworth 嗜睡量表(又称 Epworth 日间多睡量表)

在下列情况下你打瞌睡(不仅仅是感到疲倦)的可能性如何? 这是指你最近几个月的通常生活情况。假如你最近没有做过其中的某些事情，请试着填上它们可能会给你带来多大的影响。给下列每种情况，选取一个最符合你情况的数字。0：从不打瞌睡　1：轻度打瞌睡　2：中度打瞌睡　3：严重打瞌睡。以下情况时打瞌睡的可能：				
情况	打瞌睡的可能			
坐着阅读书刊	0	1	2	3
看电视	0	1	2	3
在公共场所坐着不动(如剧院或开会)	0	1	2	3
乘坐汽车超过 1 小时，中间不休息	0	1	2	3
环境许可，在下午躺下休息	0	1	2	3
坐下与人谈话	0	1	2	3
午餐未喝酒，餐后安静地坐着	0	1	2	3
遇堵车时停车数分钟	0	1	2	3
评价标准	8 种情况的分数相加，总分在 0～24 分之间。总分>6：瞌睡；总分>10：非常瞌睡；总分>16：有危险性的瞌睡			

表 4-2-5　睡眠日记

每日睡醒后 30 分钟内填写							
	星期一 日期：	星期二 日期：	星期三 日期：	星期四 日期：	星期五 日期：	星期六 日期：	星期日 日期：
上床时间①							
多久入睡②							
中间醒来几次原因							
醒后多久入睡③							
醒来时间④							
起床时间⑤							
睡眠品质							
觉醒程度							
自我计算							
睡多久④-③-②-①							
卧床时间⑤-①							
睡眠效率=睡眠时间/卧床时间×100%							

续表

午睡和其他小睡时间(于醒后10分钟内填写)							
午睡及小睡时间长度							
晚上睡前30分钟填写							
运动							
刺激物、药品、酒精使用或特殊事件记录							
评价方法说明	睡眠品质:1. 非常差;2. 不好;3. 还可以;4. 很好;5. 非常好 觉醒程度:1. 非常想睡;2. 头昏,有点想睡;3. 不想睡但不是很清醒;4. 清醒;5. 非常清醒、有活力						

2. 评估标准

表 4-2-6 良好的睡眠标准

1	入睡顺利,入睡时间在10~15分钟之内
2	整个睡眠过程中从不觉醒
3	觉醒后清爽、舒服感

表 4-2-7 睡眠不良的标准

睡眠不良的标准	
1	入睡困难,入睡时间长达30~60分钟
2	睡眠中至少觉醒1次以上
3	觉醒后仍有倦怠不快,头昏沉等不适感

拓展训练

张先生,63岁,已退休,与老伴同住,高血压病史。现有睡眠形态紊乱的情形,常不能入睡或半夜醒来就无法再入睡,老人深受困扰,主诉:每天一到傍晚就不由自主地担心晚上要怎么办?要怎么熬到天亮?

请问:

1. 应如何评估张先生出现的睡眠问题?

2. 应如何收集影响张先生睡眠问题的相关资料?

3. 应如何为张先生的睡眠问题提供照护措施?

请同学们分组讨论、分析,并以小组为单位展示讨论结果,或角色扮演评估过程。

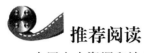

推荐阅读

中国人力资源和社会保障部社会能力建设中心组织编写. 养老护理员国家职业技能鉴定教材. 北京:中国劳动社会保障出版社,2013

任务三
老年人睡眠环境的布置

 学习目标

知识目标：掌握老人睡眠环境布置的基本要求。

能力目标：能为老人设计个性化舒适的睡眠环境。

 工作任务描述

78岁的王大爷被女儿接到城里与子女同居生活有两年余，两年来一直受失眠折磨。每天只能睡三四个小时，而且一有声响就极易惊醒，睡不踏实。因长期失眠，他的精神状态一直不好。老王女儿为其申请定期上门居家照护，今小张护理员上门为王大爷睡眠照护需求提供服务。

问题思考：

1. 分析影响王大爷睡眠的环境情况？

2. 小张如何为老人提供良好的睡眠环境照护？

工作任务分解与实施

一、准备工作

1. 护理员自身准备：掌握老人睡眠照护相关专业知识；明确王大爷的家居位置及路线，并提前电话预约确定上门评估时间及相关事项。

2. 用物准备：笔、纸、手表等。

3. 老人及家庭准备：配合预约；时间安排；老人健康资料等。

4. 环境的评估：详细观察王大爷家附近及居家、尤其是老人卧房的睡眠环境。

二、入户沟通

1. 入户介绍：入户时礼貌称呼老人，建立初步信任关系；向老人进行正式的自我介绍，告知目的。征求同意后方可对居室及老人的卧房进行评估。

2. 沟通交流：了解老人的健康需求，评估睡眠问题，共同分析探讨周边环境及居家环境对老人睡眠的影响，并予以热心真诚的指导。

三、评估资料整理与照护需求确定

1. 评估资料整理

一般资料：王大爷，小学文化，务农，参加新农村合作医疗保险，1976 年来一直生活在农村，最近两年来城里生活，与女儿一家居住于商业区步行街三楼的一套两室两厅住房内，有电梯。

健康状况：糖尿病病史 8 年、前列腺增生病史 3 年，老人有轻度视物模糊，需要戴老花眼镜，出现皮肤瘙痒症状，夜间常因尿频反复起床上厕所，因睡眠不好，内心焦虑、烦闷；又因习惯农村生活，来到城里，除了在家看电视，其他社交活动少，缺少锻炼。其余情况尚可，能负责一般家务活，生活基本自理。

居室睡眠环境：王大爷家小区位于商业区，他家对面是 KTV 街区，卧床正朝街区，居室采光通风好，卧室内挂一大型钟表，夜间滴答声明显；窗户隔音效果差，常因外面声响影响入眠。照明灯为 60 W，内装有地暖；席梦思床宽 1.5 m，高低合适，枕头高 15 cm，老人卧室与卫生间相隔两个房间。

2. 环境照护需求分析

表 4-3-1　睡眠环境照护需求、照护能力、照护问题展示

序号	老人睡眠环境需求	老人睡眠照护能力	照护问题
1	更换卧房床方位，避免老人卧床正对街区去掉钟表挂件，增强窗户玻璃隔音效果	减少夜间声音刺激	受伤的危险 自理能力下降 家庭应对无效
2	购买马桶置于老人卧房，减少夜间如厕意外	卫生间离卧房太远	
3	照明亮度调整，不要太刺眼	60 瓦灯亮度太强	
4	调整枕头高度	枕头过高，易损伤颈椎	

四、结束任务

1. 再次确定老人对操作的舒适度及满意度。
2. 填写服务记录单，请老人或家属签字确认。
3. 感谢老人及家属对工作的配合，预约下次服务时间。

五、布置环境

1. 目的：调整居室环境从而改善老人睡眠状况。
2. 内容：老人房间环境整体布局、对窗户隔音效果、窗帘、床、枕头、通风、湿温度、噪音、照明等调整。

必备知识

一、老人睡眠环境照护需求

睡眠环境应做到"环境安静、光线宜暗；温、湿度适宜；室内空气新鲜"等。

二、老人睡眠环境的营造

1. 卧房合适的色彩

色彩能给生活增添光彩，有镇静催眠作用。一般说来，失眠者卧室墙壁应以淡蓝、浅绿、白色为佳。这样给失眠者以宁静、幽雅、舒适的感觉。卧室墙壁忌涂成黄色，忌悬挂红色窗帘等。

2. 安静的环境

安静的环境是促进睡眠的基本条件之一。周围环境的安静能帮助入睡和睡眠深度的保持，卧室窗口应避免朝向街道闹市，可适当增加隔音设施。

3. 光线宜暗

床铺宜设在室中幽暗的角落，或以屏风或窗帘与活动场所隔开，窗帘以冷色调为佳。因家人或同宿者作息时间不同而无法在入睡时降低光照强度，可选用眼罩帮助隔光。

4. 温度、湿度要适宜

卧室保持合适的温度和湿度。冬季，卧室的温度大体应保持在19℃，其他季节22℃。睡眠时适宜的相对湿度应为60％～70％。使用空调、暖炉时要注意湿度的维持、必要时可在暖器上放湿毛巾或安装加湿器。

5. 室内空气应新鲜

卧室白天应保证阳光充足，开窗通风确保空气流通，以免潮湿之气及秽浊之气的滞留。确保夜晚睡时空气中有足够的氧气。

三、老人睡眠卧具的选择

1. 床架：床架最需要考虑的是结构，主要是床头板、床边板及床尾板之间的接合处是否牢固，确保安全。

2. 床垫：选择弹簧承托性能好；其填充料厚实，韧性好的；优质床垫软硬要适中。好的床垫不但要提供均匀的承托，更要软硬适中。

3. 床单、被子：应选择能适当保暖、透气好、重量轻、易清洗、不易磨损等材质特性的产品。

4. 枕头：老年人颈椎病发病率高，枕头高低软硬要适中，以免加重病情。枕头科学的高度应为6 cm～9 cm。

5. 睡衣：睡衣主要以个人喜好而定，应以感觉舒适为主，而且变换睡姿时不会有任何困难。

拓展训练

刘姥姥，73岁，患冠心病、风湿性关节炎10年，丧偶独居在家，家住在城区河边的密集的居民楼一楼60 m² 的一室一厅，屋内采光通风差，常年潮湿，屋里物品摆放拥挤凌乱，刘姥姥常担心害怕自己心脏和风湿病加重，4年前开始彻夜难眠，心理量表评估有中度焦虑、抑郁倾向。

请问：

1. 应如何评估刘姥姥出现的睡眠健康问题？

2. 应如何收集影响刘姥姥睡眠健康问题的环境照护相关资料？

3. 应如何为刘姥姥提供睡眠环境的照护措施？

请同学们分组讨论、分析，并以小组为单位展示讨论结果，或角色扮演评估过程。

 推荐阅读

1. 养老芳芳，http://blog.sina.com.cn/jintonggongyu

2. 专业养老护理和康复理疗，http://blog.sina.com.cn/u/3062711593

任务四
睡眠障碍老年人的照护

 学习目标

知识目标：熟悉睡眠障碍的定义、分类与特点。

掌握改善老人睡眠障碍的照护措施和方法。

能力目标：能准确分析出老年人睡眠的问题。

能具体提出针对性的照护措施改善老人的睡眠。

 工作任务描述

王先生，72岁，患者因"睡眠差6年，加重两个月"入院。患者自诉因6年前思虑过度后出现入睡困难，睡眠浅，多梦，早醒。上午困倦，不愿起床活动，全身乏力、头晕、头痛、心烦，易紧张，下午才能从事少量活动。曾就诊多家医院，服用多种药物治疗未见好转，来老年护理院求进一步诊治。既往诊断糖尿病、高血压10年，以"睡眠障碍"收入院。小李作为护理员为王先生睡眠照护需求提供服务。

问题思考：

1. 如何评估王先生的睡眠情况？

2. 分析影响王先生睡眠的因素有哪些？

3. 小李应如何为老人提供良好的睡眠照护？

工作任务分解与实施

一、准备工作

1. 照护者自身准备：着装整洁，掌握睡眠障碍的相关专业知识。

2. 物品准备：笔、纸、手表、血压计、体温计、评估表格等。

3. 老人及其家属准备：提供老人健康资料、积极配合医务人员的工作等。

二、老年人睡眠状况的评估

1. 目的：确定老人睡眠障碍的原因。

2．内容：老人一般信息、睡眠史及健康状况、日常生活活动、精神状态、社会参与、治疗用药情况等。

3．方法：直接观察、临床会谈，询问老人的个体感受（匹兹堡睡眠质量指数量表、睡眠日记）、客观资料的收集（体检、临床表现、辅助检查）。

三、评估资料整理与照护需求确定

1．评估资料整理

一般资料：王先生，小学毕业，农村户口，有农村医疗保险，2008 年 12 月老伴过世，随即搬来与儿子、儿媳共同生活，家居 120 m² 的县城小区居民楼一楼，有一个刚出生 6 个月的孙子，儿子工作忙碌，儿媳忙于照顾小孩。老人搬到城里生活，有很多事情不习惯。社交活动少，没什么朋友。

健康状况：高血压、糖尿病病史 10 年，自从 2008 年老伴过世，伤心思虑过度，出现入睡困难，睡眠浅，多梦，早醒。上午困倦，不愿起床活动，全身乏力，头晕、头痛、心烦，易紧张，记忆明显衰退，已到医院用药物对症处理；效果不明显。为了缓解自身睡眠问题，长期服用安眠药，起初效果良好，睡眠改善，后来使用时，效果差，便根据自己的需要增加一点剂量帮助入睡，但是容易出现白天嗜睡、疲乏、精神错乱等反应，加重睡眠障碍。

2．睡眠照护需求分析

表 4-4-1　老人睡眠照护需求、照护能力、照护问题展示

序号	老人睡眠照护需求	老人睡眠照护能力	照护问题
1	睡眠障碍症状减轻或缓解	躯体、精神与药物因素影响	失眠 焦虑 受伤的危险 自理能力下降 家庭应对无效
2	身体功能状态改善	血糖、血压控制好，不出现并发症	
3	焦虑减轻，精神放松	社交活动少，总是怀念过世妻子	
4	良好的睡眠环境	家庭居家环境的改变	
5	合理使用药物	药物因素引起的睡眠不良，不合理使用安眠药	
6	养成良好的睡眠习惯	生活方式单调，缺乏运动锻炼	

四、睡眠照护措施

1．与家庭成员协商，多关注、关爱老人，多交流生活中的小事，多陪同老人，帮助在生活区老人建立新的社交圈，融入城区生活。

2．长期使用安眠药不可取，在建立正常生活模式后，逐渐减少对安眠药的依赖，如需使用，则在医生指导下进行。

3．在医生指导下控制糖尿病。

4．创造良好睡眠环境。

必备知识

一、睡眠障碍的基本认知

1. 睡眠障碍的定义：是指睡眠量及质的异常，或在睡眠时出现某些临床症状，也包括影响入睡或保持正常睡眠能力的障碍，如睡眠减少或睡眠过多，以及异常的睡眠相关行为。

2. 老年人睡眠障碍的原因

(1)潜在的躯体疾病时，睡眠障碍是病的先导症状。

(2)不良的睡眠习惯：白天卧床多、睡眠多、入睡前过于兴奋。

(3)心理性因素致情绪不好、内心矛盾、冲突、不愉快生活事件，等等。

(4)生活缺乏充实的内容，无规律。

(5)晚饭后尤以入睡前过多的吸烟和饮用浓茶。

二、睡眠障碍的分型及特点

睡眠障碍分为器质性睡眠障碍和非器质性睡眠障碍。按照世界卫生组织编写的精神与行为障碍分类(ICD—10)对非器质性睡眠障碍的诊断，非器质性睡眠障碍包括睡眠失调(失眠、嗜睡和睡眠觉醒节律障碍)和睡眠失常(睡行症、睡惊和梦魇)障碍。

三、改善老人睡眠的方法。

1. 满足患者身体舒适的需要　积极采取措施从根本上消除影响老人身体舒适和睡眠的因素。在睡前帮助可协助完成个人卫生护理、避免衣服对患者身体的刺激和束缚、避免床褥对舒适的影响、选择合适的卧位、放松关节和肌肉、保证呼吸的通畅、控制疼痛及减轻各种躯体症状等。

2. 减轻老人的心理压力　轻松愉快的心情有助于睡眠，相反，焦虑、不安、恐惧、忧愁等情绪会影响睡眠。

3. 创造良好的睡眠环境　控制卧房的温度、湿度、空气、光线及声音，减少外界环境对患者感官的不良刺激。

4. 合理使用药物　对使用安眠药的老人，照护者必须掌握安眠药的种类、性能、应用方法、对睡眠的影响及不良反应，并注意观察老人在服药期间的睡眠情况及身心反应，及时发现问题予以处理。

5. 建立良好的睡眠习惯　①根据人体生物节律性调整作息时间，合理安排日间活动，白天应适当锻炼，避免在非睡眠时间卧床，晚间固定就寝时间和卧室，保证人体需要的睡眠时间，不熬夜。②睡前可进食少量易消化的食物或热饮料，防止饥饿影响睡眠，避免饮用咖啡、浓茶、可乐以及含酒精的刺激性饮料，或摄入大量不易消化的食物。③睡前可以根据个人爱好选择短时间的阅读、听音乐或做放松操等方式促进睡眠，视听内容要轻松、柔和，避免由于身心的强烈刺激而影响睡眠。

6. 睡眠障碍的特殊护理措施　对发作性睡眠的老人，应选择药物治疗，照护者应指导老人学会自我保护，注意发作前兆，减少意外发生，告诫老人禁止从事高空、驾车等工作，避免发生危险；对于睡眠呼吸暂停者，应指导其采取正确的睡眠姿势，以保证呼吸道通畅；对梦游症者，应采取各种防护措施，将室内危险物品移开，锁门，避免发生危险。

拓展训练

吴先生，65 岁，退休前身体状况良好。近 5 年经常发病，病情为：晚上睡觉时，有时突然坐起，浑身是汗，两眼发直，两眼通红，大喊大叫，胡言乱语，有时候还打人，把他按到床上，他还接着睡。第二天问他晚上发生的事，他一概不知。白天什么事都没有，就像正常人一样，这个毛病已经 5 年了。家人非常害怕。在当地医院做过头部 CT，头部核磁共振，心电图，脑彩超均未发现异常，镇静药也没少吃，但是没有什么作用。现收住老年护理医院，小谢作为护理人员准备为吴先生进行照护。

请问：

1. 分析吴先生的症状属于哪种睡眠障碍类型？

2. 吴先生的睡眠障碍可能存在哪些潜在的健康问题？

3. 小谢在给吴先生提供照护，应该实行哪些有针对性的护理措施？

请同学们分组讨论、分析，并以小组为单位展示讨论结果，或角色扮演评估过程。

推荐阅读

1. 王国斌. 睡眠红宝书. 北京：中国青年出版社，2005

2. 张本恕，陈宝元. 老年人睡眠障碍的预防与调理. 北京：中共中央党校出版社，2006

任务五
疼痛老年人的睡眠照护

学习目标

知识目标：熟悉老人疼痛及睡眠状态资料的采集。
　　　　　掌握疼痛老人睡眠照护的基本知识。

能力目标：能快速收集老人疼痛及睡眠影响的相关资料。
　　　　　能及时为老人提供照护措施缓解疼痛，改善老人睡眠质量。

工作任务描述

　　陈奶奶，68岁，患高血压病史10年，双膝关节退行性病变症状10个月，平日因疼痛常使她睡眠时辗转反侧、夜不能寐，多梦等症状。白天精神疲倦、双目无神。其儿子为陈奶奶申请居家护理的服务，小张作为照护者如何为陈奶奶提供护理。

问题思考：

1. 影响陈奶奶睡眠的因素有哪些？
2. 如何评估陈奶奶的疼痛程度？
3. 小张可利用哪些方法为陈奶奶出现的健康问题提供照护？

工作任务分解与实施

一、准备工作

1. 照护者自身准备：掌握老人疼痛照护及睡眠照护的相关专业知识；着装得体大方；与被照护者预约居家护理上门服务时间。

2. 用物准备：笔、纸、手表、疼痛评估用表、及睡眠评估用表，等等。

3. 老人及其家庭准备：确认预约；时间安排；老人健康资料等。

二、入户与介绍

1. 自我介绍：主动进行自我介绍，赢得信任。

2. 解释上门服务的目的和程序，征得老人的同意。

3. 签署知情同意书：强调会维护利益、严格保密，提出录音申请。

三、疼痛老年人的睡眠照护评估

1. 目的：确定老人身体的疼痛程度及睡眠状况。

2. 内容：老人的一般情况，重点评估疼痛发生的时间、部位、性质、程度、伴随症状；因疼痛对老人睡眠的影响，老人自身控制疼痛的方式、对疼痛的耐受性；疼痛发生时的表达方式；引起或加重疼痛的各种因素及减轻疼痛的各种方法。

3. 方法：询问病史（现病史和既往史及疼痛程度、睡眠史）。观察与体格检查（检查老人疼痛的部位，注意观察老人疼痛时的生理、行为和情绪反应。）

四、评估资料整理与照护需求确定

1. 评估资料整理

一般资料：陈奶奶，大学文化，从事会计工作，有医保。老人配偶 2012 年 2 月去世，现独居在家。有一儿一女，儿子亲生，女儿是领养亲戚的孩子（因亲戚夫妇亡故，孩子送到陈奶奶家抚养），两个孩子均已成家，外地工作忙，平均每年来看望 1～2 次。

健康状况：陈奶奶患高血压病 10 年、双膝关节退行性病变症状 10 个月，既往无职业病史，陈奶奶经常感觉双膝关节疼痛，走路时吃力，她认为双膝关节炎与 20 岁左右在东北受寒有关；老人认为自己目前的身体状况糟糕，因疼痛曾接受过药物治疗、针灸治疗，但对治疗前景感到无望；因为疼痛，白天休息不好，晚上睡眠不好。老人感到"压抑"，认为疼痛"难解决"对治疗"丧失信心"，其余情况尚可，能承担常规家务活，生活基本自理。

配合状况：经沟通协商，老人愿意尝试心理学方法对疼痛的干预，表示将积极配合，学习有助于疼痛缓解的心理学技巧，用来帮助老人学会如何生活的更舒适，使疼痛的程度有所减轻、发生的频度减少，促进睡眠的提高。

2. 老人缓解疼痛改善睡眠需求分析

李奶奶独居在家，心情低落，现在的老人缓解疼痛改善其睡眠的需求需要照护者、被照护者及家人积极共同参与解决照护问题。

表 4-5-1 老人照护需求、照护能力、照护问题展示

序号	老人照护需求	老人照护能力	照护问题
1	疼痛征象减轻或消失	双膝关节退行性病变症状	慢性疼痛
2	休息和睡眠质量较好	因疼痛辗转反侧、夜不能寐	失眠
3	身体状态及精神改善，自我感觉舒适	丧偶、独居	社交孤立 有孤独的危险
4	重建新的行为方式，主动参与日常活动	子女在外，家庭支持关怀不够	家庭应对无效

五、睡眠照护措施

1. 评估疼痛级别及相关因素，如疼痛感知、发作时间、频率、诱发因素等，指导老人缓解疼痛的心理学技巧。

2. 给老人心理支持，树立信心，正确就医，配合治疗，正常生活，提高生活质量。

3. 在医生指导下正规治疗方案处理原发疾病，配合药物治疗、康复训练，

4. 指导老人生活方式改变、生活环境改善。

5. 医生指导下使用镇痛、镇静等药物。

6. 创造良好睡眠环境。

必备知识

一、疼痛老年人睡眠照护的基本认知

1. 疼痛的概念

疼痛（pain）是伴随着现存的或潜在的组织损伤而产生的一种令人不快的感觉和情绪上的感受，是机体对有害刺激的一种保护性防御反应。

2. 疼痛对机体的影响

疼痛刺激引起机体应激反应。交感内分泌系统功能亢进，儿茶酚胺及肾上腺皮质激素分泌增多，机体分解代谢功能增强，神经系统功能亢进引起疲劳，机体血压升高、心率加快引起头晕目眩等。机体在受到伤害刺激时不仅感觉疼痛，同时往往伴有情绪的变化，表现为一系列的躯体运动性反应和自主神经内脏性反应，影响患者正常的休息和睡眠质量。

二、疼痛程度的评估工具

疼痛程度的评估工具根据老人的病情、年龄和认知水平合理选择。此外，照护人员还必须观察患者的表情、动作、睡眠等情况，如疼痛剧烈会使患者面部表情极度痛苦、皱眉咧嘴或咬牙、呻吟或呼叫、大汗淋漓、辗转难眠等，这些均可作为评估疼痛程度的参考指标。

1. 数字评分法（numerical rating scale，NRS）：数字评分法用 0～10 的数字代表不同程度的疼痛，0 为无痛，10 为剧痛。让患者圈出一个最能代表自己疼痛程度的数字。程度分级标准为：0：无痛；1～3：轻度疼痛；4～6：中度疼痛；7～10：重度疼痛。

2. 文字描述评定法（verbal descriptor scale，VDS）：把一条直线等分成 5 段，每个点均有相应的描述疼痛程度的文字，其中一端表示无痛；另一端表示无法忍受的疼痛。请患者按照自身疼痛的程度选择合适的描述文字。

3. 视觉模拟评分法（visual analogue scale，VAS）：无痛/剧痛之间画一条长线（一般长为 100 mm），线上不作标记、数字或词语，以免影响评估结果。一端代表无痛，另一端代表剧痛，让患者在线上最能反应自己疼痛程度之处画一交叉线。

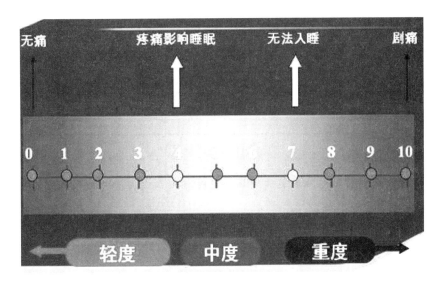

图 4-5-1 数字评分法

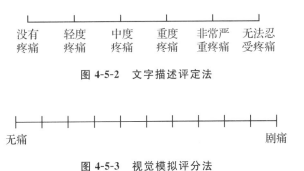

图 4-5-2 文字描述评定法

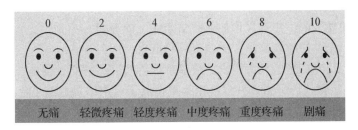

图 4-5-3 视觉模拟评分法

4.疼痛强度评分 Wong-Baker 脸：适合无法交流的老人用前述方法进行疼痛评估可能比较困难。可通过画有不同面部表情的图画评分法来评估：无痛、有点痛、稍痛、更痛、很痛、最痛。

图 4-5-4 疼痛强度评分 Wong-Baker 脸

5.按 WHO 的疼痛分级标准进行评估：

表 4-5-2　WHO 的疼痛分级标准

分级	疼痛程度的描述
0 级（无痛）	没有不舒适
1 级（轻度疼痛）	平卧时无疼痛，翻身咳嗽时有轻度疼痛，但可以忍受，睡眠不受影响
2 级（中度疼痛）	静卧时痛，翻身咳嗽时加剧，不能忍受，睡眠受干扰，要求用镇痛药
3 级（重度疼痛）	静卧时疼痛剧烈，不能忍受，睡眠严重受干扰，需要用镇痛药

6. Prince-Henry 评分法：适用于胸腹部大手术后或气管切开插管不能说话的患者，需要在术前训练患者用手势来表达疼痛程度。可分为 5 个等级，分别赋予 0～4 分的分值以评估疼痛程度。

表 4-5-3　Prince-Henry 评分法

等级	疼痛程度的描述
0 分	咳嗽时无疼痛
1 分	咳嗽时有疼痛发生
2 分	安静时无疼痛，但深呼吸时有疼痛发生
3 分	静息状态时即有疼痛，但较轻微，可忍受
4 分	静息状态时即有剧烈疼痛，并难以忍受

拓展训练

李先生，70 岁，15 年前自己发现四肢麻木、变色、发白，双手没力。某市中医院医生诊断是血脉不和；后因皮肤干燥、发凉、疼痛，到省城医院就医，诊断为"变态反应性脉管炎"，曾全国各地求医问药，效果不佳，病情仍在发展，四肢趾（指）端发黑、干瘪、坏疽，有持续性剧烈疼痛，进而四肢坏死。两年前在医院做截肢手术，10 个月前住进老年护理医院，现身体其他方面未发现异常，患者主诉疼痛难忍，因为疼痛严重影响睡眠，心情低落、忧郁。护理人员小孙为李先生提供照护。

请问：

1. 在老年护理医院，小孙应该如何评估李先生的疼痛？

2. 为改善李先生的睡眠需求，应收集哪些资料？用何方式收集？

3. 李先生可能存在哪些健康需求，应该采取哪些合适的照护措施？

请同学们分组讨论、分析，并以小组为单位展示讨论结果，或角色扮演评估过程。

推荐阅读

1. 安安. 让你睡好觉：睡眠决定健康. 北京：朝华出版社，2009

2. 杨亚娟，赵忠新. 中老年健康睡眠. 北京：华龄出版社，2006

项目五　老年人饮食照护

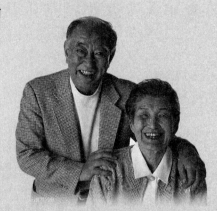

项目情景聚焦

　　食物是人类生存的必备条件，是人体营养的来源。食物中的营养成分：糖类、脂肪、维生素、蛋白质等通过机体的消化吸收被人体利用。老年人由于身体机能逐渐下降，进食能力也会出现各种问题。作为照护人员，要在意识到饮食的重要性基础上，能为不同照护需求的老年人提供相应的饮食照护。

任务一
老年人饮食照护基本认知

学习目标

知识目标： 具有正确的老人饮食照护理念。

熟悉老人饮食照护进食体位的基本要求。

能力目标： 能正确评估老人饮食照护需求。

能快速、熟练采集老人信息，为老人摆放正确的饮食照护体位。

工作任务描述

　　李奶奶，67岁，两年前因脑卒中导致右侧肢体活动障碍，经康复锻炼后，右侧肢体功能得到恢复，但仍存在一定程度的功能障碍，家人送医疗机构诊断为"右侧肢体偏瘫，肌力3级（右侧肢体不能负重）"，家人已为其请照护员照护其日常饮食，今小张作为照护员评估李奶奶饮食照护基本需求。

问题思考：

1. 李奶奶对饮食照护可能有哪些要求？

2. 如何评估李奶奶饮食照护的需求？

工作任务分解与实施

一、评估前准备

　　1. 照护者自身准备：具备老人饮食照护相关专业知识；着装得体大方，洗净双手。

　　2. 物品准备：根据老年人身体状态选择饮食照护所需的轮椅、床上支具（靠背垫、枕头、支架等）。

　　3. 老人及准备：照护人员询问老人二便情况，根据需要在饮食照护前排净大小便，洗净老人双手。

　　4. 环境准备：环境宽敞明亮，温湿度适宜，无异味，必要时室内通风换气。

二、沟通

　　1. 确定信息：确定老人的个人信息，明确护理人员和老人之间的关系。

2. 介绍：得体、恰当地称呼老人，建立初步信任关系。

大方得体正式的自我介绍（姓名、职位、职责）。

告知老人本次操作的原因、目的，征求老人的配合。

三、老人评估

1. 目的：老人饮食自理及照护需求程度。

2. 内容：包括老人一般个人信息、健康史及健康状况、上下肢肌力、自理能力评估等。

3. 方法：观察（一般状态与家庭状况）、面谈（老人及家属或照护者）、评定（标准量表或自制问卷）、查阅（体检资料、既往病历）。

四、摆放饮食体位

1. 目的：为老人选择合适的进食体位，避免饮食过程中意外的发生。

2. 种类：坐位、半卧位、卧位等。

3. 方法：根据老人自理程度和上下肢功能状态选择合适的进食体位。

五、结束任务

1. 再次确认评估资料真实性，告知老人及其家属任务结束。

2. 表达对老人及其家属配合的感谢，嘱老人有任何不适及时告知。

3. 完整记录，礼貌离开。

4. 注意事项：随时观察、保证安全、完整记录、随机应变。

六、资料整理

1. 评估资料整理

小张通过李奶奶状况评估所获资料如下：

一般资料：李奶奶，高中文化，右健手，左手活动灵活度很低，经康复锻炼后，老人可在床上完成一些肌肉训练，但仍不可下地负重行走；身体其他生理性指标相对正常。

一般环境状况：李奶奶所居住的卧室为阳面，光线充足，内有大窗户，通风良好。

2. 进食体位需求分析

李奶奶现在的饮食照护需求与她当下身体自理能力和肌力之间的差距是需要照护者、被照护者共同解决的照护问题。

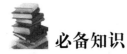 **必备知识**

老人饮食照护基本认知需求

1. 进食体位

根据老人的生活自理能力及其病情发展趋势，选择合适的进餐体位或进餐姿势。

2. 进食体位摆放的目的

为老人选择合适的进食体位，可以促进食物的进取，增加老人的食欲和进食量，进而增加老人营养成分的摄入，提高机体抵抗力，同时，适宜的进食体位可以避免呛咳、误吸、窒息、噎食等危险情况的发生。

3. 进食体位分类

根据老人自理程度和上下肢功能状态选择合适的进食体位。

完全自理或上肢功能较好者：采用坐位进食（轮椅座位、床上坐位）。

病情危重或完全卧床不能起身老人：选择半卧位或侧卧位进食。

4. 老人自理和上下肢功能评定

（1）上下肢功能评定

表 5-1-1　Lovett 分级法评定标准

分级	分级名称	分级标准
0	零	无可见或可触知的肌肉收缩
1	微弱	可触及肌肉的收缩，但不能引起关节活动
2	差	解除重力的影响，能完成全关节活动范围的运动
3	可	能抗重力完成全关节活动范围的运动，但不能抗阻力
4	良好	能抗重力及轻度阻力，完成全关节活动范围的运动
5	正常	能抗重力及最大阻力，完成全关节活动范围的运动

（2）自理能力评估

表 5-1-2　Barthel 指数评定量表（BI）

项目	完全独立	需部分帮助	需极大帮助	完全依赖
1. 进食	10	5	0	—
2. 洗澡	5	0	—	—
3. 修饰	5	0	—	—
4. 穿衣	10	5	0	—
5. 控制大便	10	5	0	—
6. 控制小便	10	5	0	—
7. 如厕	10	5	0	—

续表

8. 床椅移动	15	10	5	0
9. 平地行走	15	10	5	0
10. 上下楼梯	10	5	0	—
合计得分				

5. 摆放适宜的进食体位

(1)轮椅座位(适宜于下肢功能障碍或行走无力的老人)

轮椅与床之间摆放呈现30°夹角,固定轮椅,抬起轮椅下方的脚踏板;

护理人员嘱老人放松,双手环抱住照护员颈部,双手交叉加紧;

护理人员双手环抱住老人腰部,嘱老人和自己同时用力,协助老人坐起,将老人双下肢垂于床下;

照护员双膝抵住老人双膝部,直立抱起老人后以自身为轴部旋转,将老人置于轮椅中间;

整理老人,使老人后背贴紧轮椅背部,系好安全带,放下脚踏板,将老人足部置于脚踏板上。

(2)床上坐位(适宜于下肢功能障碍或下肢无力但又不适宜将老人转移至轮椅上的老人)

护理人员按照轮椅座位环抱方法将老人于床上抱起,由仰卧位转至坐位,老年人后背处放置枕垫或软枕,保证老人坐位舒适稳定。

(3)侧卧位(适宜于完全不能自理的老人)

将老人放置于床具上方,将老人床头部摇高,使床头和床面呈现30°夹角即可;

护理人员手扶老人肩部和髋部,将老人由仰卧位翻至侧卧位,老人脸冲向照护员侧(一般多采用右侧卧位);

老人背部放置软枕垫,固定老人姿势。

(4)半卧位(适用于完全不能自理的老人)

照护员将床头摇高,使床头和床面呈现30°~45°夹角;

在老人身体两侧和膝盖下方放置软枕垫保证半卧位姿势的稳定。

6. 摆放进食体位的注意事项

(1)摆放进食体位前必须做好老人的评估工作。

(2)在进食体位摆放过程中,照护员动作要轻柔和缓,避免弄伤老人。

(3)使用辅助器具时,要注意其是否处于安全可用状态。

拓展训练

刘爷爷，78岁，因车祸外伤做过大手术，治疗后上下肢无知觉和活动能力，经诊断确诊为全瘫。因家人没能力照料，现转至养老院。照护员小王负责刘爷爷每日的饮食。

请问：

1. 在集中养老机构，小王需要评估刘爷爷的自理和肌力情况吗？

2. 如需要评估刘爷爷照护需求，应收集哪些资料？

3. 刘爷爷可能存在哪些饮食照护需求问题？小王如何应对这些照护需求？

请同学们分组讨论、分析，并以小组为单位展示讨论结果，或角色扮演评估过程。

推荐阅读

1. 张君梅. 运动表象训练对肌肉力量的作用[D]. 北京：北京体育大学；2012

2. 李凤林，张忠，李凤玉. 食品营养学. 北京：化学工业出版社，2009

3. 郑琳，丁志刚. 食品营养学教学实习指导. 2008

4. 李华文，邵继红. 营养与卫生学实习指导. 北京：科学出版社，2012

任务二
老年人营养状况与进食能力评估

学习目标

知识目标： 掌握老年人的营养状况的分类。

掌握老年人进食能力的评估。

能力目标： 能正确评估老年人的营养状况和进食能力。

工作任务描述

　　李奶奶，67岁，两年前因脑卒中导致右侧肢体偏瘫伴有口角歪斜，康复锻炼半年后其肢体功能得到好转，但其偏瘫肢体肌肉存在萎缩现象，家人已为其请照护员照护其日常饮食。因其牙口不好，经常吃一些松软的食物，饮食较为单一，并且在进食照护中李奶奶经常出现呛咳和气喘表现，今小张作为照护员评估李奶奶的营养状况和进食能力。

问题思考：

1. 李奶奶营养状况如何？

2. 如何评估李奶奶饮食照护的需求？

3. 李奶奶进食能力如何？

4. 李奶奶饮食时出现呛咳、喘息，原因是什么？

5. 针对以上情况，小张应该怎样处理？

工作任务分解与实施

一、评估前准备

1. 照护者自身准备：具备老人饮食照护相关专业知识；着装得体大方，洗净双手。

2. 物品准备：根据老年人身体状态选择记录纸、笔。

3. 环境准备：环境宽敞明亮，温湿度适宜，无异味，必要时室内通风换气。

二、沟通

1. 确定信息：确定老人的个人信息，明确护理人员和老人之间的关系；

2. 介绍：得体、恰当地称呼老人，建立初步信任关系；

大方得体正式地自我介绍（姓名、职位、职责）；

告知老人本次操作的原因、目的，争取老人的配合。

三、老年人营养状况和进食能力评估

1. 营养状况评估常用指标：标准体重、体重指数、皮褶厚度、营养需求等。

2. 进食能力评估：手指灵活度、握力，能否用餐具将食物由容器送到口中；吞咽功能；相关疾病情况；以及食欲、饮食习惯。

四、结束任务

1. 再次确认评估资料真实性，告知老人及其家属任务结束。

2. 表达对老人及其家属配合的感谢，嘱老人有任何不适及时告知。

3. 完整记录，礼貌离开。

4. 注意事项：随时观察、保证安全、完整记录、随机应变。

五、资料、记录整理

营养状况和进食能力，汇报上级和家属。

必备知识

老人营养状况与进食能力

1. 营养状况

人体营养状况的测定和评价，一般是通过膳食调查、人体体格测量、营养水平的生化检测以及营养不足或缺乏的临床检查来进行综合的评价。

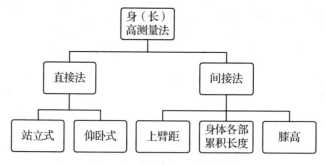

图 5-1-1 营养状况评估指标

(1)身高(height)：为站立式测量人体的长度，常用于健康人群和能站立的病人。

测量步骤：①上肢自然下垂，足跟并拢，足尖分开呈60°；足跟、骶骨部、两肩间区与立柱接触；躯干自然挺直、头部正直，耳郭上缘与眼眶下缘水平。②测量者立于

被测者右侧，将水平压板轻轻沿立柱下滑，轻压于被测者头顶。③ 测量者读数时双眼应与压板平面等高读数，精确至小数点后一位，即 0.1 cm。

（2）体重是营养评价中最简单、直接和常用的指标。尽管测量中影响因素较多，但体重的测量值仍是反映机体营养状况的直接参数。体重测量要求：清晨空腹，排空大小便，男性着短裤，女性着内衣（或固定衣着），立于称中央，动态监测体重时，测量条件保持一致。体重指数计算方法如下：

$$BMI = \frac{体重（kg）}{[身高（m）]^2}$$

表 5-1-3　BMI 评定标准

等级	BMI 值	等级	BMI 值
营养不良	＜18.5	正常	18.5～24.9
肥胖前状态	25.0～29.9	一级肥胖	30.0～34.9
二级肥胖	35.0～39.9	三级肥胖	≥40.0

（3）上臂围（cm）＝上臂紧张围－上臂松弛围；可反映营养状况，且与体重密切相关，可反映肌肉的发育状况。一般差值越大说明肌肉发育状况越好，反之越小说明脂肪发育状况良好。上臂围可反映肌蛋白贮存和消耗程度，是快速而简便的评价指标，也能反映能量代谢的情况。

（4）皮褶厚度：上臂肱三头肌部 → 代表肢体皮下脂肪堆积情况；肩胛下角部 → 代表躯干背面；腹部（脐部）→ 代表躯干腹面；髂崤上部（髂部）→ 代表躯干侧面。

皮褶厚度可反映全身的脂肪含量，也反映人体皮下脂肪的分布情况。临床常用皮褶厚度估计脂肪消耗情况，并作为评价能量缺乏与肥胖程度的指标。

2. 老年人饮食的种类

根据老年人的咀嚼、消化能力以及全身的身体状况，将老年人的基本饮食根据食物质地不同分为四大类。

普通饮食：日常常选饮食。不需要特殊加工或制作，老年人可以根据自身的喜好，选择喜欢的并且易于消化吸收的食物。对于咀嚼功能障碍或不能吞咽大块食物的老年人，可将普通饮食加工压碎后使用。适用于病情较轻、病情恢复期或无特殊要求的老年人群等。

软质饮食：食物以软、烂为主，适宜老年人咀嚼，如软面条、切碎的菜等，软质饮食适应于消化不良、饮食不便、低热、疾病恢复期的老年人群。

半流质饮食：半流质饮食是一种介于软饭与流质之间的饮食。它比软饭更易咀嚼和便于消化。纤维质的含量极少，而含有足够的蛋白质和热能。膳食特点：较软饭更为细软，而且易消化、易咀嚼，含纤维少而营养较高，呈现半流质状态的食物。制备半流质时，应少用或完全不用强烈的调味品，如辣椒粉等。禁用油脂多或用油煎炸的食物。少吃多餐，每日可供应 5～6 餐。其热量在 1500 cal～2000 cal 之间，蛋白质达到正常需要量。

全流质食物：全流质饮食即流质饮食，指食物呈流质状态，全无渣滓，易于吞咽和消化。流质食物是一种食物呈液体状态、在口腔内能融化为液体，比半流质饮食更易于吞咽和消化无刺激性的食物。流食适用于极度衰弱无力咀嚼食物的重症患者。如高烧、口腔、面颊部及外科手术前后以及急性胃肠炎、食道狭窄等疾病患者。此种膳食只能短期应用，作为过渡期的膳食。

3. 对老年人有益的饮品

白开水：对于老年人来讲，白开水不仅预防感冒，还能增强肝脏的解毒能力和消化道的排泄能力，促进新陈代谢，有助于降低血压、预防心肌梗死。

豆浆：豆浆含有丰富的植物蛋白和磷脂，还含有维生素 B_1、维生素 B_2 和烟酸。此外，豆浆还含有铁、钙等矿物质，尤其是其所含的钙，非常适合于老年人。

酸奶：以新鲜的牛奶为原料，经过巴氏杀菌后再向牛奶中添加有益菌（发酵剂），经发酵后，再冷却灌装的一种牛奶制品。经发酵后，乳中的脂肪酸可比原料奶增加 2 倍，这些变化使酸奶更易消化和吸收，各种营养素的利用率得以提高。酸奶由纯牛奶发酵而成，除保留了鲜牛奶的全部营养成分外，在发酵过程中乳酸菌还可以产生人体营养所必需的多种维生素，如维生素 B_1、维生素 B_2、维生素 B_6、维生素 B_{12} 等。能将牛奶中的乳糖和蛋白质分解，使人体更容易消化和吸收。因此，酸奶可以促进胃液分泌、提高食欲、促进和加强消化；乳酸菌能减少某些致癌物质的产生，因而具有防癌作用。酸奶能抑制肠道内腐败菌的繁殖，并减弱腐败菌在肠道内产生的毒素。酸奶有降低胆固醇的作用，特别适宜高血脂的人饮用。

葡萄酒：采用葡萄经葡萄皮和汁混合发酵而成。葡萄的营养很高，而以葡萄为原料的葡萄酒也蕴藏了多种氨基酸、矿物质和维生素，这些物质都是人体必须补充和吸收的营养品。适度饮用葡萄酒能直接对人体的神经系统产生作用，提高肌肉的张度。除此之外，葡萄酒中含有的多种氨基酸、矿物质和维生素等，能直接被人体吸收。因此葡萄酒能对维持和调节人体的生理机能起到良好的作用。尤其对身体虚弱、患有睡眠障碍者及老年人的效果更好。

鲜榨蔬菜、果汁：以新鲜或冷藏果蔬（也有一些采用干果）为原料，经过清洗、挑选后，采用物理的方法如压榨、浸提、离心等方法得到的果蔬汁液，称为果蔬汁。原果汁供给人体大量的维生素、矿物质和酶，帮助维持我们身体的 pH 值，也有助于我们清除体内致癌物质。有许多的蔬菜，如黄瓜和胡萝卜，有抗老化性能，帮助改善我们的皮肤、头发、指甲。新鲜果汁对于抑制食欲，有助于遏制疾病、减少肥胖等，都有很好的功效。

绿茶：是指采取茶树新叶或芽，未经发酵，经杀青、或者整形、烘干等典型工艺制作而成的产品。绿茶叶确实含有与人体健康密切相关的生化成分，茶叶不仅具有提神清心、清热解暑、消食化痰等药理作用，还对现代疾病，如辐射病、心脑血管病、癌症等疾病，有一定的药理功效。茶叶具有药理作用的主要成分是茶多酚、咖啡碱、脂多糖、茶氨酸等。

4. 老年人进食能力

(1)噎食、误吸的概念。噎食是指食物堵塞咽部或卡在食管第一狭窄处，甚至误入气道导致窒息甚至死亡的现象。误吸是指任何物质，例如：胃内的胃液、口腔中的唾液、食物或异物等被吸入气道内的现象。

（2）呛咳、误吸的原因。生理功能退化；消化能力减弱；不良不正确的进食方式：床头、食物大小、进食时说话等。

（3）呛咳、误吸的表现。表现特征：进食时突然不能说话，出现痛苦表情，老人用手按住颈部或胸前，用手指向口腔。如为部分气道阻塞，出现剧烈咳嗽、伴有哮鸣音。

误吸表现：呛咳、气急、呼吸困难、声音嘶哑、严重者：口唇指甲青紫、会在数分钟内缺氧死亡。

（4）呛咳、误吸的急救措施。①拍背法。救助者在老人侧后方，一手放置于老人胸前以做围扶，一手在老人肩胛区脊位置做4～6次急促拍击。老人头应低于或和胸部保持水平。

②腹部手、拳冲击法。次数：6～10次；适用于清醒的老人，老人可取站立位或坐位。

如果老人是昏迷老人。抢救体位应为：仰卧位；抢救者：骑跨在老人髋部，按上述冲击法冲击脐上部，一次无效，可隔几秒重复操作。

（5）进食能力评估方法

如患者能正常进饮100 mL温开水，则进行患者进食能力评估。患者进餐时通过床旁观察有无出现以下情况：进餐时未能保持完全清醒状态；气促或痰声增加；食物从嘴角流出；声音变混浊不清；呛咳；吞咽缓慢；口腔残留食物残渣未能下咽；清喉咙等。

拓展训练

刘爷爷，55岁，脑出血后昏迷，治疗后好转，吃饭时易出现呛咳，因此爱喝粥，很少吃肉类等较硬的食物。照护员小王负责刘爷爷每日的饮食工作。

请问：

1. 小王应如何评估刘爷爷营养状态？

2. 在给刘爷爷进行饮食指导时可能会出现哪些问题？小王应如何处理这些问题？

请同学们分组讨论、分析，并以小组为单位展示讨论结果，或角色扮演评估过程。

推荐阅读

1. 霍凤英. 中国居民膳食结构与营养状况变迁的追踪研究. 北京：科学出版社，2012

2.[美]坎贝尔／坎贝尔Ⅱ，中国健康调查报告，长春：吉林文史出版社，2014

3. 张苏亚. 临床营养学. 郑州：郑州大学出版社，2006

任务三
自理老年人进食照护

学习目标

> **知识目标**：明确老年人的进食种类和影响因素。
>
> 掌握影响老年人进食的原因。
>
> **能力目标**：能正确地协助有自理能力的老年人完成进食操作。

工作任务描述

> 王奶奶，65岁，退休工人，身子比较硬朗，患有高脂血症10年余，胃溃疡20年余。王奶奶爱吃肉，并且每天都要吃。吃不到就发脾气。每次吃完都自感头晕、恶心、腹痛难忍，经常需要到医院就医。尽管这样，仍然改变不了她的饮食习惯。小张作为照护员，负责王奶奶的日常饮食。
>
> **问题思考：**
>
> 1. 王奶奶饮食习惯如何？
>
> 2. 小张应如何完成王奶奶的饮食照护工作？

工作任务分解与实施

一、操作前准备

1. 照护者自身准备：具备老人饮食照护相关专业知识；着装得体大方，洗净双手。

2. 物品准备：记录笔一支，记录单一份。

3. 环境准备：环境宽敞明亮，温湿度适宜，无异味，必要时室内通风换气。

二、沟通

1. 确定信息：确定老人的个人信息，明确护理人员和老人之间的关系。

2. 介绍：得体、恰当地称呼老人，建立信任关系。

大方得体正式的自我介绍（姓名、职位、职责）。

告知老人本次操作的原因、目的，争取老人的配合。

三、观察表现，主动询问老年人，评估老人进食习惯。

鼓励有自理能力的老人自己进餐。

护理人员与老年人接触，耐心、细致、态度和蔼的询问交流，获得相关情况。

例如：经常吃什么，吃的频率如何；自身能否控制；吃完后有什么不良反应。本任务中，王奶奶爱吃肉类等食物，并且每天都要吃肉，但吃完后身体会出现不适，如恶心、腹痛等。

四、提出指导性建议

根据老年人饮食的状况评估后分析判断、提出改善意见。

肉类等食物中含有大量的饱和性脂肪酸和胆固醇，老年人患有高脂血症很多年，血管存在硬化、狭窄等现象，王奶奶每天都要吃肉，进食过于频繁，自身机体无法代谢，会导致脂类物质在血管内沉积，加重病情。肉类物质的肌肉纤维对于患有胃溃疡的老年人来说难以消化，长时间进食会导致胃溃疡加重，痛感增强，从而导致反复就医。

1. 减少肉类等高脂肪含量的食物进入。

2. 减少高脂性物质的进餐次数，必要时可以使用低脂或脱脂食物。

五、整理物品并观察记录

记录老年人的表现和主述，不良的饮食习惯、饮食结构、原因、改善意见和老年人的反应等；记录报告，及时上报给医护人员并及时做好进一步检查。

必备知识

自理老年人的饮食照护

1. 老年人饮食习惯

饮食习惯是指人们对食品和饮品的偏好。其中包括对饮食材料与烹调方法以及烹调风味及佐料的偏好。

2. 老年人常见的不良饮食习惯

不良饮食习惯是指在饮食上存在不科学、不规律、不合理的膳食习惯。不良的饮食习惯长期下来，可能会造成肥胖、营养失调或是面部长满红刺，更可能埋下乙肝或高血压、心脏病等心血管疾病的隐患。常见的不良饮食习惯如下。

（1）多吃少餐：大量进食后，胃肠为了完成消化吸收任务不得不增加血液供给，这样大量的血液流向消化道，增加胃肠道负担，并且外周组织和大脑的供血就会相应减少，特别是大脑，它不能储存能量，所以一旦缺血缺氧，能量代谢就会发生障碍，直接影响到脑功能的正常发挥，使人感到困倦。新近的研究资料还显示，若长期饮食过饱，可加速脑动脉硬化，容易引起老年性痴呆。

(2)进食过快:"狼吞虎咽"的进食方式会加重肠胃负担,导致肥胖。进食速度过快,食物未充分咀嚼,不利于食物和唾液淀粉酶的初步消化,从而会加重肠胃负担,长此以往,会形成胃部疾病。

(3)饮食过咸:老年人由于味觉退化,都很喜欢吃各种腌制的食品,比如说腌肉、熏鱼等。但常吃这些食物,不但增加了盐的摄入量,而且腌制食品中含有较多的亚硝酸盐,会增加患癌症的几率。

(4)水果当饭吃:长期把水果当做饭来吃,会造成人体缺乏蛋白质等物质,造成营养失衡,甚至引发疾病。

(5)偏食:容易造成维生素缺乏,缺乏任何一种维生素,都会影响身体的健康和疾病的康复,还会导致某些营养素的摄入不足或过量,造成体质虚弱、抵抗力差等。

(6)嗜烟嗜酒:烟草成分及燃烧的烟雾中有3,4-苯并芘、砷、亚硝胺和一氧化碳等多种致癌和促癌物质。饮酒与口腔癌、咽喉癌、食管癌和结肠癌的发病相关,与胃癌和肝癌的发生也关系密切。

(7)过食油腻食物:由于血液中的血脂偏高,从而导致血液的流速下降,供氧功能降低,而心脏也会代偿性地增加收缩力。这时人不但容易困倦,而且稍一剧烈活动还会增加心脏负荷从而加重疲劳感。

(8)习惯吃剩菜、隔夜菜:这些食物中维生素等营养成分已被破坏,并且还会产生毒素,损害人体健康。

(9)喜食精粮:由于精细加工,精粮损失了麸皮(小麦)、米糠(谷物),从而损失了其中的大量B族维生素以及可常溶性和非可溶性纤维素等营养物质。缺少这些营养素容易患很多慢性退行性病症等,如便秘、结肠癌、神经衰弱、贫血、糖尿病甚至心脑血管疾病、脚气病,等等。

3. 影响老年人饮食习惯的原因
(1)生理因素
(2)心理因素
(3)疾病等原因
(4)家庭、社会原因

4. 指导老年人改变不良的饮食习惯的指导性建议

饮食习惯对人体健康有很大影响,良好的饮食习惯,是保证健康的重要措施。照护员应根据老人的不良饮食习惯提出指导意见。

(1)少吃多餐:减少每次的吃饭量,增加一天当中的吃饭次数。可使肠胃负担减轻。

(2)细嚼慢咽:细嚼的食物经过胃肠不但好消化吸收,而且在细嚼时口腔唾液分泌量增加,进到胃时,可产生一种膜,对胃有一定的保护作用。

(3)丰富饮食结构:多吃谷类、蔬菜、水果等食物。因为谷物含淀粉丰富,而蔬菜和水果含有大量膳食纤维,利于人体健康。如:薯类、韭菜、芹菜、卷心菜、番茄、萝卜、黄瓜、苹果、梨、菠萝等。保证每日的蛋白质供应量。建议食用牛肉、鱼肉、鸡肉等。进食量与消耗的热量要均衡,少盐少糖,饮食不偏好口味,以清淡为主。

拓展训练

刘爷爷，55岁，脑出血后昏迷，治疗后其意识恢复，出现左侧肢体偏瘫和左侧口唇歪斜症状，吃饭时易掉落食物和流口水。照护员小王负责刘爷爷每日的饮食和饮食指导工作。

请问：

1. 小王如何评估刘爷爷吞咽能力？

2. 如何照护刘爷爷饮食？

3. 在给刘爷爷进行饮食指导时可能会出现哪些问题？小王如何应对？

请同学们分组讨论、分析，并以小组为单位展示讨论结果，或角色扮演评估过程。

推荐阅读

1. 中国营养学会. 中国居民膳食指南. 拉萨：西藏人民出版社，2012

2. 李铎. 食品营养学. 北京：化学工业出版社，2011

任务四
吞咽障碍老年人进食照护

学习目标

知识目标：明确吞咽功能障碍的原因和表现。

掌握吞咽障碍的原因。

能力目标：能正确识别出老人吞咽障碍的基本原因。

工作任务描述

王奶奶，80岁，退休工人，两年前因食管癌手术治疗，术后医生嘱咐因食管缩小，饮食一定要注意，多吃流质或半流质的饮食。由于家人工作较忙，无暇照顾老人，将其转至养老院疗养，小张作为照护员，负责管理王奶奶的日常饮食，在日常照护过程中小张发现，王奶奶最近饭量明显减少，每顿饭吃得都不多，且身体日渐消瘦，并总是唉声叹气。

问题思考：

1. 王奶奶吞咽功能如何？

2. 照护员小张怎样识别王奶奶状态？

3. 如何观察、完成王奶奶的饮食照护工作？

工作任务分解与实施

一、操作前准备

1. 照护者自身准备：具备老人饮食照护相关专业知识；着装得体大方，洗净双手。

2. 物品准备：记录笔一支，记录单一份。

3. 老人及准备：协助老人在居住环境内取舒适体位。

4. 环境准备：环境宽敞明亮，温湿度适宜，无异味，必要时室内通风换气。

二、沟通

1. 确定信息：确定老人的个人信息，明确护理人员和老人之间的关系。

2. 介绍：得体、恰当地称呼老人，建立信任关系。

大方得体正式的自我介绍(姓名、职位、职责)。

告知老人本次操作的原因、目的,争取老人的配合。

三、观察表现

放在第一行:尽量维持进餐有困难老年人自己进餐的能力,如用自制餐具等;

观察发现老年人的进食、饮水的速度,有无呛咳、吞咽障碍引起的停顿等表现。

四、主动询问老年人

五、判断原因

根据老年人的表现,有无吞咽困难、呛咳等情况出现,判断老年人目前上消化道状况。

六、整理物品并观察记录

记录老年人的表现和主诉;记录报告及时上报给医护人员并及时做好进一步检查。

必备知识

吞咽障碍的老年人饮食照护

1. 吞咽障碍的概述

吞咽障碍是指由多种原因引起的、可发生于不同部位的吞咽时咽下困难。吞咽障碍可影响摄食及营养吸收,还可导致食物误吸入气管导致吸入性肺炎,严重者危及生命。

2. 吞咽过程评价

(1)口腔功能:仔细观察口部开合、口唇闭锁、舌部运动、有无流涎、软腭上抬、吞咽反射、呕吐反射、牙齿状态、口腔卫生、构音、发声(开鼻声:软腭麻痹;湿性嘶哑:声带上部有唾液等残留)、口腔内知觉、味觉、随意性咳嗽等。

(2)吞咽功能:在床边可进行的测试有以下两种:①"反复唾液吞咽测试":被检查者采取坐位,卧床时采取放松体位。检查者将手指放在被检查者的喉结及舌骨处,让其尽量快速反复吞咽,观察30秒内喉结及舌骨随着吞咽运动越过手指,向前上方移动再复位的次数。高龄患者做3次即可。②"饮水试验":让患者喝下一茶匙水,如无问题,嘱患者取坐位,将30 mL温水一口咽下,记录饮水情况,Ⅰ.可一口喝完,无噎呛;Ⅱ.分两次以上喝完,无噎呛;Ⅲ.能一次喝完,但有噎呛;Ⅳ.分两次以上喝完,且有噎呛;Ⅴ.常常呛住,难以全部喝完。情况Ⅰ,若5秒内喝完,为正常;超过5秒,则可疑有吞咽障碍;情况Ⅱ也为可疑;情况Ⅲ、Ⅳ、Ⅴ则确定有吞咽障碍。

人体正常的吞咽过程一般分为先行期、准备期、口腔期、咽部期和食管期。可通过对各个时期的观察来判断吞咽功能。

(1)先行期:意识状态、有无高级脑功能障碍影响食欲。

（2）准备相：开口、闭唇、摄食、食物从口中洒落、舌部运动（前后、上下、左右）、下颌（上下、旋转）、咀嚼运动、进食方式变化。

（3）口腔相：吞送（量、方式、所需时间）、口腔内残留。

（4）咽部相：喉部运动、噎食、咽部不适感、咽部残留感、声音变化、痰量有无增加。

（5）食管相：胸口憋闷、吞入食物逆流。

3. 吞咽障碍常见的原因

（1）精神心理因素：老年人一般情况下精神差、情绪不佳，食物不合胃口等，都会影响老人正常进食和吞咽。

（2）体位因素：有利于吞咽的体位是端坐位、半坐位，其次是侧卧位，容易引起吞咽者障碍的体位是平卧位。

（3）生理性因素：老年口腔功能随年龄增大而逐渐退化，无法吞咽质地较硬或黏稠的食物。

（4）各种疾病：①口咽部疾病，如口炎、咽炎、咽后壁脓肿、咽肿瘤等；②食管疾病，如食管炎、食管瘢痕性狭窄、食管癌、贲门失弛缓症等；③神经肌肉病，如各种原因引起的延髓性麻痹、重症肌无力、多发性肌炎等；④全身性疾病：狂犬病、肉毒素中毒、破伤风等；⑤精神性疾病，如癔症等。

4. 吞咽功能障碍分级

表 5-4-1　吞咽功能障碍分级

分级	表现
1 级：唾液误咽	患者吞咽时存在明显的吞咽困难或不能吞咽，连唾液都产生误咽。吞咽时伴有严重的误吸，无咳嗽反射存在，患者需进行持续的静脉营养。由于误咽以保证患者的生命稳定性，并发症的发生率很高。此类患者不适合做吞咽功能训练。
2 级：食物误咽	患者伴有严重的咽部残留，不能清除口腔内食团，导致食团漏出或滞留，吞咽食物时易误吸，但不伴有咳嗽反射，改变食物形态无作用。为保证营养，患者可给予辅助或部分经口营养代偿。
3 级：水的误咽	有水的误咽，使用误咽防止法也不能控制，改变食物形态有一定的效果，吃饭时刻能咽下食物，但伴有口、咽部食物残留，经提示或帮助后可清除，存在咳嗽反射，但反射程度轻微，患者多数情况下仍需静脉营养，可进行相关的直接吞咽训练。
4 级：机会误咽	采用一般的方法摄食，吞咽存在误咽，通过调整进食体位、姿势或每口摄入量等可防止误吸的发生，口、咽部存在食物残留，经提示或帮助下可及时清除，误吸时可存在咳嗽反射。可进行相关的吞咽训练。
5 级：口腔问题	吞咽准备期和口腔期存在中度或重度障碍，患者咀嚼功能减弱，饮食时间延长，口腔内存在残留食物，可自行吞咽。摄食吞咽进需他人的揭示或者监视，没有误咽。

分级	表现
6级：轻度问题	摄食咽下有轻度问题，摄食时有必要改变食物的形态，如因咀嚼不充分需要吃软食，但是口腔残留得很少，不误咽。一般不需要进行吞咽功能训练。
7级：正常范围	患者能正常进食，整个吞咽过程正常，无需任何代偿策略或延长进食时间。

5. 识别老人吞咽障碍的方法

了解老年人进食、进水困难的表现后，通过恰当的方法识别生活中老年人进食、进水困难的原因，以下介绍常用的识别方法。

①观察老年人进食、进水的表现

识别老年人进食、进水困难的基本原因，首先应观察老年人的异常表现，老年人是仅为不愿进食、进水，还是仅将食物或水含在嘴里；是否伴有无法与老年人沟通现象；出现呛咳或吞咽困难，经变换体位后是否可消除；是仅咀嚼困难，还是吞咽困难；咀嚼或吞咽何种食物困难、呛咳，饮水是否呛咳等。

②询问老年人进食、进水的情况

询问老年人"不喜欢这些食物吗?""有什么不顺心的事情吗?""吃东西呛，还是喝水呛? 还是吃东西喝水都呛?""吃馒头、油条费力吗? 还是吃蛋糕、面包也费力?""什么体位时呛? 坐起来后喝水还呛吗?""吃东西时有什么不舒服吗? 疼吗?"通过询问老年人，以获得老年人的主诉，了解老年人饮食、饮水的情况。

③判断原因

依据老年人的表现和主诉(见表5-4-2)，判断老年人进食、进水困难的表现及原因。

表5-4-2 老年人进食、进水困难的表现及原因

老年人表现	老年人主诉	基本原因
不愿进食、进水，精神、情绪不佳	烦闷、不开心、没心情	精神、心理因素抑郁症
不愿进食、进水，无精神、情绪不佳	不爱吃或不爱喝	食物不合胃口
仰卧位吞咽困难、呛咳，变为侧卧位、端坐位或半坐位后症状消失	无不良主诉	与体位有关
仅将食物或水含在嘴里，且伴有无法与老年人沟通情况	无主诉，无法正常回答问题	痴呆
仅有咀嚼困难	咀嚼馒头、油条太费力了，咀嚼面包、蛋糕会好些	牙齿松动或稀疏

续表

老年人表现	老年人主诉	基本原因
咀嚼、吞咽困难	嚼东西时口腔内疼，或咽东西时咽部疼	口咽部疾病
咀嚼顺利，有吞咽困难，吞咽时有停顿、不顺畅	吞咽食物过程中某部位有异物感：有东西粘住了，咽的东西停住了，有东西挡住了，咽的东西觉得下不去	食管疾病
吞咽困难，或饮水呛咳，或伴有流涎	言语不清或未诉其他不适，进食时吞咽困难或仅为饮水呛咳等	神经、肌肉疾病全身性疾病

6. 老年人吞咽障碍的观察要点

(1)老年人进食量是否减少。

(2)老年人进食过程中是否有呛咳、下咽费力及将食物含在口中不下咽的情况。

(3)进食后老年人出现流涎、食物反流。

7. 吞咽障碍的老人引起的问题

吸入性肺炎、窒息、营养不良、脱水、心理障碍等。

拓展训练

刘爷爷，55岁，脑出血后昏迷，治疗后其意识恢复，出现左侧肢体偏瘫和左侧口唇歪斜症状，吃饭时易掉落食物和流口水。照护员小王负责刘爷爷每日的饮食和饮食指导工作。

请问：

1. 小王如何评估刘爷爷吞咽能力？

2. 如何照护刘爷爷饮食？

3. 在给刘爷爷进行饮食指导时可能会出现哪些问题？小王如何应对？

请同学们分组讨论、分析，并以小组为单位展示讨论结果，或角色扮演评估过程。

推荐阅读

1. 窦祖林. 吞咽障碍评估与治疗. 北京：人民卫生出版社，2009

2. 曾西 等. 实用吞咽障碍治疗技术. 北京：人民卫生出版社，2014

3. 尚克中，程项升. 吞咽障碍诊疗学. 北京：人民卫生出版社，2005

任务五
失能老年人进食照护

学习目标

知识目标： 明确失能老人的进食特点。
了解失能老人进食时的观察要点。
能力目标： 能正确协助失能老人完成进食照护。

工作任务描述

王奶奶，80岁，退休工人，2年前因车祸导致颈椎骨折脱位，造成全身瘫痪在床，肢体无任何运动和感觉。由于家人工作较忙，无暇照顾老人，将其转至养老院疗养。小张作为照护员，负责管理王奶奶的日常饮食。

问题思考：

1. 王奶奶失能状态如何？

2. 如何评估王奶奶的日常饮食？

3. 如何完成王奶奶的饮食照护工作？

工作任务分解与实施

一、操作前准备

1. 照护者自身准备：具备老人饮食照护相关专业知识；着装得体大方，洗净双手。

2. 物品准备：根据老年人身体状况，选择合适的进食餐具，如：碗、筷、汤勺等，食物、毛巾或治疗巾、手帕或纸巾、进餐时所需要的餐桌、清洁口腔的用品等。

3. 老人及准备：照护人员询问老人二便情况，根据需要，在饮食照护前排净大小便，洗净老人双手，如需佩戴义齿，在进餐前佩戴好，必要时协助老人完成餐前药物的食用。

4. 环境准备：环境宽敞明亮，温湿度适宜，无异味，必要时室内通风换气。

二、沟通

1. 确定信息：确定老人的个人信息，明确护理人员和老人之间的关系。

2. 介绍：得体、恰当地称呼老人，建立信任关系。

大方得体正式的自我介绍（姓名、职位、职责）。

告知老人本次操作的原因、目的，征求老人的配合；说明此次进食的时间和次数，询问老人是否有特殊的要求。

三、摆放正确的进食体位

根据老年人失能的状况，选择合适的进食体位，具体操作见项目一。

四、协助老人完成进食操作

对于完全失能的老人，由照护员进行喂饭。进食前照护员用手背感受食物温度，以温热但不烫手为宜。在进食过程中，使用汤勺完成。如食物为固态，每次汤勺量 1/3 为宜，如食物为液态或半液态，每次汤勺盛取量以 1/2～2/3 为宜。进食时观察老人进食速度和反应，等老人吞咽结束后再进行下一勺喂饭。

五、整理物品并观察记录

进食结束后，照护员协助老人漱口，并用毛巾或纸巾擦拭口唇周围，并嘱咐老人进餐结束半小时之内不要平卧，应保持进餐体位 30 分钟后再平躺。带有义齿的老人在进餐结束后需取下义齿进行清洁。整理和清洁床单，让老人取舒适卧位。

流动水清洗餐具，必要时进行消毒处理。

观察老人进餐前、中、后的反映，并做好记录。

必备知识

失能老年人的饮食照护

1. **老年人的饮食结构**

食物和水分是人类生存和发展的物质基础。通过食物可以向人类提供必备的营养成分，为人体生长发育和维持生理功能，提供必需的营养素和热能。老年人由于咀嚼能力和消化功能下降，对营养成分的吸收相对减少，从而严重影响其营养状况和健康状况，营养状况差者，健康状况相应较差，营养状况良者，健康状况相应较好。因此老年人的膳食结构应更加合理化和多元化。

2. **饮食结构中总热能的计算**

饮食中含有大量的热能，碳水化合物、脂肪、蛋白质等营养成分都可以经过人体转化转变为热能，供应人体需求。一般情况下，老年人全天的热能供应应在 3000 kcal 左右。且碳水化合物、脂肪、蛋白质比例应保证稳定和适度。一般情况下，碳水化合物占总热量 50%～60%，饮食中脂肪提供的热量占总热能的 25%～30%，蛋白质所供热能占总热量的 15%～20%，其中动物蛋白质占 1/3～1/2，主食含蛋白质约为 8%～10%。

在确定老人的饮食结构中,饮食比例和热量供应是否适中,根据老人的体重进行科学估算。

男性:标准体重(kg)=[身高(cm)-100]×0.9

女性:标准体重(kg)=[身高(cm)-105]×0.92

3. 协助失能老人进食时的观察要点

(1)进食的时间、频次和总量

根据老人的生活习惯,安排合理的进食时间。一般情况下,早餐进食时间为:上午6~7点;午餐进食时间为:中午11~12点;晚餐进食时间为:下午5~7点。必要时,可根据老人情况适度调整。

进食频率:老人一般情况下是一日三餐,保证人体生理功能运行时能量和营养素的摄入。必要时,为了适应肝脏肝糖原储备的减少或消化道消化吸收能力的降低等问题,可在正常进食的中间时间段,补充一些糕点、牛奶、饮料等食物。

进食的总量:每天进食应根据上午、下午、晚上的活动量均衡地分配到一日三餐中。主食"宜粗不宜细":老年人每日进食谷类200 g左右,并适当地增加粗粮的比例。蛋白质宜"精":每日由蛋白质供给热量的13%~15%;可按每千克体重1~1.5 g供给。脂肪宜"少":老年人应将由脂肪供给的热量控制在20%~25%。每日用烹调油以植物油为主。但是,脂肪也不能过少,否则会影响脂溶性维生素的吸收。维生素和无机盐应"充足"。老年人要多吃新鲜瓜果、绿叶蔬菜,每天不少于300 g,这是维生素和无机盐的主要来源。适宜的进食量有利于维持正常的代谢活动,增强机体的免疫力,提高防病抗病能力。

(2)进食的速度

老人由于机能下降,其进食过程应该放缓,尽量保证老人的细嚼慢咽,有利于食物的消化吸收,同时避免进食时危险情况的发生。

(3)进食时食物的温度

由于老人唾液腺等口腔腺液分泌的减少,口腔黏膜的抵抗力降低等原因,其进食食物温度不可过高或过冷,食物应以温热但不烫嘴为宜。

4. 失能老人进食照护中的注意事项

(1)食物温度必须适宜。不可过高或过低,以免引起身体不适。

(2)进餐后老人不可立即平卧,需保持进餐体位半小时。

(3)对于存在咀嚼障碍的老人,食物必须碾磨细致,减少胃肠道负担。

(4)老人在进食过程中如出现意外情况,需立刻急救,并通知医护人员和家属。

拓展训练

刘爷爷,55岁,脑出血后昏迷,治疗后其意识恢复,但仍无自理能力,长期卧床。照护员小王负责刘爷爷每日的饮食和饮食指导工作。

请问:

1. 小王应如何评估刘爷爷的状态,确定饮食?

2. 如何照护刘爷爷饮食？

3. 在给刘爷爷进行饮食指导时可能会出现哪些问题？小王应如何应对？

请同学们分组讨论、分析，并以小组为单位展示讨论结果，或角色扮演评估过程。

 推荐阅读

白继荣. 护理学基础. 北京：中国协和医科大学出版社，2012

任务六
慢性病老年人饮食指导

学习目标

知识目标： 明确慢性病老年人的饮食指导。
了解慢性病老年人饮食的特点。
熟悉慢性病老年人饮食指导的基本要求。

能力目标： 能正确完成对慢性病老年人的饮食指导。
能快速、熟练地为带有鼻饲管的老人进行鼻饲喂饭照护。

工作任务描述

李奶奶，75岁，退休工人，患有糖尿病15年余，长期服用降糖药物，医生嘱咐日常生活中需给予糖尿病饮食。老人常年空腹血糖浓度控制在5～6mol/L，由于家人工作较忙，无暇照顾老人，将其转至养老院疗养，小张作为照护员，照顾李奶奶的每日进食工作。

问题思考：

1. 李奶奶血糖浓度控制得如何？
2. 如何评估李奶奶的日常糖尿病饮食？
3. 如何完成李奶奶的饮食指导工作？

工作任务分解与实施

一、操作前准备

1. 照护者自身准备：具备老人饮食照护相关专业知识；着装得体大方，洗净双手。

2. 物品准备：根据老年人身体状况选择合适的糖尿病饮食菜谱、毛巾、水杯、温水、记录单等

3. 老人及准备：照护人员询问老人二便情况，根据需要在饮食照护前排净大小便，洗净老人双手。

4. 环境准备：环境宽敞明亮，温湿度适宜，无异味，必要时室内通风换气。

二、沟通

1. 确定信息：确定老人的个人信息，明确护理人员和老人之间的关系。
2. 介绍：得体、恰当地称呼老人，建立信任关系。
大方得体正式的自我介绍（姓名、职位、职责）。
告知老人本次操作的原因、目的，争取老人的配合。

三、转抄核对信息

1. 接到老年人的治疗性饮食单，转抄饮食单上的内容至饭单上去，认真核对信息准确无误。饮食单上必须包括：老年人所在的病区、房间、床号、姓名和具体的饮食种类等，将饮食单交给相应的准备饮食的部门，准备好后及时领取食物。

2. 食物领取到之后再次核对信息，确定饮食和老年人的信息之间是匹配的，按照正常的饮食时间发放饮食。

四、整理物品并观察记录

在饮食单上记录老人的饮食情况。

必备知识

一、老年人慢性病

1. 定义：慢性非传染性疾病（简称慢性病）是对一组发病隐匿、潜伏期长、不能自愈或很难自愈疾病的概括性总称。慢性病——常见病、多发病与生活方式有着密切关系、具有"一因多果、一果多因、多因多果、互为因果"的特点，预防和治疗难以分割，需要长期照料。

2. 慢性病的特点
(1)慢病患病率高，知晓率、治愈率、控制率低。
(2)慢性病的并发症发病率高、致残率高、死亡率高。
(3)多是终生性疾病，需要长期管理和照护。
(4)慢性病病因、病情复杂，具有个体化的特点。

3. 慢性病的分类
按照国际疾病系统分类法标准将慢性病分为：
(1)精神行为障碍：老年痴呆、精神分裂症、神经衰弱、神经症（焦虑、抑郁、强迫）
(2)呼吸系统疾病：慢性支气管炎、肺气肿、慢性阻塞性肺病(COPD)
(3)循环系统疾病：高血压、冠心病、脑血管疾病、心肌梗塞死、肺心病等
(4)消化系统疾病：慢性胃炎、消化性溃疡、胰腺炎、胆石症、胆囊炎、脂肪肝、

肝硬化

（5）内分泌、营养代谢疾病：血脂异常、糖尿病、痛风、肥胖、营养缺乏

（6）肌肉骨骼系统和结缔组织疾病：骨关节病、骨质疏松症等

（7）恶性肿瘤：肺癌、肝癌、胃癌、食管癌、结肠癌、子宫癌、前列腺癌、白血病等这些慢性病既可在中老年期（老年前期）发生，也可能在老年期发生。但以老年期更为常见，或变得更为严重。它与老年人的病理性老化，机体免疫功能下降，长期劳损或青中年期患病使体质下降有关。如高血压病、冠心病、糖尿病、恶性肿瘤、痛风、震颤、麻痹、老年性慢性骨关节病、老年性慢性肺气肿、支气管炎、肺源性心脏病、老年性白内障、老年骨质疏松症等。

二、慢性病老年人的饮食指导

1. 治疗性饮食定义

是指在基本饮食的基础上，根据病情的需求，适当地调整总热量和某些营养素，以达到治疗目的的饮食。

2. 治疗性饮食目的

在基本饮食的基础上，通过增加或减少某些营养素，促进老年人慢性病的康复，延缓疾病的发展，减少并发症的发生等。

3. 治疗性饮食的适应症

患有某些疾病需要调整饮食结构和饮食比例的老年人，例如高血压老人、贫血老人等。

4. 治疗性饮食的种类

（1）高热量饮食

高热量饮食是在平常饮食基础上，另外供给高的碳水化合物食品以增加热量。一般在三餐基本饭食以外，可在上下午或晚间各加点心一次。有条件的可采用牛乳、豆浆、藕粉等甜食，另加蛋糕、面包、饼干之类。半流或流质饮食者，可加浓缩食品，如奶油、巧克力等。每日供给总热量3000 kcal左右。高热量饮食适用于有甲状腺功能亢进、高热、胆道疾患等的老年人。

（2）高蛋白饮食

蛋白质是人体必需的营养物质，在日常生活中需要注重高蛋白质食物的摄入。高蛋白质的食物，一类是奶、畜肉、禽肉、蛋类、鱼、虾等动物蛋白；另一类是大豆、黄豆、大青豆和黑豆等豆类，芝麻、瓜子、核桃、杏仁、松子等干果类的植物蛋白。由于动物蛋白质所含氨基酸的种类和比例较符合人体需要，所以动物性蛋白质比植物性蛋白质营养价值高。在基本饮食基础上增加含蛋白质丰富的食物，蛋白质供给每日每千克体重 2 g，但总量不超过 120 g，总热量 2500 kcal～3000 kcal。高蛋白饮食适用于慢性消耗性疾病、严重贫血、肾病综合征或处于癌症晚期等的老年人。

（3）低蛋白饮食

每日饮食中的蛋白质不超过 30 g～40 g，应多补充蔬菜和含糖高的食物，维持正常热量。在限量范围内要求适当选用优质蛋白，如牛奶、鸡蛋、瘦肉等。可以素食为主，

一般不采用蛋白质含量丰富的食品，例如鸡肉、鸡蛋、瘦肉、鲜鱼肉和豆制品。原因是蛋白质饮食中含氮量高，有高氮质血症的人应少用或不用，例如急性肾炎患者在明显水肿、尿量少时，应选用低蛋白质饮食，以利于减轻肾脏工作，防止尿毒症的发生，促使肾功能恢复。低蛋白饮食适用于限制蛋白质摄入者，如患有急性肾炎、尿毒症、肝性昏迷等的老年人。

（4）高纤维素饮食

含高纤维素食物不仅可以帮助排除身体里的有害物质和废物，还可以减肥，使我们的身体变得更加健康。现代医学和营养学经研究确认了食物纤维可与传统的六大营养素并列称为"第七营养素"。传统富含纤维素的食物有麦麸、玉米、糙米、大豆、燕麦、荞麦、茭白、芹菜、苦瓜、水果等。高纤维素饮食适用于患有便秘、肥胖症、高脂血症、糖尿病、心血管疾病等的老年人。

（5）低纤维素（少渣）饮食

吃含纤维少的饮食，且少油，忌油煎食物。低纤维素饮食适用于腹泻的老年人。

（6）低盐饮食

每日可用食盐不超过 2 g（含钠 0.8 g），但不包括食物内自然存在的氯化钠。低盐饮食适用于患有心脏病、肾脏病（急性、慢性肾炎）、肝硬化（有腹水）、重度高血压但水肿较轻等的老年人。

（7）低脂肪饮食

低脂肪的食物：豆汁、绿豆芽、土豆、山药、胡萝卜、油菜、芹菜、大葱、菜花、冬瓜、黄瓜、茄子、海带、蘑菇、番茄、豆腐、粉丝、木耳、青菜等。含胆固醇高的食物：动物内脏、动物脑髓、脊髓、内脏、蛋黄（每只鸡蛋蛋黄含 250～300 mg 胆固醇）。高脂食物：肥肉、动物油、奶油、花生。在低脂肪饮食中，少使用油，禁食用肥肉、蛋黄等含有大量胆固醇的食物。动脉硬化的老年人每日脂肪的摄入不得超过 40 g。低脂肪饮食适用于：肝胆疾病和胰腺功能不全的老年人；高血压、高血脂、动脉硬化、冠心病等的老年人；腹泻、痢疾恢复期的老年人；体重过大或者急需减肥的老年人。

（8）低胆固醇饮食

膳食中胆固醇的含量应每日在 300 mg 以下。含低量胆固醇的食物有：瘦肉、兔肉、黄鱼、带鱼、去皮鸡肉、鲤鱼、鳝丝、方火腿、白鱼、海蜇皮、牛奶、海参等。适用对象：心血管疾病的病人、高脂蛋白血症病人、高胆固醇血症和肝胆病病人。

（9）无盐、低钠饮食

无盐饮食：食物内在自然状态下含有的钠量以外，不放置任何食盐的食物。

低钠饮食：即除了无盐外，还必须控制食物中自然状态下含有的钠量。每天饮食中的钠含量必须控制在 0.5 g 以下，同时禁用腌制食品和药物。钠含量较多的食物有：面包和面包卷、冷盘和腌肉或火腿、比萨、新鲜加工的禽肉、甜汤、三明治如芝士汉堡、奶酪、意大利面、肉类混合菜肴和零食（薯片、饼干、爆米花等）。无盐、低钠饮食适用于慢性心脏病、肾脏疾病、肝硬化或中度高血压的老年人。

5. 合理的饮食结构

合理膳食的结构原则

(1)保持热量均衡分配,饥饱不宜过度,不要偏食,切忌暴饮暴食或塞饱式进餐,改变晚餐丰盛和入睡前吃夜宵的习惯。

(2)主食应以谷类为主,粗细搭配,粗粮中可适量增加玉米、莜面、燕麦等成分,保持碳水化合物供热量占总热量的55%以上。

(3)增加豆类食品,提高蛋白质利用率,以干豆计算,平均每日应摄入30 g以上,或豆腐干45 g或豆腐75 g～150 g。

(4)在动物性食物的结构中,增加含脂肪酸较低而蛋白质较高的动物性食物,如鱼、禽、瘦肉等,减少陆生动物脂肪,最终使动物性蛋白质的摄入量占每日蛋白总摄入量的20%,每日总脂肪供热量不超过总热量的30%。

(5)食用油保持以植物油为主,每人每日用量以25 g～30 g为宜。

(6)膳食成分中应减少饱和脂肪酸,增加不饱和脂肪酸(以人造奶油代替黄油,以脱脂奶代替全脂奶),使饱和脂肪酸供热量不超过总热量的10%,单不饱和脂肪酸占总热量的10%～15%,多不饱和脂肪酸占总热量的7%～10%。

(7)提高多不饱和脂肪酸与饱和脂肪酸的比值。西方膳食推荐方案应达到的比值为0.5～0.7,我国传统膳食中因脂肪含量低,多不饱和脂肪酸与饱和脂肪酸的比值一般在1以上。

(8)膳食中胆固醇含量不宜超过每日300 mg。

(9)保证每人每日摄入400 g以上的新鲜水果及蔬菜,并注意增加深色或绿色蔬菜比例。

(10)减少精制米、面、糖果、甜糕点的摄入,以防摄入热量过多。

(11)膳食成分中应含有足够的维生素、矿物质、植物纤维及微量元素,但应适当减少食盐摄入量。

(12)少饮酒,最好不饮。

(13)少饮含糖多的饮料,多喝茶;咖啡可刺激胃液分泌并增进食欲,不宜多饮。

6. 慢性病老年人饮食指导注意事项

(1)认真核对饮食单和发饭单。

(2)发放和指导慢性病老人饮食时认真核对各项信息。

(3)流质性饮食要注意卫生,防止污染。

(4)奶类等食物要注意保温。

 拓展训练

刘爷爷,55岁,入住养老公寓。患有高血压10余年,长期口服降压药,其血压基本维持在140/90 mmHg水平,照护员小王负责刘爷爷每日的饮食指导工作。

请问:

1. 小王应如何评估刘爷爷是否需要相应的治疗性饮食?

2. 如何为刘爷爷选择合适的治疗性饮食？

3. 在给刘爷爷进行饮食指导时可能会出现哪些问题？小王应如何应对？

请同学们分组讨论、分析，并以小组为单位展示讨论结果，或角色扮演评估过程。

 推荐阅读

1. 杨荣森. 慢性病的饮食处方. 北京：北京出版社，2006

2. 于珥美. 营养学基础. 北京：科学出版社，2008

3. 白继荣. 护理学基础. 北京：中国协和医科大学出版社，2006

任务七

管饲老年人的照护

 学习目标

知识目标： 具有正确的老人鼻饲喂饭概念。

熟悉老人鼻饲喂饭照护的基本要求。

能力目标： 能正确评估老人鼻饲管状况。

能快速、熟练地为带有鼻饲管的老人进行鼻饲喂饭照护。

工作任务描述

李奶奶，75岁，两年前因食管癌手术治疗，治疗后由于食管管道狭窄，不能正常经口进食，医生诊断后给予其胃管插入，嘱以后进食进行鼻饲喂饭。由于家人不懂照护工作，将其转至养老院护理，小张作为照护员负责照顾李奶奶的每日进食工作。

问题思考：

1. 李奶奶鼻饲饮食对食物有无特殊要求？

2. 如何检查李奶奶鼻饲管是否正常？

3. 如何完成李奶奶的鼻饲喂饭操作？

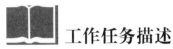 **工作任务分解与实施**

一、操作前准备

1. 照护者自身准备：具备老人饮食照护相关专业知识；着装得体大方，洗净双手。

2. 物品准备：根据老年人身体状况选择合适的鼻饲液、鼻饲注射器、毛巾、水杯、温水、记录单等。

3. 老人及准备：照护人员询问老人二便情况，根据需要在饮食照护前排净大小便，洗净老人双手。

4. 环境准备：环境宽敞明亮，温湿度适宜，无异味，必要时室内通风换气。

二、沟通

1. 确定信息：确定老人的个人信息，明确护理人员和老人之间的关系。
2. 介绍：得体、恰当地称呼老人，建立初步信任关系。

大方得体正式的自我介绍（姓名、职位、职责）。

告知老人本次操作的原因、目的，征求老人的配合。

对不能有效沟通的老人进行房间号、床号、床头卡姓名、鼻饲种类和量的反复核对。

三、老人体位的摆放

1. 根据老人身体机能状况选择合适的体位。（见任务一）；
2. 在老人颌下垫毛巾或治疗巾。

> **小贴士：**
> 为老年人进行鼻饲喂饭操作时，老人不可采取站立位和俯卧位。

四、检查鼻饲管

1. 检查鼻饲管一般情况：检查鼻饲管固定是否良好；是否存在弯折等现象；检查胃管插入的长度是否和标记一致；检查鼻饲管内是否有残留物；如发现鼻饲管存在脱落、滑脱等情况，应立即通知医护人员。
2. 检查鼻饲管是否在胃内：检查鼻饲液是否注射到胃内。

五、进行鼻饲喂饭

1. 检查鼻饲液温度：以 38℃～40℃鼻饲液为宜，照护员感受温度：以不烫，感到温热为宜（腕部）；将少量鼻饲液滴于腕部，检查鼻饲液温度。
2. 鼻饲注射器抽取 20 毫升温开水，打开鼻饲管末端帽盖，将温开水缓慢地注入鼻饲管内，观察老人变化，起到润湿鼻饲管壁、刺激胃液分泌的作用。
3. 护理人员抽取鼻饲液，每次 50 mL/管，打开帽盖，缓慢注入鼻饲管内，推注速度为 10 mL/min～13 mL/min。推注结束后盖好帽盖。
4. 反复推注几次，总的推注的鼻饲液不应超过 200 mL，总的推注时间以 15 min～20 min 为宜，两次鼻饲喂饭相隔时间不得少于 2 小时。
5. 鼻饲液注射结束后，护理人员再用注射器抽取 30 mL～50 mL 温开水缓慢注入鼻饲管内，冲洗残留在管壁内的鼻饲液，防止鼻饲管堵塞，盖好鼻饲管帽盖。
6. 保持老人床头高度 30 分钟后再回复平卧位。

六、整理物品并记录

1. 整理老人：撤去毛巾或治疗巾，整理床单。
2. 清洁物品：流动水下冲洗鼻饲注射器，开水浸泡消毒。
3. 观察记录：记录鼻饲时间和鼻饲量，观察记录老人鼻饲前中后的表现，是否有恶心、腹痛、腹胀等情况出现。

必备知识

一、老人鼻饲喂饭饮食照护

1. 定义

鼻饲是将胃管(或硅胶管)经一侧鼻腔插入胃内，从管内灌注流质食物、水和药物的方法。

2. 鼻饲喂饭目的

对于不能正常经口进食的老人，要保证其摄入足够的营养、水分、药物等，以维持生命。同时，避免因经口进食，饮水引起的呛咳，误吸入气管、支气管和肺内而致吸入性气管炎、支气管炎和吸入性肺炎等疾病。

3. 鼻饲喂饭照护适应人群

(1)对不能由口进食者，如昏迷，口腔疾患。

(2)因脑血管意外引起的经口进食困难的老年人，进食后出现严重呛咳的老人。

(3)其他原因引起的进食困难。

4. 鼻饲喂饭禁忌症

食道静脉曲张、胃底静脉曲张、食道梗阻的病人。

5. 鼻饲饮食的种类、成分、特点

根据老年人消化能力、身体需要等因素将鼻饲食物分为：混合奶、均匀浆膳、要素饮食三大类。

(1)混合奶：用于鼻饲的流质食物，适用于身体虚弱、消化功能差的老人；混合奶的可用食物包括牛奶、豆浆、熟鸡蛋、浓米汤、肉汤、蔗糖、植物油、食盐等。特点：营养丰富、易消化、吸收。

(2)均匀浆膳：适用于消化功能好的老人；匀浆膳的可用食物包括米饭、米粥、面条、馒头、鸡蛋、鱼、虾、鸡肉、瘦肉、猪肝、蔬菜、油、盐等。特点是营养均衡、富含膳食纤维，口感好，易消化，操作简单。

(3)要素饮食：适用于严重非感染性腹泻、消化不良、慢性消耗性疾病的老人；成分：游离氨基酸、单糖、脂肪酸、维生素、无机盐和微量元素等；特点是无需经过消化过程可直接被肠道吸收和利用。

鼻饲病人需要一个适应过程，开始时鼻饲量应少而清淡，以后逐渐增多。昏迷或较长时间未进食者，第一、二天以混合奶为主，每次 50 mL～100 mL，4 小时喂一次，

如无特殊不适，从第 3 天开始，即可进食匀浆膳。长期进食匀浆膳的病人，每次灌注量包括水在内一般应在 200 mL～400 mL，每日 3～4 次，加水数次，每日总量在 1500 mL～2000 mL。

6. 鼻饲饮食的制作与要求：

(1)鼻饲营养液多是长期昏迷或咀嚼吞咽困难而不能由口腔进食的患者的主要食物，很多患者在家卧床调养。由于食物的特定性状，限制了食品的正常选择，基本采用一些牛奶、豆浆、果汁、米粉之类。这些食品的营养成分有限，不能多方面提供机体所需高蛋白、高热量、高维生素、高纤维素等。要想使鼻饲患者同常人一样广泛饲用各种食品，需要在营养液制备方法上，进行科学合理的配制加工。

(2)配制要求：

①配制应结合病情，根据不同症状，给予不同配方，高热、呼吸道感染、意识障碍、伤口愈合、感染等，都需要优质蛋白质及热量补充。钠、钾、氯、水分，应根据脑水肿及电解质的平衡情况来决定。

②鼻饲营养液要细软无渣滓，配制好后可进行过滤，以避免大块物质堵塞鼻饲管。

③严格注意操作卫生，所有用具(量杯、漏斗、锅、盆和瓶等)，必须洗净消毒再用，并注意手的清洁，防止细菌感染。

④各种奶配制后，不得直接在火上加热，应用热水保温法加热，以免混合奶凝结成块。混合奶配制好后，热时不要加盖，待凉后再盖瓶盖放入冰箱，否则易酸败(哈喇)。

⑤如加酸性果汁或维生素 C 粉剂，必须临灌时再加，因为匀浆膳与酸性物质提前混合，会产生沉淀，蛋白质凝固。

(3)鼻饲饮食要求是精细、温度适宜、无渣、营养齐全、比例合适的流质饮食。注意植物蛋白和动物蛋白的搭配，对维生素和无机盐也应给予适当的补充。食物、餐具和制作时应注意卫生，配制膳食的原料应新鲜，配制好的饮食如果在 24 小时内未食用完就应丢弃。

二、鼻饲喂饭用物

1. 鼻饲管

(1)是通过鼻腔插入到胃内，为不能经口进食的老人提供营养的管道工具。鼻饲管目前多以 PVC 材质或硅胶制成，由管道和盖帽组成。

(2)成人鼻饲管长：100 cm、120 cm，上面标有刻度。

(3)普通胃管每周更换 1 次，硅胶管每月更换 1 次，于晚间末次喂食后，将管快速拔除，同时夹紧管口，以免液体流入气管，次日晨换管由另一侧鼻孔插入。

(4)正常鼻饲管插入深度：45 cm～55 cm；即：相当于病人鼻尖至耳垂到剑突的长度。

2. 鼻饲注射器

(1)将鼻饲饮食推注到鼻饲管内的工具。

(2)注射器在注入食物时，和鼻饲管连接要紧密。

三、检查鼻饲管是否在胃内的方法

1. 用注射器抽出胃液。

2. 将胃管末端浸入水中无气体逸出。如有大量气体逸出，说明误入气管。

3. 用注射器快速从胃管内注入 10 mL～20 mL 空气，同时，将听诊器置于胃部能听到气过水声。

四、鼻饲喂饭操作的注意事项

1. 长期鼻饲患者：早晚口腔护理。

2. 需要吸痰老人：鼻饲前后 30 分钟内禁止吸痰，以免发生误吸和呛咳。

3. 鼻饲用药时，药物需要碾碎，以免发生鼻饲管堵塞。

4. 鼻饲流质应现用现配，未用完的鼻饲饮食放冰箱保留，24 小时内用完，配制的餐具应留意卫生，定期清洁、消毒。

5. 随时观察老人鼻饲管固定处的皮肤。

6. 鼻饲过程中出现胃液深棕色，应立即停止；老人出现恶心等现象，也应立即停止。

五、鼻饲喂饭常见并发症

1. 腹泻：腹泻是最常见的并发症，通常发生于鼻饲开始使用高渗性饮食，胃肠道分泌大量水以稀释溶液的浓度，肠道蠕动加速，易产生腹泻。鼻饲宜采用逐步适应的方法，配合加入抗痉挛和收敛药物可控制腹泻。此外，肠道霉菌感染也可引起腹泻。

2. 恶心呕吐：鼻饲输注的速度过快与量过大易引起恶心、呕吐，可减慢输注速度，液量以递增的方式输入，溶液温度保持在 40℃左右，以减少对胃肠的刺激。

3. 胃潴留：病人因为胃肠蠕动慢，并有输入的营养液潴留于胃肠内，每次输注溶液前先抽吸，以了解胃是否已排空，进食 4 小时后，可从胃管自胃腔抽出食物则提示有胃潴留，需延长输注间隔，可加服胃动力药，促进胃排空。

4. 高血糖与低血糖：高糖血症与大量鼻饲高渗糖饮食有关，由于家属过分强调营养补充，使其配方中呈高糖成分。护理中应正确掌握血糖、尿糖测量方法，以免高血糖加重病情。低糖血症多发生于长期鼻饲饮食而突然停止者，为避免发生低血糖，应缓慢停用要素饮食，或者同时补充其他形式糖分。

5. 脱水：脱水可由腹泻、尿糖或者摄水不足引起，护理中应逐渐增加饮食的浓度与量，并经常监测电解质变化及尿素氮的水平，严格记录病人出入量。

6. 误吸：误吸是较严重的并发症之一，衰弱、年老或昏迷的病人，有食道反流者尤易发生液体饮食反流，吸入气管。护理中应抬高床头 30°，注意鼻饲管输注速度，监测胃潴留量，胃管出口作一标记，吸痰时动作应轻柔，尽量减少刺激。如发生误吸，病人出现呼吸困难等，应立即停止鼻饲，取右侧卧位，头部放低，抽吸胃内容物，防止反流，造成严重后果。

六、鼻饲法出现问题的处理:

1. 胃管脱出 原因:(1)固定不牢,自行脱出或不小心拔出,(2)自行拔除。

处理对策:清醒者做好解释,取得配合;通知医护人员,对意识不清的病人压束制动;发现固定不牢时及时重新固定;更换胃管从另一侧鼻腔重新插入;执行各项操作时动作要轻柔。

2. 胃管的堵塞 原因:(1)鼻饲液未调匀;(2)药丸未经研碎即注入鼻饲管;(3)鼻饲液浓度高、黏稠度高、流速缓慢,黏附于管壁造成堵管。

处理对策:将药物碾碎呈粉状,充分溶解后注入。自配鼻饲液浓度要适当后方可注入。如果在鼻饲的过程中出现堵管,先用温开水加压冲洗导管的方法排除堵塞,如果不能排除堵塞,应拔除胃管,更换新管重新插管。

3. 食物反流 原因:(1)鼻饲管移位,体位不当,(2)患者身体虚弱,吸收不良,胃排空迟缓。

处理对策:(1)确保胃管位置正确,鼻饲前均需检查胃管位置,检查胃管长度,通过观察胃管穿出鼻孔处的标记变化,可以及早发现胃管的移位,发现胃管不在胃内,应拔出重新插入。(2)每次鼻饲量不超过200 mL,间隔时间不少于2小时。

4. 鼻咽部黏膜及胃黏膜的损伤 原因:(1)病人情况差,需要长期鼻饲饮食,胃管放置时间长。(2)注入的食物过热或过冷。(3)频繁插管。

处理对策:(1)对于长期鼻饲的病人应尽量训练其吞咽功能,使其尽早脱离胃管。(2)每次鼻饲量不超过200 mL,间隔时间不少于2小时,温度38℃~40℃。(3)插管动作应轻稳,特别是在通过食管三个狭窄处时(环状软骨水平处、平气管分叉处、食管通过膈肌处),以免损伤食道黏膜。长期鼻饲者,胃管应定期更换,更换鼻孔插管。

拓展训练

刘爷爷,55岁,因脑出血经手术治疗后上下肢无知觉和活动,经诊断确诊为全瘫,因家人没时间照料,现转至养老院照料,照护员小王负责刘爷爷每日的饮食。

请问:

1. 小王应如何评估刘爷爷是否需要进行鼻饲喂饭饮食照护?

2. 如何为刘爷爷进行鼻饲喂饭照护?

3. 刘爷爷可能存在哪些意外情况?小王应如何应对?

请同学们分组讨论、分析,并以小组为单位展示讨论结果,或角色扮演评估过程。

推荐阅读

1. 鼻饲方法和要求. 中华康网,2006年9月14日

2. 鼻饲病人的护理. 中华知网,2010年8期

3. 白继荣. 护理学基础. 北京:中国协和医科大学出版社,2012

项目六　老年人排泄照护

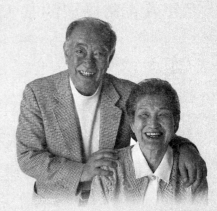

 项目情景聚焦

　　作为维持生命的必要条件，排泄是将机体新陈代谢的产物排出体外的生理过程。人体只有通过排泄才能维持体内环境的稳定平衡。排便和排尿是人体最主要的排泄方式。老年人由于退行性的改变、自理能力下降、生理机能减弱以及一些老年疾病的原因，可能会发生排泄功能障碍的情况。因此，老人照护者就需要根据不同老年人的身体状况，帮助其完成排泄的过程，减轻他们在排泄时可能发生的不便或痛苦。

任务一
老年人正常排尿的基本认知

学习目标

> **知识目标**：对老人正常排尿有正确的认识。
> **能力目标**：能根据具体情况协助老年人正常排尿。

工作任务描述

刘奶奶，73岁，患有高血压、类风湿性关节炎，每天遵医嘱正常服药，老伴已去世，目前与女儿、女婿一起生活。平时刘奶奶生活自理，二便正常，但长时间坐下后再站起需人搀扶。由于女儿女婿平时外出工作，无法照顾刘奶奶，所以刘奶奶的女儿为其申请了日间照护服务。某日，你作为照护员为刘奶奶提供照护服务，刘奶奶向你表达了希望你协助排尿的愿望。

问题思考：

1. 刘奶奶排尿时需要什么帮助？

2. 在协助刘奶奶排尿的过程中，你应该注意哪些方面？

工作任务分解与实施

一、工作准备

1. 照护者自身准备：具备老人排泄照护相关专业知识；熟悉被照护老人居室的环境、布局；服装整洁，洗净双手。

2. 物品准备：卫生间坐便装置、卫生纸、湿纸巾。

3. 环境准备：排尿环境独立、隐蔽、宽松，地面干燥无水渍，温湿度适宜。

4. 老人准备：老人平躺床上或坐于椅上。

二、与老人沟通

再次确认老人现在是否需要排尿，告诉老人你将搀扶其如厕，取得老人配合（实际操作需根据老人自理程度采取不同的协助方式，如轮椅推行、帮助使用便盆等，本案例中采用搀扶老人如厕方式）。

三、协助老人如厕

1. 搀扶老人进入卫生间。

2. 协助老人转身面对照护员，嘱老人双手扶住坐便器两旁的扶手。

3. 注意与老人交流，询问其是否需要协助脱下裤子。如果老人有协助脱下裤子的需求，照护员一手搂抱老人腋下（或腰部），另一手协助其脱下裤子，帮助老人缓慢坐于坐便器上。如果老人不需要协助脱裤子，照护员则将卫生用品放在老人伸手可以够到的位置，离开卫生间，掩好卫生间的门，给老人营造独立、隐蔽的排尿空间，等待老人排尿结束。

4. 老人排尿结束，协助老人起身，整理衣裤，按压坐便器开关冲水。

> **小贴士：提供隐蔽排尿环境的好处**
>
> 隐蔽性有利于老人自我放松，尤其在老人处于疾病或其他压力所造成的焦虑状态时，为老人创造隐蔽的排尿环境非常重要。

四、整理工作

照护员搀扶老人回房间休息，用湿纸巾为老人擦手，询问老人还有无其他需求。整理卫生间，开窗通风，擦干地面水渍或污物。照护员自身洗手、记录。

必备知识

一、老人正常排尿相关知识

1. 尿的产生

肾脏是机体的主要排泄器官，体内的代谢产物和某些有害物质（如药物）等，大部分通过肾脏滤过，以尿的形式经肾盂、输尿管流入膀胱储存，然后经尿道排出体外。正常尿液澄清无泡沫，颜色呈淡黄色。正常尿量每日 1000 mL～2000 mL，每次尿量 250 mL～300 mL。当肾脏、输尿管或膀胱发生病变时，尿的质和量就会出现异常变化，发生多尿、少尿、血尿、蛋白尿等情况。

通过对老人排尿的照护及尿液性状的观察，可了解老人的泌尿功能，协助疾病的诊断，满足老人的基本生理需要。

2. **保证正常排尿的日常要求**

(1)每日须保证充足的液体摄入。正常老人每日摄入的水分应为 1500 mL 左右，当老人有额外水分丧失如发热、大量出汗、呕吐、腹泻及液体引流时，则应增加液体的摄入量。

(2)每日需保证一定的活动量。活动可以增加腹部和会阴部肌肉的张力，有助于正常排尿。

（3）如果老人活动受限，则应做局部肌肉的锻炼，指导老人有节律地做会阴部肌肉的收缩与放松活动，以增加会阴部肌肉的张力。协助排尿时需根据不同老人的情况，采取不同的方式，如卧床老人需要协助床上便盆或尿壶排尿。

（4）提供隐蔽宽松舒适的排尿环境。隐蔽宽松舒适的排尿环境可以让老人缓解紧张的情绪，促进其正常排尿。

（5）正常的排尿姿势有助于正常排尿。正常的排尿姿势应该是能利用重力的作用，当老人卧床，无法采取蹲位、坐位或站位排尿时，应协助摇高床头30°～50°，以促进老人正常排尿。

3. 照护老人正常排尿的注意事项

（1）环境方面

①卫生间最好设置坐便器并安装扶手，以保证老人能坐位排尿。对老人而言，保持蹲位时间过久容易造成血压改变，由蹲位变为站立位时容易发生危险，因此老人使用的卫生间最好安装坐便装置并安装扶手，保障老人安全。

②老人如厕时，要保证卫生间的地面干燥，防止老人滑倒；老人如厕结束，应及时清理卫生间，做到整洁无异味。

③老人排尿时，注意保护老人隐私，必要时回避，为老人营造隐蔽宽松的排尿环境。

④卫生纸应放在老人方便拿取的位置。

（2）与老人沟通方面

照护老人排尿时，应与老人充分沟通，具体情况具体分析，注意老人有哪些实际需要的帮助，对不同情况的老人采取相对应的协助排尿方式。老人能自己排尿时，尽量让其自己排尿，锻炼老人的自理功能。

（3）观察

照护老人排尿时，应注意观察老人排尿规律、排尿时间、尿液性状有无异常，若有排尿异常情况出现，及时与老人家属、医生和护士联系，进行对症处理。

二、老人常见排尿异常的类型

1. 尿潴留

尿潴留是由于排尿功能障碍，导致尿液停留在膀胱内而不能自动排出。老人表现为下腹疼痛、胀满，不能排出尿。用手触摸尿潴留老人下腹部，感觉膨隆，有囊样包块，叩诊为浊音。造成老人尿潴留的常见原因有前列腺肥大、尿道梗阻和心理因素等。

2. 尿失禁

尿失禁是由于膀胱括约肌损伤或神经功能障碍，而丧失了排尿控制能力，尿液会不自主地经尿道流出。随着老年人年龄的增长，泌尿系统的功能逐渐减弱，膀胱括约肌的功能收缩力不断下降，大脑皮层对排尿的控制能力衰退，从而发生了尿失禁。还有部分老年人是因为瘫痪、脑部疾患导致意识障碍而发生尿失禁，这种情况比较常见。

3. 尿量异常

少尿：每日尿量长期少于400 mL～500 mL；无尿：24小时尿量少于100 mL；多

尿：每日尿量保持在 2500 mL 以上；尿崩：24 小时尿量在 5000 mL 以上。

拓展训练

某日，本任务单元初始案例中的刘奶奶关节炎发作，双腿关节疼痛，无法自行站立行走。

请问：

在这种情况下，应该如何对刘奶奶排尿进行照护？请同学们分组讨论、分析，给出对刘奶奶排尿进行照护的完整方案，包括准备、沟通、实施和整理的过程，并以小组为单位展示讨论结果，或角色扮演排尿照护过程。

推荐阅读

陈丹丹，仝伟. 老年人排泄照料[J]. 社会福利，2012(5)：51—52

任务二
老年人正常排便的基本认知

 学习目标

> **知识目标：**对老人正常排便有正确的认识。
> **能力目标：**能根据具体情况协助老年人正常排便。

 工作任务描述

> 张爷爷，80岁，瘫痪多年，平时卧床，意识清醒，饮食规律，二便正常，但饮食起居均需他人协助。家人为其申请了日间照护服务。你作为照护员为张爷爷提供照护服务，张爷爷向你表达了需要排便的愿望。
>
> **问题思考：**
> 1. 张爷爷应该采取什么方式排便？
> 2. 在协助张爷爷排便的过程中，你应该注意哪些方面？

工作任务分解与实施

一、工作准备

1. 照护者自身准备：具备老人排泄照护相关专业知识；熟悉被照护老人居室的环境、布局；服装整洁，洗净并温暖双手，必要时戴口罩。

2. 物品准备：便盆、一次性护理垫、卫生纸、屏风、水盆（内置温水）、毛巾。

3. 环境准备：环境整洁，温湿度适宜，门窗关闭。

4. 老人准备：老人平躺床上。

二、与老人沟通

确认老人现在是否需要排便，告诉老人你将帮助其使用便盆在床上排便，取得老人配合（实际操作需根据老人自理程度采取不同的协助方式，如搀扶、轮椅推行老人入卫生间排便等，本案例中采用床上便盆的排便方式）。

三、协助老人床上排便

1. 检查并放置便盆，便盆必须清洁、无破损，以免引起老人不适。

（1）仰卧位放置便盆：照护员协助老人取仰卧位，松开老人下身盖被，将下身盖被折向远侧，将老人裤子褪至双膝部。嘱老人配合，屈起双膝并抬高臀部，照护员一手托起老人臀部，另一手将一次性护理垫垫于老人臀部下方。铺好一次性护理垫后，再次嘱老人配合屈膝抬臀，一手托起老人臀部，另一手将便盆放置于老人臀部下方，使便盆窄口朝向老人足部。在老人会阴部覆盖一张一次性护理垫，可以防止老人在同时排尿时溅湿盖被。最后为老人盖好盖被。

（2）侧卧位放置便盆：照护员将老人裤子脱至膝部，支起远侧老人下肢，使远侧老人上肢屈曲置于胸前，一手扶住老人肩部，另一手扶住老人髋部，翻转老人，使其面向照护员呈侧卧位。掀开老人下身盖被，折向照护员一侧，暴露臀部，将一次性护理垫铺于老人臀下，然后将便盆扣于老人臀部，使便盆窄口朝向足部，帮助老人恢复平卧位。在老人会阴部覆盖一次性护理垫。最后为老人盖好被子。

2. 老人自行排便

放置好便盆后，嘱老人自行排便，屏风遮挡，照护员回避，等待老人排便结束。

3. 撤走便盆

老人排便结束，照护员一手扶稳便盆，另一手协助老人稍抬起一侧臀部，取出便盆放于地上，便盆口用一次性护理垫遮盖。用卫生纸为老人擦拭肛门，并用温水清洗肛门及会阴部，用毛巾擦干。最后撤走一次性护理垫。

> **小贴士**
>
> 协助卧床老人排便时，应避免长时间暴露老人身体，防止老人受凉，所以做完相关操作后应及时为老人盖好盖被。

四、整理工作

协助老人取舒适卧位，穿好裤子，整理床单。撤走屏风，开窗通风，处理便盆。照护员需先观察老人粪便性状，然后才能倾倒粪便，冲洗消毒便盆，晾干备用。照护员自身洗手、记录，记录包括为老人提供服务项目、老人排便时间、粪便性状等内容。

必备知识

一、老人正常排便相关知识

1. 粪便的产生

胃肠道有消化、吸收和排泄的功能，食物通过小肠后，消化和吸收过程基本完成，余下的食物残渣进入大肠，水分在大肠被吸收，形成粪便，经肛门排出体外。机体排便行为的产生要经过排便反射的生理过程，当粪便充满直肠时，会刺激肠壁感受器，排便冲动传入初级排便中枢，进而上传至大脑皮层而产生便意。在环境合适的情况下，大脑皮层发出指令使排便中枢兴奋增强，产生排便反射，促使乙状结肠和直肠收缩，肛门括约肌舒张，与此同时，机体需有意识地深吸气，增加胸腔压力，膈肌下降、腹肌收缩，腹内压力增大，迫使粪便通过肛门排出体外。

正常情况下，排便次数应为1～2次/日，粪便性状为成形软便，颜色为黄色或黄褐色。通过对老人排便的照护及粪便性状的观察，可了解老人的消化道功能，协助疾病的诊断，满足老人的基本生理需要。

2. 保证正常排便的日常要求

(1)安排规律的排便时间。符合生理要求的排便时间应该在早起或早餐后。经过一夜的消化吸收，食物变成粪便储存在乙状结肠，早上起床后轻微活动容易产生排便反射。此外，吃早餐后，可以促进胃肠蠕动，从而促进排便。因此，应帮助老人养成早起或早餐后规律排便的习惯。

(2)安置合适的排便环境。与排尿照护时一样，要为老人创造一个独立、隐蔽、宽松的排便环境。能够行走和乘轮椅的老人，应尽量换扶老人入卫生间排便，并在老人排便时掩好卫生间的门，这样能减轻老人在排便时的心理压力。而对需要在床上排便的老人，则应尽量用屏风遮挡，老人便后要及时清理环境，为老人盖好衣被、开窗通风，保证老人居室环境清洁、空气清新、无异味。

(3)采取舒适的排便姿势。蹲位排便是最好的排便姿势，在下蹲时腹部肌肉受压，使腹腔压力增加，可促进粪便排出。但老人不宜采用蹲位的排便姿势，尤其对下肢关节活动不便，或患有高血压、心脏病的老人，以防老人下蹲时间过久导致血压改变或加重心脏负担而发生意外。坐位排便是比较适合自理老人的排便方式。对于卧位的老人，则需要使用便盆，情况允许可使老人处于半卧位(30°～50°)排便。

3. 照护老人正常排便的注意事项

(1)环境方面：同任务一。

(2)与老人沟通方面：同任务一。

(3)便盆使用前要检查是否洁净和完好，使用后要及时倾倒并清洗消毒，以免污渍附着。

(4)观察。照护员应注意观察老人的粪便性状有无异常，如发现异常要及时报告医生和护士。

二、老人常见排便异常的类型

1. 便秘

便秘是指排便频率减少，7天内排便次数少于2～3次，排便困难，粪便干结。触诊腹部较硬，且腹部紧张，有时可触及包块，肛诊时可触及粪块。粪块长时间停留在肠道内可引起腹胀及下腹部疼痛，在直肠停留过久，可产生下坠感和排便不尽感。便秘时粪便过于坚硬，排便时可引起肛门疼痛，严重时会导致肛裂。

2. 腹泻

腹泻是指排便次数增多，粪便稀薄，水分增加，每日排便在 3 次以上，呈持续或反复出现。腹泻时还可能会伴随腹痛、肠痉挛、恶心、呕吐、肠鸣等症状，机体会有急于排便的需要和难以控制便意的感觉。

3. 便失禁

便失禁是指肛门括约肌失去控制，排便不受意识支配，粪便不自主排出的现象。

拓展训练

赵奶奶，75 岁，丧偶，腿脚不便，日常生活借助轮椅移动，因家人无法 24 小时照顾其生活，故家人将赵奶奶送入集中养老机构。在养老机构中，赵奶奶与 72 岁的杨奶奶同住一个房间，杨奶奶家人每天都会不定时地探望她。近日，赵奶奶感染风寒，头疼严重，需卧床休息。

请问：

1. 目前赵奶奶的情况，应该采取哪种排便方式？

2. 假如你是赵奶奶的照护员，你应该如何协助赵奶奶正常排便？协助赵奶奶排便时有哪些需要特别注意的地方？

请同学们分组讨论、分析，以小组为单位展示讨论结果，并分角色扮演完整的排便照护过程。

推荐阅读

陈丹丹，仝伟. 老年人排泄照料[J]. 社会福利，2012(5)：51—52

任务三
老年人如厕排尿能力评估

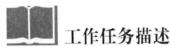

学习目标

知识目标：熟悉影响老人排尿能力的环境和生理因素。
熟悉促进老人正常排尿的基本要求。

能力目标：能快速、熟练收集影响老人如厕排尿能力的相关资料。
能正确评估老人如厕排尿的能力。

工作任务描述

李爷爷，77岁，患有类风湿性关节炎，天气变化时常有关节疼痛，有摔倒的历史。李爷爷只有一个女儿，平时上班无暇照顾，所以想为李爷爷申请入住老年公寓。入住老年公寓之前，需要对李爷爷进行一个整体的评估，其中包括对日常生活能力的评估。小玲作为老年公寓的护理员，准备对李爷爷进行评估。

问题思考：

1. 如果要对李爷爷的如厕排尿能力进行评估，小玲需要收集哪些方面的资料？
2. 小玲可利用哪些方法来收集李爷爷的排尿能力资料？
3. 收集完相关资料后，如何通过收集的资料对李爷爷的如厕排尿能力进行评判？

工作任务分解与实施

一、评估前准备

1. 照护者自身准备：具备对老人正常排尿的相关知识；着装整齐干净；与拟入住老人及其家人预约评估时间，准备好进行评估的房间。

2. 物品准备：笔、纸、手表、评估用表格等。

3. 老人及其家庭准备：确认预约；时间安排；老人健康资料等。

二、接待与介绍

1. 接待：照护员在预约时间之前于老年公寓门口等候拟入住老人及其家人的到来。老人到达后，要主动热情，面带微笑，与其家人一起将老人安置在准备好进行评估的房间，协助老人取舒适坐位或卧位。

2. 介绍：得体、恰当地称呼老人，建立初步信任关系；大方得体正式的自我介绍（姓名、单位、职位、职责）；再次告知老人本次评估的目的、主要任务、所需时间。

三、老人如厕排尿能力评估

1. 目的：确定老年人如厕排尿能力程度及照护需求程度。

2. 内容：包括老人一般个人信息、健康史及健康状况、跌倒史、排尿情况、精神状态、感知觉与沟通、社会参与等，需要重点对老人排尿情况进行评估。

3. 方法：观察（一般状态与家庭状况）、面谈（老人及家属或照护者）、评定（标准量表或自制问卷）、查阅（体检资料、既往病历）。

四、结束评估任务

1. 再次确认评估资料真实性，告知老人及其家属评估结束。

2. 填写服务记录单，请老人或家属签字确认。

3. 表达对老人及其家属配合的感谢，并告知评估结果出来所需的时间。

4. 礼貌送老人及其家属离开老年公寓。

5. 注意事项：时间控制、不接受礼物、保证安全、完整记录、随机应变。

五、评估资料整理与照护需求确定

1. 评估资料整理

小玲通过对李爷爷的评估所获资料如下：

一般资料：李爷爷，大学本科学历，退休前在机关工作，有退休工资与医疗保险，老伴两年前去世，现独立居住于 65 m^2 二室一厅的老式居民楼 2 楼，育有 1 女，与女婿在外居住，周末时会回家探望父亲，电话交流较多。李爷爷平时爱给女儿女婿及其他亲友打电话，每月电话费超 200 元。老人身上无异味，未使用一次性尿垫；睡眠、饮食良好，平时不爱饮水（<1000 mL）。家人为其请了上门居家护理服务。

能力状况：患类风湿性关节炎 20 余年，平时生活能够自理，但天气变化时关节疼痛厉害，步态不稳，有时需卧床休息，部分日常生活项目需要协助；曾跌倒 2 次，但未产生严重后果；近年来未曾量过血压，但主诉最近偶有头晕的症状；社交活动明显减少，有沟通、表达的愿望，独自在家时常挨个给亲友打电话。

排尿情况：李爷爷平日白天排尿 6~8 次，夜尿 3~5 次，排尿所需时间较长（5 分钟以上），但每次排出尿量较少，无尿频、尿痛、尿失禁，尿液颜色正常，关节不疼痛时如厕不需要人协助，关节疼痛时由上门服务的护理员协助其如厕，但老人自诉在有外人在场时容易紧张，排尿所需时间延长。李爷爷曾经有过夜晚起床排尿，由于卧室至卫生间的物品摆放不合理、房间未开灯，撞到椅子角而摔倒的情况。

2. 老人如厕排尿能力分析

根据小玲所收集的资料，可作出如下分析：

（1）李爷爷最近有头晕的现象，怀疑其患有高血压，需进一步为李爷爷测量血压。若李爷爷确实有高血压，除了需遵医嘱按时服药控制外，在排尿方面要特别注意，因为患有高血压的老人在体位变换时容易发生危险，所以老人入住老年公寓后，照护员应该多多协助老人排尿。

（2）针对李爷爷夜尿较多、平日不爱饮水的情况，照护员应该注意养成老人正常的排尿习惯，促使老人养成健康的生活习惯，增加饮水量、规律排尿。

（3）由于李爷爷在外人在场的情况下，心情容易紧张，加大自主排尿的难度，因此在协助老人排尿的时候应注意保护老人隐私，给老人营造一个隐蔽、宽松、舒适的排尿环境。

（4）李爷爷偶尔需卧床，因此需提醒其家人在送老人入住老年公寓时要准备好尿壶、尿盆，以备老人需床上排尿时使用。

（5）根据李爷爷目前的排尿习惯，老年公寓的房间应安装地灯，方便老人起夜时使用。老人卧室用物应摆放整齐，保证床与卫生间之间道路的通畅，防止老人如厕时撞到物品、家具而摔倒。

必备知识

对老人如厕排尿能力评估时的注意事项

1. 注意观察

对老人如厕排尿能力进行评估，需要在见到老人及其家属时就对待评估老人进行观察。观察要点包括老人活动情况、意识状态、双手精细活动能力等，比如注意查看老人行动时的方式，行走是独立步行，还是他人搀扶，或是需借助轮椅、拐杖等辅助器具；行动时步态稳健，还是步态蹒跚，这涉及照护员选择什么样的方式协助老人排尿。对于意识状态不正常，比如患有老年痴呆症的老人，排尿时照护员应密切看护，以免老人出现异常行为。手指的灵巧程度关系到老人是否能够顺利解开和整理衣裤，当老人在手指的精细活动方面有困难时，照护员应在这方面予以协助。

2. 多方面了解老人的健康史和生活习惯

获取老人相关资料，除了从老人本人处了解信息外，我们还能够询问其家人或其他照护者；除了用眼观察、用嘴询问的方式以外，我们还可以用鼻子闻、查阅文本材料的方式。

当对老人进行评估时，多数情况下家人也会在场。因此，在收集老年人健康相关资料时，除了询问老人本人外，还可以向其家人了解情况。少数家人未细致护理尿失禁老人，因此有老人身上可能会有异味，通过这个信息，我们初步判断老人的排尿情况是否正常。

另外，查看老人健康档案或既往护理病历也可以快速掌握大量有用的信息。具体到如厕排尿能力评估的项目上，照护员应注意了解老人泌尿系统是否有过疾病（既往史），老人排尿习惯或规律、排尿次数和每次排尿所用时间、尿液性状、颜色、饮水习惯等，这些资料有助于照护员对老人的排尿情况有一个综合的了解，快速找出老人在排尿方面可能存在的问题，以为之后提供更合理、周到的照护。

 拓展训练

王爷爷，80岁，诊断为轻度老年痴呆，记忆力减退，近事遗忘，言语少，有命名性失语，有过走失，前列腺增生10余年，晚上小便次数多。家人照护困难，现申请入住某护理型老年照护机构。办入住手续时，照护员小王需要为王爷爷进行整体评估。

请问：

1. 针对王爷爷的情况，小王应该怎样收集王爷爷的相关健康和生活习惯资料？

2. 如需要评估王爷爷的如厕排尿能力，应收集哪些资料？用何种方式收集？

3. 王爷爷可能存在哪些如厕排尿需求方面的问题？小王应该如何应对来满足王爷爷的这些排尿方面的需求？

请同学们分组讨论、分析，并以小组为单位展示讨论结果，或角色扮演评估过程。

任务四
老年人如厕排便能力评估

学习目标

知识目标：熟悉影响老人排便能力的环境和生理因素。
熟悉促进老人正常排便的基本要求。

能力目标：能快速、熟练地收集影响老人如厕排便能力的相关资料。
能正确评估老人如厕排便的能力。

工作任务描述

魏奶奶，72岁，已退休，平日与老伴王爷爷（76岁）一起居住。育有1子1女，生活、工作均在外地。魏奶奶有高血压病史，遵医嘱服药控制，近期发生了中风，在医院住院治疗1个月，出院后左侧肢体瘫痪，与人言语沟通困难，日常生活需要协助。由于王爷爷独自照顾老伴魏奶奶的日常生活有困难，子女为二老申请入住老年公寓。入住老年公寓之前，需要对入住老人进行整体评估，其中包括对日常生活能力的评估。小黄作为老年公寓的护理员，准备对申请入住老人进行评估。

问题思考：

1. 如果要对魏奶奶的日常生活能力进行评估，小黄应该以何种方式收集资料？
2. 在评估魏奶奶如厕排便能力方面，小黄应重点收集哪些方面的资料？
3. 收集完相关资料后，如何通过收集的资料对魏奶奶的如厕排便能力进行评判？

工作任务分解与实施

一、评估前准备

1. 照护者自身准备：具备对老人正常排便的相关知识；着装整齐干净；与拟入住老人及其家人预约评估时间，准备好进行评估的房间。

2. 物品准备：笔、纸、手表、评估用表格等。

3. 老人及其家庭准备：确认预约；时间安排；老人健康资料等。

二、接待与介绍

1. 接待：照护员在预约时间之前于老年公寓门口等候拟入住老人及其家人的到来。老人到达后，要主动热情，面带微笑，与其家人一起将老人安置在准备好进行评估的房间，协助老人取舒适坐位或卧位。

2. 介绍：得体、恰当地称呼老人，建立初步信任关系；

大方得体正式的自我介绍（姓名、单位、职位、职责）；

再次告知老人本次评估的目的、主要任务、所需时间。

三、老人如厕排便能力评估

1. 目的：确定老年人如厕排便能力程度及照护需求程度。

2. 内容：包括老人一般个人信息、健康史及健康状况、跌倒史、排便情况、饮食情况、精神状态、感知觉与沟通、社会参与等，需要重点对老人排便情况进行评估。

3. 方法：观察（一般状态与家庭状况）、面谈（老人及家属或照护者）、评定（标准量表或自制问卷）、查阅（体检资料、既往病历）。

四、结束评估任务

1. 再次确认评估资料真实性，告知老人及其家属评估结束。

2. 填写服务记录单，请老人或家属签字确认。

3. 表达对老人及其家属配合的感谢，并告知评估结果出来所需的时间。

4. 礼貌送老人及其家属离开老年公寓。

5. 注意事项：时间控制、不接受礼物、保证安全、完整记录、随机应变。

五、评估资料整理与照护需求确定

1. 评估资料整理

小黄通过对魏奶奶的评估以及和王爷爷的沟通，所获有关魏奶奶的资料如下：

一般资料：魏奶奶，高中学历，退休前是小学教师，有退休工资与医疗保险，与老伴王爷爷一起居住，育有 1 子 1 女，平日均居住在外地，周末和节假日时会轮流回家探望父母，电话交流较多。中风后左侧肢体瘫痪，平时卧床，日常起居需要协助，要求如厕排泄。卧床后，饮水量减少，约 800 mL/d；进食量减少，喜爱肉食，水果、蔬菜摄入较少。

能力状况：患高血压 20 余年，中风前平时生活能够自理，中风后左侧肢体瘫痪，卧床休息，使用轮椅移动，日常生活需人照护。意识清楚，无定向力障碍，视、味、触觉及嗅觉均正常，记忆力减退，社交活动明显减少，平时只与老伴交流。

排便情况：魏奶奶平日排便 2～3 天一次，排便所需时间较长（10 分钟以上），颜色为深褐色，较硬，不易排出。未见便中带血情况，无腹泻。王爷爷补充，魏奶奶拒绝床上排便，需用轮椅转移至卫生间排便才能顺利排出。

2. 老人如厕排便能力分析

根据小黄所收集的资料，可作出如下分析：

(1)由于魏奶奶左侧肢体瘫痪，需要卧床，因此照护员应该协助其排便。根据其老伴王爷爷的描述，魏奶奶更愿意去卫生间排便，因此，照护员应该首选用轮椅转移老人如厕排便的方式。

(2)根据魏奶奶的排便情况，"……排便 2～3 天一次，排便所需时间较长（10 分钟以上），颜色为深褐色，较硬，不易排出……"，魏奶奶有便秘的迹象，照护员应该采取适当措施促进魏奶奶排便。

(3)根据评估资料，卧床后，魏奶奶刻意减少进食、进水量，初步猜测魏奶奶是担心如厕时会麻烦其他人，所以减少进食、进水量，减少如厕次数，减轻照护者负担。照护者应与魏奶奶充分沟通，向其解释照顾其生活是照护者的工作，劝说老人正常进食、进水。

(4)针对魏奶奶"饮水量较少，喜爱肉食，水果、蔬菜摄入较少"的情况，照护员应该注意帮助老人养成正常的排便习惯，减少肉食摄入量，增加水、水果、蔬菜摄入量，促使老人养成健康的生活习惯，定时、规律排便。

必备知识

对老人如厕排便能力评估时的注意事项

1. 注意观察

同任务三。

2. 多方面了解老人的健康史和生活习惯

在对老人如厕排便能力进行评估时，除了要了解老人排便的规律、粪便的性状相关的资料之外，比如排便的时间、排便的频率、粪便的颜色、性状等，还应该重点收集老人的饮食的相关资料。因为饮食情况与排泄状况息息相关，在本案例中，魏奶奶喜肉食，膳食纤维摄入量不够，影响到了排泄状况。照护员应有意识地引导老人逐渐加大水果、蔬菜等富含纤维素食物的摄入量，促进其健康生活方式的养成。

此外，在收集老人排便相关资料时，应注意从老人的健康档案中了解其是否患有消化系统疾病，尤其要关注是否有下消化道手术史，这些情况都会影响老人的排便情况。有些老人在结直肠肿瘤切除术后可能会有造瘘，这就需要照护员对其采取特殊的护理措施。

最后，在收集资料时，还应注意是否有心理或情感上的原因导致老人排便状态的改变。在本案例中，魏奶奶减少进食量，很有可能是担心排便次数多加大照护者负担，照护者在收集到类似情况的资料时也可以从这个方面与老人深度沟通，以便为老人提供更全面的服务。

拓展训练

黄奶奶，75岁，一个月前老伴去世。老伴去世前，黄奶奶与老伴共同居住，老伴去世后，黄奶奶情绪低沉，儿子将黄奶奶接到自己家，并请了保姆照顾黄奶奶的生活。根据健康档案的记载，黄奶奶一年前做过结直肠的手术，切除了部分肠管。因保姆独自照顾黄奶奶的日常起居有部分困难，儿子为黄奶奶申请了养老机构专业的日间照护服务。现需对黄奶奶的各项日常生活活动能力进行评估。

请问：

1. 针对黄奶奶的情况，应该怎样收集她的相关健康和生活习惯资料？

2. 如需要评估黄奶奶的如厕排便能力，应如何全面地收集相关资料？

3. 黄奶奶可能存在哪些如厕排便需求方面的问题？照护员应该如何应对满足黄奶奶的这些排便方面的需求？

请同学们分组讨论、分析，并以小组为单位展示讨论结果，或角色扮演评估过程。

任务五
便秘老年人的照护

学习目标

知识目标：熟悉老年人便秘的相关知识。
掌握老人便秘的护理要点。

能力目标：能用开塞露、甘油栓、灌肠、人工取便等方法协助便秘的老人排便，能指导老人正确使用开塞露、甘油栓并学会灌肠、人工取粪的方法解除便秘。

工作任务描述

陈大妈，70岁，多年老便秘。半年前老伴去世后，陈大妈就一人在家，吃饭没有胃口，三餐不定时，平日最爱的广场舞也不跳了，整天闷在家里很少出门走动。近来，陈大妈便秘加重，自觉排便困难、无力解便、质硬如羊粪状，常规用开塞露、果导，症状无好转。女儿担心陈大妈的情况，考虑自己家住外地又经常出差，无法在家照顾母亲，在征求了陈大妈的意见之后，安排陈大妈住进了一家养老院。一方面，让陈大妈多认识一些朋友；另一方面，想通过养老院的专业人士帮助陈大妈解决便秘的问题。

问题思考：

1. 如何正确评估陈大妈的便秘问题？
3. 如何协助陈大妈进行便秘的照护，协助其提高自我照护能力？

工作任务分解与实施

由于陈大妈较长时间的便秘，大量的粪便聚积在直肠内，加之肠腔吸收水分过多，粪便形成粪石，嵌顿在肠内，经常规通便法或灌肠仍无效时，可采取人工取粪结石法以解除老人的痛苦。

一、评估

1. 评估老人的自理能力，能否自行排便等。

2. 评估老人饮食、排便的情况，包括便秘的时间、次数、便秘的伴随症状、有无排便困难，粪便形态及感应程度、表面是否带血，是否患有容易引起便秘的疾病等。

3. 评估老人腹部膨胀的程度，了解粪便积累情况。

二、准备

1. 准备用物：准备一次性橡胶手套、润滑油、橡胶布及治疗巾各 1 块或一次性尿布垫、卫生纸、便盆。

2. 老人准备：向老人解释取便的目的和方法，消除老人的紧张、恐惧心理，取得老人配合。

3. 取便时间和地点准备：取便应避开进食时间，地点应设在单人间或处置室，以保护老人隐私。

三、取便

老人取左侧卧位，脱裤至大腿，暴露臀部，并注意保暖，将橡胶单铺于老人臀下，放好便盆和卫生纸。照护者戴上手套，左手分开老人臀部，右手食指涂润滑油后，嘱咐老人深呼吸以放松腹肌，用右手食指缓缓插入肛门，当触及粪便硬结外端时，尽量将手指沿直肠腹侧壁推进，越过粪便硬结，触及粪便硬结另一端时，手指略屈曲，将大便抠出。若大便硬结过长，可用手指将粪块弄碎分成几段，由浅入深一块块慢慢抠出体外。整个过程动作一定要和缓，特别是有肛周疾患者，应避免损伤肛周及直肠内膜（如图 6-5-1 所示）。

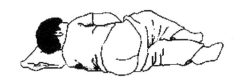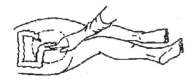

图 6-5-1　人工取便法

四、清洁整理

温水清洗肛门，并用卫生纸擦拭干净，协助老人穿好衣裤，取合适的体位，盖好被褥等。

五、注意事项

1. 直肠肿瘤和血小板减少等易致出血性疾病的老人禁忌人工取便。

2. 取便时，动作轻柔，勿使用器械掏取粪便，切忌强行硬挖，以免损伤肠黏膜及肛周。

3. 注意观察病人，如发现其面色苍白、出冷汗、疲倦等反应，必须暂停，休息片刻后再行取便。

> **小贴士：老人便秘的处理原则：去除病因**
> 1. 疾病引起的便秘则以治疗原发病为主，辅以对症治疗；
> 2. 因饮食、习惯、环境改变、精神等原因引起的便秘，则常需要采取综合性防治护理措施。

 必备知识

一、鼓励养成良好的排便习惯

产生便意时，应立即排便，遵循"排泄最优先原则"，千万不可忍耐。因为此时就是直肠反射性收缩的时候，一旦错过了排便机会，反射被抑制，易形成便秘。而没有形成规律排便习惯的老人，应有意识地固定排便时间，即使没有便意也应每日早餐后去厕所尽量排便，坚持一段时间就可逐渐养成早餐后排便的好习惯。

二、腹部按摩

按摩可促进肠蠕动，利于粪便排出。清晨或睡前，由照护者操作或指导老人自己进行。

协助老人平卧、屈膝、保持腹部放松：用右手掌自右下腹盲肠部开始，向上至右上腹，再横行至左上腹，再向下至左下腹，最后沿耻骨上回至右下腹部，即沿升结肠、横结肠、降结肠、乙状结肠蠕动方向做环状按摩（如图6-5-2所示），如此反复。每次5～10分钟，每日二次，可帮助排便。

胃肠反射发生在饭后30分钟，尤以早餐后蠕动最剧，故腹部按摩此时执行最佳。

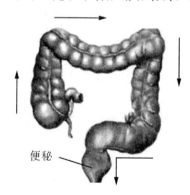

便秘

图6-5-2　腹部按摩

三、口服泻药

泻药可刺激肠道分泌、减少吸收。老人年龄大了，适合用一些温和的缓泻剂，可根据老人的体质及便秘情况来选择药物种类和药量。一般口服缓泻剂需要6～8小时才能发挥作用，所以最好的服药时间应在睡前，保证在第二天早晨起床后或早餐后再排便。

常用的口服缓泻剂有：

1. 甘油、液状石蜡或香油：10 mL～20 mL，每晚睡前服用。液状石蜡不但本身不被肠道吸收，又阻碍了结肠对水的吸收，更能包绕粪块，使之容易排出。一般用药6～8小时见效，但只可短期服用。

2. 番泻叶：3 g～5 g，每晚沸水冲泡服用，味苦。服用8～10小时排便。

3. 果导：0.1 g，睡前服。一次给药可维持3～4天。

注：药物治疗要注意遵循"用量要尽可能小、用药次数尽可能少、规律排便后尽早停药"的原则。

四、简易通便法

采用简便易行、经济有效的措施，协助病人排便，解除便秘。常用于老年、体弱及久病的便秘病人。

常用的简易通便方法有：

1. 开塞露通便法

开塞露：主要成分是50％甘油或小量山梨醇，装于密闭的塑料胶壳内。用量：成人20 mL，小儿10 mL。使用前，将尖端剪去(如图6-5-3所示)，挤出少许药液润滑前端，然后轻轻插入肛门，将药液全部挤入直肠内，勿松手，用卫生纸抵压肛门，将开塞露抽出。嘱老人平躺，忍耐5～10分钟，以刺激肠蠕动，软化粪便，达到通便目的。用于各种便秘3天以上不排便者，尤其是直肠便秘有粪块嵌塞者。

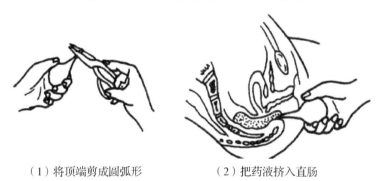

（1）将顶端剪成圆弧形　　　（2）把药液挤入直肠

图 6-5-3　开塞露通便法

注：使用开塞露前，检查前端是否圆润光滑，以免损伤组织。

2. 甘油栓通便法

甘油栓：主要成分是甘油和明胶，为无色透明或半透明栓剂，呈圆锥形，具有润滑作用。使用时由照护者戴手套或手垫纱布，持栓剂较粗的一端，将尖端插入肛门6 cm～7 cm，用纱布抵住肛门口轻揉数分钟，甘油栓在体温作用下融化，刺激肠壁，润滑粪便，从而达到通便目的。

五、灌肠法

用灌肠袋,将一定量的液体自肛门灌入肠道,刺激肠蠕动,软化粪便,帮助老人解除便秘。灌肠通便见效快,用于严重便秘而一般措施无效时。

1. 常用灌肠液:根据老人的便秘程度、身体状况选择灌肠液,温度以38℃～41℃为宜。

(1)温生理盐水:取精盐4.5 g,溶于500毫升温开水中,即成0.9%生理盐水。

(2)肥皂水:软肥皂0.5 g～1.0 g或20%肥皂水,溶于500毫升温开水中即成。

(3)甘油或液状石蜡:用甘油或液状石蜡1份,加等量的温开水配成50%甘油液或石蜡油液。

(4)"1、2、3灌肠液":含50%硫酸镁30 mL、甘油60 mL、温开水90 mL。

2. 灌肠:拉上屏风,协助老人左侧卧,屈膝,铺垫巾,协助其脱下裤子,盖好盖被,置用物于垫巾上,将灌肠袋挂于输液架上,液面距肛门50 cm,排气,夹管,润滑肛管前端,左手拇指和食指撑开老人肛门,右手将肛管缓慢插入肛门6 cm～10 cm,同时嘱老人张口呼吸,打开夹子,灌入液体。在灌肠过程中,密切观察老人状况,如出现脸色苍白、恶心、出冷汗、腹部胀气时应放慢速度,直至注完为止。注入完毕,夹管,将肛管缓慢拔出,另一手用卫生纸挡住肛门,嘱老人尽可能忍耐3～5分钟,方可排便,若老人难以忍受,可允许去厕所。灌肠后处理用物和环境(如图6-5-4所示)。

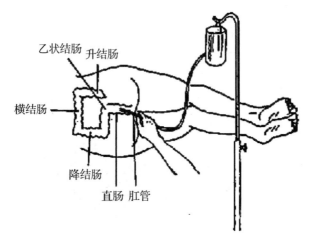

图6-5-4　灌肠通便法

注:灌肠排便,虽有立竿见影之效,但治标不治本,日久形成依赖,影响排便反射。因此一般情况下应尽量不用或少用灌肠法治疗便秘。患有严重心脏病、心衰、体质严重衰弱、各种晚期重症慢性疾病的老人,应禁忌灌肠。

拓展训练

李老，62岁，患有高血压，两年前自领导岗位退休在家，心情憋闷，感觉无趣，既不出门溜达，也不去公园锻炼身体，时常在家喝点小酒。近两个月来，刘老自觉排便困难，粪便干硬如栗子状，无力解便，腹部无胀痛、便血。

请问：

1. 李老有哪些照护需求？

2. 我们应如何帮助李老进行照护？

3. 应如何对李老及家属加强便秘的护理教育，协助其自我照护？

请同学们分组讨论、分析，并以小组为单位展示讨论结果，或角色扮演照护过程。

 推荐阅读

1. 张继英. 养老护理员（初级、中级）. 北京：中国劳动社会保障出版社，2006

2. 邓宝英. 养老护理员（中级）. 北京：中国劳动社会保障出版社，2013

3. 卢桂珍. 老年健康照护. 天津：天津大学出版社，2008

4. 李映兰，卢桂珍. 老年健康照护. 长沙：中南大学出版社，2008

任务六
大便失禁老年人的照护

 学习目标

知识目标：了解老人大便失禁的概念、原因。

熟悉老人大便失禁的照护需求。

能力目标：能正确评估老人大便失禁的原因，进行大便失禁的照护。

能指导老人学会大便失禁的自我照护。

 工作任务描述

中秋临近，养老院的老人们正在排练节目。一片欢声笑语中，观众席上张爷爷的表情却显得尤为古怪，神色慌张、坐立不安，很是尴尬、焦急的模样。见此情形，护士小王赶忙过来将张爷爷推回房间，猜测张爷爷又大便失禁了。张爷爷78岁，前几年有过轻微脑血栓，除了走路有点不便，血压有点高，其他还好。不过，近来出现大便失禁，开始还能憋住，后来有大便也感觉不到。自述是有了便意，已经来不及了，经常把大便拉到裤子里。老人现在比较害怕出来活动，感觉难为情。由于大便失禁，肛门周围皮肤瘙痒，有疼痛感。

问题思考：

1. 张爷爷有哪些照护需求？

2. 我们应如何对张爷爷进行大便失禁的护理？

3. 应该如何对张爷爷加强老人大便失禁的护理教育，协助其提高大便失禁的护理能力？

工作任务分解与实施

一、评估

1. 评估老人排便情况及自理能力，包括排便习惯、时间、次数、性状、量、有无腹泻、便秘等，大便失禁后能否自我清理。

2. 了解老人最近进食情况，偏好何种饮食，低渣或多渣饮食，近期是否进食不洁食物，有无服用一些对肠道有刺激性的药物，患有何种可能引起大便失禁的疾病。

3. 评估老人皮肤损害情况，因肛周受失禁粪便的浸渍，出现皮肤糜烂、湿疹样改变，容易引起局部或全身感染。

二、老人大便失禁的护理

1. 协助减轻老人心理负担、放松心情

大便失禁的老人心思敏感、紧张、焦虑。时刻担心污染衣裤和床褥，担心增加照护者的负担，担心长时间如此可能引起照护者的抱怨。此外，大便失禁的尴尬和气味严重影响着老人的活动和社交，担心遭家人、朋友嫌弃，感到没有尊严。由此产生过重的心理负担，不愿进出公共场合、远离人群、更不愿与他人交往。对此，照护者及家人应主动关心老人，给予精神上的安慰，定期开窗通风换气，除去不良气味，保持室内空气新鲜，使老人舒适。尊重和理解老人，鼓励其树立信心。

2. 分析病因、积极治疗

如为粪便嵌塞引起，首先要治疗便秘，或人工取便、灌肠、适当增加液体和纤维素性饮食、多运动。总之，及时清除粪便嵌塞，保持直肠空虚、清洁。如为神经性大便失禁，可让老人早晨一起床就坐在马桶上饮水，直至粪便排出。目的是先通过饮食或药物重新建立排便反射，帮助老人重新建立正常、规律的肠蠕动、规律排便。

3. 调整老人饮食结构

大便失禁应避免大量食用粗糙和有刺激性的饮食，宜摄取营养丰富、容易消化吸收、少渣少油的食物，可以减轻胃肠道的负担。症状严重时，可以进食一些清淡流质，如米汤、面汤、果汁等；缓解期，可进食少渣少油半流质饮食，如稀粥、汤等；腹泻停止后，可进食软食，如蛋羹、菜泥、瘦肉末等。

4. 重建规律的排便习惯

了解老人排便时间、规律，观察排便的状态，如老人因进食刺激肠蠕动而引起排便，则应在饭后及时给予便器；如老人排便无规律，则应酌情给老人使用便器，以试行排便，帮助老人重建排便的控制能力。必要时，备床旁坐便椅（如图 6-6-1），使患者能及时自行排便。

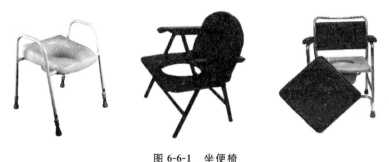

图 6-6-1　坐便椅

在病情许可下，鼓励老人适量地活动或锻炼，有助于建立正常的排便反射。

5. 保持会阴部及肛周皮肤干燥，以防溃烂

潮湿的刺激容易导致皮肤发红、破溃，因此对于大便失禁的老人，应保持会阴部、肛周皮肤的清洁干燥，一旦发现有粪便污染，用柔软卫生纸擦净再用温水局部清洗皮肤，防止发生皮疹或压疮。严重者使用烤灯每日两次局部皮肤烘烤，每次 20～30 分钟，以保持皮肤干燥；定时翻身，注意老人皮肤状况，若有湿疹可涂抹氧化锌软膏。稀便长流不止者，选择柔软、透气性好的一次性垫巾铺于老人臀下（如图 6-6-2 所示），有条件者可让老人卧于有孔的多功能护理床上（图 6-6-3），及时更换污染的被单、垫巾和衣裤，保持床铺清洁、干燥、平整。

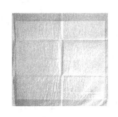 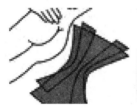 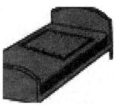

图 6-6-2　铺垫巾

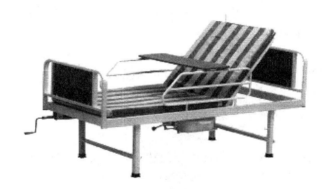

图 6-6-3　多功能护理床

6. 应用止泻剂

对腹泻引起大便失禁的老人，可给予复方樟脑酊、复方地芬诺酸、碱式碳酸铋等药物治疗。

小贴士：自行去厕所的技巧

1. 可利用扶手、墙壁或家具。

2. 可坐轮椅去厕所再从轮椅移至便器。

3. 当寝具与地面高度相同时，可摸爬着挪到厕所。

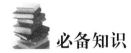

必备知识

引起大便失禁的原因

1. 粪便嵌塞　老人大便失禁最常见的原因。粪便嵌塞于直肠和结肠下部，硬便刺激结肠和腺体，大量黏液产出，粪水顺着粪块间隙流至直肠，倘若直肠对流出的粪水缺乏敏感，粪水自行流出形成大便失禁（如图 6-6-4 所示）。多见于生活不能自理、常年卧床的老人。

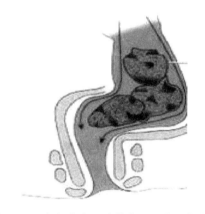

图 6-6-4　大便嵌塞导致粪液沿肠壁间隙外溢

2. 神经性大便失禁　由于中枢神经系统病变或骶尾神经损伤，不能随意控制排便，包括老年性痴呆、脑动脉硬化、脑萎缩、脑栓塞、肛门直肠及会阴部神经的损伤、截瘫等引起大便失禁。

3. 肌肉功能障碍和受损　肛门的松缩和排便功能，是受神经支配内外括约肌和肛提肌来维持的。这些肌肉松弛，张力降低，或被切断、切除，或形成大面积瘢痕，都会引起大便失禁。如产伤、直肠脱垂、痔疮、息肉脱出、肛门直肠脓肿、肛瘘、直肠癌等手术切断或切除括约肌，烧伤、烫伤、化学药品腐蚀引起的大面积瘢痕等。

4. 医源性大便失禁　泻药过量、药物对肠道的刺激（例如铁剂）、抗生素引起的菌群失调等。

拓展训练

郝爷爷，今年 86 岁，以前患有小脑萎缩症，但不是很严重。2009 年把腿摔坏了，做完手术后也不能下地走，一直在床上大小便。以前知道接尿，有大便也知道喊人。3 天前，开始便秘，使用开塞露后，大便失禁。不吃饭时流出液体状粪水，吃过饭后，大便成形，但依然无法控制，已经 3 天了。不腹痛，肛门有疼痛感，肛门不瘙痒，没有脓状物。现在肛门有屎也不知道，但是小便还知道接，前几天拉肚子了，给他吃的消炎药，吃了两天后，现在肛门总是有屎，有时是稀的、有时是干的。

请问：

1. 郝爷爷有哪些照护需求？

2. 我们应如何对郝爷爷进行大便失禁护理？

3. 应该如何对郝爷爷及家属加强老人大便失禁的护理教育，协助其提高大便失禁的护理能力？

 推荐阅读

1. 张继英. 养老护理员（初级、中级）. 北京：中国劳动社会保障出版社，2006

2. 邓宝英. 养老护理员（中级）. 北京：中国劳动社会保障出版社，2013

3. 卢桂珍. 老年健康照护. 天津：天津大学出版社，2008

4. 李映兰，卢桂珍. 老年健康照护. 长沙：中南大学出版社，2008

任务七
腹泻老年人的照护

学习目标

知识目标：了解老人腹泻的概念、原因。

熟悉老人腹泻的照护需求。

能力目标：能正确评估老人腹泻的原因。

能协助老人改善腹泻的情况、加强食品安全的健康教育。

工作任务描述

　　周末的养老院格外的热闹，儿子女儿们会在一周的忙碌之后来养老院与老人团聚，78岁的刘大妈也不例外，刘大妈的儿子还带来了她最爱吃的红烧肘子和一壶香喷喷的炖鸡汤，刘大妈高兴之余，食欲大增，顿时吃了大半个肘子，喝了半壶的鸡汤。由于中午吃得过饱，刘大妈晚饭什么也没吃肚子还是胀的。到了第二天中午，为防浪费刘大妈又把剩下的鸡汤喝完了。晚上，刘大妈开始恶心、呕吐，拉水样便，量多少不等，整晚达十多次，无脓血，轻微腹痛，精神萎靡。

问题思考：

1. 刘大妈腹泻的原因有哪些？

2. 照护员应该如何对刘大妈进行大便失禁的护理？

3. 应该如何对刘大妈及家属加强老人腹泻和食品安全的护理教育？

工作任务分解与实施

　　经分析，刘大妈一是吃得过于油腻、过多、过饱，没消化；二是吃了隔夜、还有可能变质了的食物，最终导致腹泻。

一、腹泻的护理措施

1. 全面观察

准确观察、记录粪便的性状、颜色及次数，及时报告医生，留取标本送检。

2. 饮食调养

(1)发病初期，饮食应以能保证营养而又不加重胃肠道负担为原则，一般宜选择清淡流质饮食，如浓米汤、淡果汁和面汤等。

（2）急性水泻期需要暂时禁食，脱水过多者需要输液治疗。

（3）缓解期排便次数减少后可进食少油的肉汤、牛奶、豆浆、蛋花汤、蔬菜汁等流质饮食。以后逐渐进食清淡、少油、少渣的半流质饮食。

（4）恢复期腹泻完全停止时，食物应以细、软、烂、少渣、易消化为宜。如食欲旺盛，就少食多餐。少吃甜食，因糖类易发酵和胀气。肠道发酵作用很强时，可吃些淀粉类食物。每天都应吃些维生素C含量丰富的食物，以保证足够的维生素C供应。

3. 补充水分

老人腹泻时常有不同程度的脱水，因此，还应鼓励病人多喝淡盐开水、菜汤、米汤等，以补充损失的水分和无机盐，维持体内酸碱平衡，促进早日康复。

4. 遵医嘱服药

药物治疗过程中，如果治疗不彻底，就会转变成慢性腹泻，因此照顾员应按医嘱协助并监督老人按时按量服药，不可随意减量或吃吃停停间断给药。

小贴士：夏季腹泻用药的五个误区

1. 腹泻就用止泻药；2. 随便使用抗生素；3. 私自使用止痛药；4. 稍有好转就停药；5. 急于更换药物。

---

5. 保持皮肤清洁干燥

由于腹泻排便次数的增多，肛周皮肤受到潮湿的刺激，极易沾染细菌、病毒等，腹泻后如不及时清洁，保持肛周干燥，很容易引起肛周皮肤炎症、糜烂。因此，腹泻老人便后要协助老人用温水清洁肛周，并擦干，必要时涂药膏保护皮肤。污染的衣物、床单、被套应及时更换。

6. 协助不能自理的老人使用便盆

根据老人身体状况及时给予便盆，注意保暖，便后协助老人洗手，整理，保持床铺整洁，干燥。

二、加强卫生教育

1. 注意手的卫生：平时常洗手，饭前、便后要洗手。

2. 讲究食品安全卫生：食物要生熟分开放置，避免交叉感染。吃剩的食物应及时储存，在冰箱内储存时间不宜过长，食用前需彻底加热。尽量少食用易带致病菌的食物，如螺蛳、贝壳等水产品，食用时应煮熟蒸透。生食食物一定要清洗干净。

3. 注意用水卫生：饮用水煮沸后再用，可杀灭致病微生物。

三、预防腹泻的饮食保健

预防腹泻的最好方法就是养成良好的生活习惯，注意饮食的卫生以及合理。

1. 急性期禁食：急性水泻期需暂时禁食，使肠道完全休息。必要时由静脉输液，以防失水过多而脱水。

2. 清淡流质饮食：不需禁食者，发病初宜给清淡流质饮食。如蛋白水、果汁、米汤等，以咸为主。早期禁牛奶、蔗糖等易产生气的流质饮食。有些患者对牛奶不适应，进食牛奶后常加重腹泻。

3. 根据病情调整饮食：排便次数减少，症状缓解后改为低脂流质饮食，或低脂少渣、细软易消化的半流质饮食，如大米粥、藕粉、烂面条、面片等。

4. 饮食选择：腹泻基本停止后，可供给低脂少渣半流质饮食或软食。少量多餐，以利于消化；如面条、粥、馒头、烂米饭、瘦肉泥等。仍应适当限制含粗纤维多的蔬菜、水果等，以后逐渐过渡到普食。

5. 补充维生素：注意补充复合维生素 B 和维生素 C，如鲜橘汁、果汁、番茄汁、菜汤等。

6. 饮食禁忌：禁酒，忌肥肉，忌坚硬及含粗纤维多的蔬菜、生冷瓜果，忌油脂多的点心及冷饮等。

必备知识

一、何为腹泻

任何因素引起肠蠕动增快，导致排便次数增多、粪便稀薄而不成形或呈水样，称为腹泻。常见于饮食不洁、药物使用不当、精神紧张、胃肠道疾病、受凉。当肠道内存在某种刺激因素时，腹泻反而是对机体的一种保护性症状，可以把有毒或刺激性的食物排出体外。

二、腹泻的原因

1. 急性腹泻

主要是由于饮食不当，食用不洁净食物和暴饮暴食造成。如急性肠胃炎、细菌性痢疾、病毒感染引起的胃肠型感冒、阿米巴痢疾等。这种情况往往在短时间内就可引起脱水。

2. 慢性腹泻

(1)代谢性疾病引起的腹泻：如甲亢、糖尿病、慢性肾衰竭。

(2)药源性腹泻：如秋水仙碱、地高辛、硫酸镁等引起的腹泻；肠道肿瘤，如结肠癌引起的腹泻。

(3)功能性腹泻：如过敏性结肠炎。

拓展训练

黄奶奶，76 岁，因"恶心，呕吐，腹痛伴腹泻 3 天就诊"，患者于 3 天前突然出现恶心，呕吐，腹痛，腹泻，呈黄水样稀便，量多，无坠胀感，无发热，未服用任何药物。3 天后患者主感乏力来就诊。诉全身无力，口干明显，伴有全身酸痛。上腹部胀痛，按其两侧下腹部压痛，无反跳痛，小便量明显减少。体温、血压正常。查体：胃部压痛，无反跳痛，肠鸣音活跃，约 10 次。初步诊断：急性胃肠炎。

请问：

1. 黄奶奶有哪些照护需求？

2. 我们应如何对黄奶奶进行护理？

3. 应该如何对黄奶奶及家属加强老人腹泻的护理教育，协助其提高腹泻的护理能力？

 推荐阅读

1. 张继英. 养老护理员（初级、中级）. 北京：中国劳动社会保障出版社，2006

2. 邓宝英. 养老护理员（中级）. 北京：中国劳动社会保障出版社，2013

3. 卢桂珍. 老年健康照护. 天津：天津大学出版社，2008

4. 李映兰，卢桂珍. 老年健康照护. 长沙：中南大学出版社，2008

任务八
老年人人工肛门引流袋的更换

 学习目标

知识目标： 了解人工肛门的概念。

掌握人工肛门的护理要点。

能力目标： 能为有人工肛门的老人进行人工肛门的护理及引流袋的更换。

能指导人工肛门的老人进行人工肛门的护理及引流袋的更换。

 工作任务描述

王教授是养老院里的乐天派，由于老伴走得早，子女离得远，自大学退休后就一直在养老院休养，三餐定时有人照顾不说，还有朋友可以一起打打球，下下棋，聊聊天，在养老院的生活过得丰富多彩、惬意非常。但最近王教授却遇到了件烦心事，两个月前王教授被诊断为直肠癌，之后在医生的建议下做了直肠癌根治术。虽说手术很成功，也解决了排泄的出口问题，但今后王教授只能从腹部的人工肛门解大便了，这让王教授有些手足无措，不晓得应该怎么处理粪袋，何时更换，怎样更换，身上会不会有味，会不会影响自己正常的社交活动等一系列的问题。

问题请问：

1. 我们该如何帮助王教授进行人工肛门引流袋的更换及护理？

2. 如何协助王教授提高人工肛门的自我护理能力？

工作任务分解与实施

通过分析，王教授目前存在的主要需求是：人工肛门引流袋的更换。

一、评估

1. 评估老人的自理能力及配合程度；向老人说明更换引流袋的目的，争取老人的配合。

2. 评估人工肛门有无回缩、出血及坏死情况，周围皮肤有无红肿、溃烂，引流袋内容物是否超过 1/3（如图 6-8-1）。

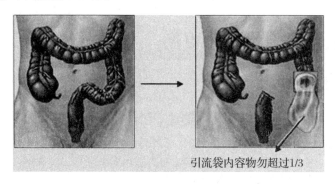

引流袋内容物勿超过1/3

图 6-8-1 人工肛门

二、准备工作

1. 照护者自身准备：照顾者衣着整洁，洗净双手，戴好口罩。

2. 物品准备：清洁、干燥人工肛门引流袋 1 个（两件式）（如图 6-8-2 所示），检查是否在有效期内并无破损。温水、脸盆、一次性垫巾、纱布、便盆、量尺、剪刀、必要时备氧化锌软膏。

3. 环境准备：环境温度 18℃～22℃，湿度 50%～60% 为宜。

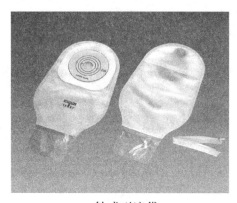
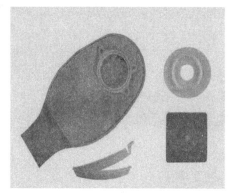

一件式引流袋　　　　　　　　两件式引流袋

图 6-8-2 人工肛门引流袋

三、更换引流袋

1. 照护者先协助老人暴露人工肛门部位，将一次性垫巾垫于人工肛门处的身下。

2. 打开引流袋与人工肛门连接处的底盘扣环，取下引流袋和底盘放于便盆上，观察人工肛门周围的皮肤，如无异常可用纱布擦拭干净，再用温水清洗局部皮肤并擦干。

3. 测量造口大小，按尺寸在底盘中央剪孔，除去粘贴保护纸，将底盘贴戴于人工肛门周围，将清洁的引流袋与腹部人工肛门底盘扣环连接，扣紧扣环后用手向下牵拉引流袋，确保固定牢固，然后将引流袋下口封闭。

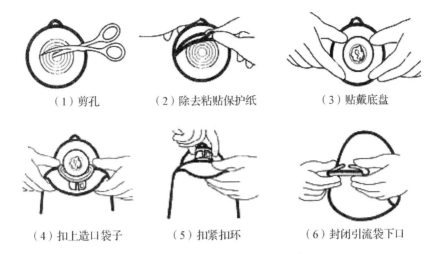

（1）剪孔　　　　　（2）除去粘贴保护纸　　　　（3）贴戴底盘

（4）扣上造口袋子　　　（5）扣紧扣环　　　　（6）封闭引流袋下口

图 6-8-3　人工肛门引流袋的更换

四、注意事项

1. 当引流袋内粪便超过 1/3 时应及时取下、倾倒，更换清洁引流袋。将取下的引流袋清洗干净、晾干，以便下次使用。腹部的适透膜环应每周更换一次，如有脱落或被粪便严重污染时，应立即更换。

2. 餐后 2～3 小时内不要更换引流袋，此时肠蠕动较活跃，更换时老人有可能出现排便情况。

3. 操作过程中应注意保暖，保护老人的隐私，以防感冒时打喷嚏或咳嗽时腹压增高引起粪便不规律溢出和肠黏膜脱出。

4. 术后三个月到半年，多数老人已能适应，人造肛门的排气排便也逐渐变得规律。照顾者应为老人选择宽松、柔软、舒适的衣裤，防止衣裤过紧使人工肛门周围皮肤受摩擦、出血等。对能够自理的老人，也可指导其学会自己定时清理引流袋。

5. 老人在饮食上要养成定时进餐习惯，以无渣无刺激性食物为主，避免进食产气多的豆类、啤酒、碳酸饮料或有异味的葱蒜等食物。宜进食容易消化的食物，少吃粗纤维多的食物。特别要注意饮食卫生，防止发生腹泻。

6. 日常活动时，排便排气规律后一般不会让老人感到尴尬，已经可以参加一定的社交活动了，并可从事一些较柔和的运动，如太极拳等。但老人要避免过于用力、过于惊险或激烈的运动，避免过于劳累，出门时多带些内衣内裤和引流袋，以便必要时更换。

7. 照顾者应注意观察老人的排便情况，如发现排便困难、人工肛门狭窄、坏死等情况，应及时处理。

 必备知识

要"管理"好人工肛门，保持良好通畅的状态，关键在于对人工肛门多一些了解，对人工肛门老人多一些心理支持，协助老人克服心理障碍，掌握好正确的自我护理方法。

一、何谓"人工肛门"

人工肛门又叫假肛或肠造瘘，由于老人肠道疾患，经外科手术切除病变组织后，将一段肠管拉出，翻转缝于腹壁，做一肠造瘘，用于排出粪便。人工肛门口是红色的，与口腔黏膜一样，柔软光滑，一般为圆形（如图6-8-4所示）。此种情况一般持续时间长，甚至需要伴随老人终生。

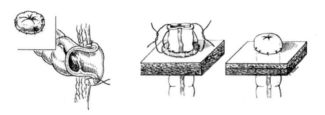

图6-8-4　人工肛门解剖图

二、同伴支持，克服心理障碍

如何克服心理障碍，积极乐观地面对生活，是人工肛门老人在术后首要解决的问题。

目前，人工肛门的患者已经成为了一个群体，人工肛门的同伴支持就是由一群拥有丰富人工肛门自我管理知识和经验的患者，去教育和帮助身边的其他人工肛门患者。因为能够了解同类患者的心理问题而且相互之间无等级，通过共享相似的人生经历，一起听取、讨论问题并给予支持，给予情感安慰。分享着许多医务人员、家属没有的病患知识、经验及心理感受。同伴间的相互支持会让人工肛门老人有"感同身受、过来人"的感觉，更具有说服力，效果也更好。

> **小贴士：同伴支持**
> 同伴支持是指具有相似疾病或身体状况经历的人们之间在生活实践、社会和情感（心理）方面的互帮互助。主要作用是协助将知识转为"行动"并提供社会情感方面的心理支持。

三、人工肛门周围皮肤的护理

由于大便的刺激或持续使用粘贴式引流袋，人工肛门周围皮肤容易出现红肿、湿疹、糜烂等，可协助或指导老人便后用温开水清洁人工肛门周围皮肤，保持人工肛门周围皮肤的清洁、干燥，然后涂抹氧化锌软膏来保护皮肤，并间断使用一次性引流袋。再者，为了防止人工肛门狭窄，尽快恢复肠道的规则蠕动，术后可在照顾者的指导下早期下床活动，也可防止长期卧床引发的褥疮。

拓展训练

刘大爷，78岁，半年前，自觉大便次数比以往略有增多，偶尔便稀，还出现过几次大便带血。当时以为是痔疮犯了也没放在心上。自己因为年纪大，上下楼不方便，就告诉儿女，让他们给带了些治痔疮的药。吃了一段时间后，便血时好时坏。又以为是肠炎，吃了一段时间药，同样不见大好。直到后来严重到每天大便十余次稀便、黏液便，脓血便次数也随之增多，人也因为贫血瘦了十来斤。家人看了实在心疼又着急，好说歹说才把他送到医院。医院出具的诊断结果显示：直肠癌。后经医生建议进行人工肛门术。

请问：

1. 刘大爷装了人工肛门后，有哪些照护需求？

2. 我们应如何帮助刘大爷进行人工肛门引流袋的更换及护理？

3. 应该如何对刘大爷及家属加强人工肛门的护理教育，协助其提高人工肛门的护理能力？

请同学们分组讨论、分析，并以小组为单位展示讨论结果，或角色扮演照护过程。

推荐阅读

1. 张继英. 养老护理员（初级、中级）. 北京：中国劳动社会保障出版社，2006

2. 邓宝英. 养老护理员（中级）. 北京：中国劳动社会保障出版社，2013

3. 卢桂珍. 老年健康照护. 天津：天津大学出版社，2008

4. 李映兰，卢桂珍. 老年健康照护. 长沙：中南大学出版社，2008

任务九
尿失禁老年人的照护

学习目标

知识目标：熟悉老年人尿失禁的概念、原因。
　　　　　掌握老年人正常、异常排尿照护需求。
能力目标：能正确评估老年人尿失禁的原因，给予适宜照护措施。
　　　　　能指导老年人学会尿失禁的自我照护。

工作任务描述

　　入住老年公寓10年89岁的付奶奶，近几日总是控制不住自己的尿意，多次尿湿裤子，有时公众场所难免尴尬，心里很是焦虑。

　　请问：

　　1. 付奶奶有哪些照护需求？

　　2. 作为照护员，可为付奶奶提供哪些适宜的照护措施，协助其提高自我护理能力？

工作任务分解与实施

一、老人尿失禁程度及原因评估

　　1. 询问老人病史，查阅老人病历，是否有疾病因素，经查，付奶奶一直患有泌尿道感染疾病。

　　2. 精神上或心理因素方面，付奶奶身体状况尚好，能自由走动、如厕，以前未有卧床尿失禁的经历，现对于尿失禁的事很在意，近来已不太愿意在人多场所出现。

　　3. 其他方面原因，有无使用利尿剂、镇静剂等，有无憋尿的不良习惯。评估发现付奶奶不存在上述原因。

　　4. 利用尿失禁问卷、膀胱功能日志进行评估，两者对尿失禁类型及原因的判断都有帮助。

表 6-9-1　膀胱过动症自我检测表

症状	A	B	C
经常感到尿急(一天排尿超过 8 次)	□是	□否	
夜晚醒来排尿超过 1 次	□经常	□很少	
突然强烈地想要排尿	□是	□否	
尿急时来得及上厕所	□否	□是	
每次无法控制的漏尿量	□多	□少	□否
会因大笑、咳嗽、打喷嚏而漏尿	□否	□是	

说明：如果答案都是 A，则可能患有急迫性尿失禁；如果答案都是 B，则可能患有压力性尿失禁；如果答案是 BBBBCA，表示目前没有上述两种疾病；如果答案不在上述三种范围内，可能患有泌尿道其他疾病。

表 6-9-2　膀胱功能日记

时　间	喝水 (种类/量)	小便量	漏尿情形			附注
			活动	尿量	急尿感	
总　计						

5. 评估老人皮肤损害情况，是否出现皮肤糜烂、湿疹样改变。经查，付奶奶每次漏尿后都及时清洗与更换衣服，皮肤状况完好。

6. 评估照护过程是否存在不当或沟通不畅问题，相关指导不到位情况等。

经以上评估，发现老人出现尿失禁现象主要与衰老后膀胱括约肌功能减退、泌尿道感染有关。

二、确定老人排尿异常的照护需求

付奶奶的尿失禁照护需求主要体现在以下方面：

1. 泌尿道感染治疗方面，遵医嘱指导服药。

2. 指导膀胱训练，保障功能。

3. 生活行为调整。

三、老人尿失禁的照护

1. 心理照护，讲明漏尿的原因及后续照护措施，开导老人觉得漏尿不好意思甚至是羞辱的心态，积极配合、参与照护活动。摄入适当液体，2000 mL～3000 mL/天。

2. 皮肤护理，保持局部皮肤的清洁和干燥，一有漏尿及时清洁，防止压疮。

3. 外出活动可以考虑使用成人尿不湿，如短期难以解决也可使用接尿器。

4. 协助老人如厕，按膀胱日志结果规划上厕所的时间，并定时提醒上厕所，养成习惯。

5. 重建正常的排尿功能：持续膀胱训练，是由大脑来控制下泌尿道，重拾膀胱控制能力的练习，试着去抗拒或抑制尿急的感觉而拖延排空膀胱的时间，以达到增加膀胱最大容量的目的。老人在了解自己解小便实际间隔时间的基础上，逐渐延长解尿间隔时间。

小贴士：膀胱训练注意事项

1. 老人每天应摄取足够水分，确保膀胱适度的充盈。

2. 达到目标，予赞美等正向回馈增强其遵从度；未能达到目标，则寻找原因以求改进。

3. 膀胱训练应在白天执行，避免晚上执行，以免影响睡眠。

骨盆底肌肉力量的锻炼，重复练习围绕在尿道、阴道和肛门四周的横纹肌等骨盆底肌肉群的自主性收缩与放松运动，以增加骨盆底肌的肌力与协调性，因而使尿道闭合能力增强，以达到改善尿失禁的目的。一是要学会正确收缩功能训练，二是有足够运动量，再者也可以运用辅具。

6. 此外，部分长期尿失禁老人，为了避免尿液浸渍皮肤，可行留置导尿术。

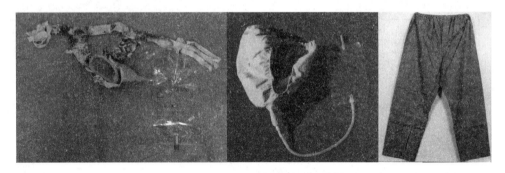

图 6-9-1　接尿器与连接裤体

 必备知识

国际尿禁制学会将尿失禁定义为客观上可观察到有不自主的漏尿现象，而且造成社交上及卫生习惯上的困扰。尿失禁不是疾病，它代表一个征象、一个症状和一个状况。包括以下几种类型：

1. 压力性尿失禁：指身体用力腹压增加时，不自主地漏尿或渗尿，如咳嗽、打喷嚏、搬重物等。严重一点翻身就会漏尿，比较轻微的是严重咳嗽才会漏尿。其严重程度的等级可归类为以下四级：

第一级(轻度)：严重咳嗽、打喷嚏、搬重物、提重物、跳跃等

第二级(中度)：稍微咳嗽、大笑、跑步或快步走、爬楼梯、拖地等

第三级(重度)：走路、做家事(如洗碗、扫地)改变姿势(如由站到蹲或坐)

第四级(极严重)：休息状态，如床上翻身等

2. 急迫性尿失禁：急迫性尿失禁指因强烈尿意感而发生尿急性漏尿的现象，患者主诉频尿、尿急感、尿急性漏尿、夜尿等。常伴中风、多发性硬化症、老人痴呆等疾病。若再加上行动不便、穿着的衣物不易穿脱、或厕所太远、焦虑不安等，都会加重其症状。

3. 混合性尿失禁：指同时有应力性尿失禁和急迫性尿失禁。

4. 充溢性尿失禁：指膀胱装满了小便，达到其膀胱的最大容量，而满出来的不自主渗漏尿。

5. 功能性尿失禁：指因身体功能受损或认知上的问题而导致不自主渗漏尿，常伴随老人痴呆、瞻妄、忧郁、不活动等。照顾上，可于床边放置尿桶、穿着易穿脱的衣服，以减少漏尿的发生，也可以由照顾者定时提醒如厕。

拓展训练

周先生，87岁，工人，患有冠心病、糖尿病，入住福利院老年呵护中心15年，今突发神志不清，卧床不起，小便完全失禁。

提问：

1. 可以为周先生提供哪些照护措施？

2. 如护士为老人进行了留置导尿术，请问该如何照护？

推荐阅读

1. 周作新. 远离老年女性尿失禁. 南京：江苏科学技术出版社，2008

2. 郭应禄. 尿失禁/新世纪医学工具书系列[M]. 济南：山东科学技术出版社，2003

3. 吕伯云. 尿失禁防治手册

4. 熊宗胜，徐祖豫. 尿失禁的康复指导[J]. 中国社区医师，2010(4)：27

5. 陈淑月. 妇女尿失禁之防治

任务十
尿潴留老年人的照护

学习目标

> **知识目标：** 熟悉老年人尿潴留的概念、原因。
> 　　　　　掌握老年人尿潴留照护措施。
>
> **能力目标：** 能正确判断老人尿潴留状况，根据不同原因，采取适宜照护措施。
> 　　　　　能指导老人做好正常排尿的自我照护。

工作任务描述

> 　　某养老机构的吴教授，今年78岁，在养老机构一直非常活跃，积极参加机构内外各种活动，也经常帮助照顾其他长者。昨日跳舞时不慎崴了脚，卧床休息，活动受限。今晨吴教授诉下腹部胀痛，在床上翻来覆去。经询问发现她昨晚至早晨一直未解小便，查体其耻骨上膨隆，并有压痛。
>
> 　　请问：
>
> 　　1. 吴教授出现什么排尿问题？与哪些因素相关？
>
> 　　2. 作为照护员，可为吴教授提供哪些适宜的照护措施？

工作任务分解与实施

一、老人尿潴留评估

　　1. 询问：老人主观感觉，如有无较长时间憋尿、上厕所尿不出、下腹部胀痛等，卧床老人可辗转不安。

　　2. 查体：下腹部有压痛，发现耻骨上膨隆等。

　　3. 其他方面情况：病史如老年男性前列腺问题、外伤梗阻等；不能用力排尿心理因素考量，如排尿姿势、位置改变等，多方面寻找原因，以利解决。

　　根据吴教授的情况，她出现的是急性尿潴留，与她脚受伤后活动受限，不能自如如厕有关，一是因排尿为私密性高的行为，晚上需他人协助却又怕麻烦他人，也感觉不好意思求助；二是不习惯卧床姿势排尿，排不出尿，这些因素共同导致她的尿潴留症状的发生。

二、老人排尿异常的照护需求

吴教授的排尿照护需求主要体现在以下方面：

1. 排出尿液

2. 心理指导，接纳自己需要他人支持、帮助的事实，坦然接受帮助与服务

3. 床上排尿训练

三、老人尿潴留的照护

1. 心理照护：经常与老人沟通，让老人明白，有身体功能障碍时接受他人私密性照护是很正常的，也是很必要的，每个人都有照顾他人或是接受他人照护的需要，接受他人照顾不是麻烦他人，在养老机构照护老人是本职工作。请老人需要帮助时一定要及时联系照护人员；当然也要求照护者观察到位，最好做到零距离服务。

2. 可为老人解决尿潴留问题的非侵入性照护措施：提供隐蔽的排尿环境、调整体位和姿势、诱导排尿如流水声、热敷、按摩、针灸等。吴教授经热敷，协助如厕后能自行排尿。

3. 其他：通过非侵入性照护措施不能使尿液成功排出的，请护士行导尿术解决。

4. 健康教育：定时排尿，不憋尿。

5. 此外，可以为老人进行床上排尿的训练。

> **小贴士：让老人安心接受照护**
>
> 排泄活动是每个人生活中最隐私的部分。排泄需要照护会让老人不安、尴尬或是难为情。这种心理负担会影响老人的求助行为，也会致使老人性情的改变。因此首先要使老人放心、安心接受照护，照护者在照护过程中一定要显得自然平和。

必备知识

尿潴留是指膀胱胀满而不能自主排尿（尿液可达 3000 mL～4000 mL）。

产生尿潴留的原因有：

1. 机械性梗阻：肿瘤、前列腺肥大；

2. 动力性梗阻：麻醉、疾病、外伤；

3. 不能用力排尿、心理因素、卧位。

主要表现：不能排尿、下腹部胀痛；体查可发现压痛、耻骨上膨隆，或是扪及包块。

照护老人过程中一定要依据老人身体机能的衰退程度选用辅助用具，如能用便携式马桶，就不在床上排泄，绝不能为了护理方便，使老人身体功能出现废用性衰退；另一方面，照护者要鼓励并支持老人自理，这样不仅可以防止老人残存的生活自理能

力衰退，也可以锻炼、恢复身体功能，增强老人生活信心。

 拓展训练

老年公寓209号房间的80岁高龄刘工程师，在走廊里走来走去，非常不安，经询问，他的前列腺增生症状加重，近20个小时未解小便。

提问：

1. 可以为刘工提供哪些照护措施？

2. 作为照护员，你判断刘工需要行导尿术吗？

 推荐阅读

1. 王天明. 老年人照顾护理全图解. 北京，北京出版社，2015

任务十一

老年人尿液引流袋的更换

 学习目标

　　知识目标： 了解老年人留置导尿术实施过程。

　　　　　　　熟悉一次性引流袋应用要求。

　　　　　　　掌握留置导尿管老年人的照护需求与照护措施。

　　能力目标： 能正确评估老年人留置导尿管引流状况。

　　　　　　　能娴熟地为老年人更换尿液引流袋，予以适宜指导。

　　　　　　　能指导老年人学会尿失禁的自我照护。

 工作任务描述

　　吕爷爷，82岁，卧床不起1年，大小便完全失禁1月余，医嘱留置导尿术一周，照护员小王准备为吕爷爷更换尿液引流袋。

　　请问：

　　1. 如何为老年人更换尿液引流袋？

　　2. 更换尿液引流袋有哪些注意事项？

　　3. 还有哪些状况需要为老年人行导尿术？

工作任务分解与实施

一、操作前准备

　　1. 老人准备：与老人沟通，告知要进行的操作及所占用时间及所需配合，等等，同时检查尿液引流情况、性状，通畅与否。

　　2. 用物准备：一次性尿液引流袋1个、消毒用物1套、治疗盘、一次性手套、装纱布碗1个、止血钳1把等，检查用物完全、齐备情况，其中引流袋需要检查有效期、是否漏气等。

　　3. 自身准备：仪表整洁，着装得体；洗手；能简述尿液引流目的，能熟练应用引流袋更换方法。

二、为老人更换尿液引流袋

1. 评估交流：与老人交流，评估导尿管及引流情况。

2. 更换尿液引流袋：

(1)放出原引流袋内余尿，观察性状，关闭端口及开关；

(2)备好新尿袋，戴手套；

(3)用钳夹管，棉签消毒，以连接口为中心，先上下纵向消毒，再连接管口处环形消毒一圈；

(4)分离原袋，再次消毒连接口处，连接新袋；

(5)松开止血钳，打开尿液引流袋开关；

(6)观察尿液引流是否通畅，妥善固定。

3. 整理用物，脱手套，洗手，健康教育，记录。

4. 注意事项：妥善固定、保持通畅、注意无菌、定期更换、观察记录。此外，引流袋位置要注意不能高于老人的耻骨联合处，以防逆行感染，也需要告知老人在翻身及活动时注意这些。

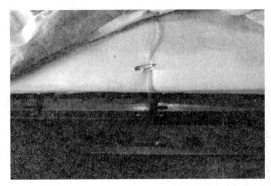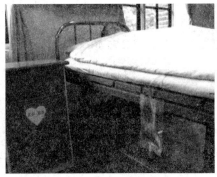

图 6-11-1　尿液引流袋的更换

 必备知识

一次性使用防逆流引流袋

尿液引流袋主要用于尿失禁老人、行动不便者尿液的收集。

目前有一种抗逆流的引流袋，在原来的基础上加入了防逆流设计，这种引流袋内置抗返流阀装置，可防止尿液返流，有效避免逆行感染机率，采用扣合式排放阀，单手操作，简便卫生。尿袋由保护帽(含接头)、引流导管、薄膜袋体、止回阀、排液阀(若带排液阀)、纽扣(腿挂式、腰挂式)、绑带(腿挂式)或吊带(腰挂式)组成，制作材料为医用高分子材料。

注意：

1. 本品为一次性使用用品，切勿重复使用；

2. 包装破损，勿使用；

3. 注意包装袋上的消毒失效期，超过期限禁止使用；

4. 用后请勿随意丢弃，按国家医用垃圾处理法规统一处理。

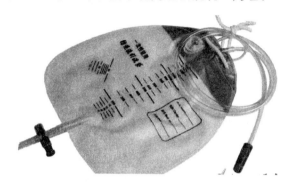

图 6-11-2　一次性使用防逆流引流袋

 拓展训练

周先生，87岁，患有冠心病、糖尿病，入住福利院老年呵护中心15年，卧床不起，小便完全失禁5天，留置导尿3天。

提问：

1. 周先生的留置导尿管照护问题可能有哪些？

2. 照护员应如何为老人更换尿液引流袋，注意事项有哪些？

 推荐阅读

1. 周作新. 远离老年女性尿失禁. 南京：江苏科学技术出版社，2008

2. 郭应禄. 尿失禁（新世纪医学工具书系列）. 济南：山东科学技术出版社，2003

3. 熊宗胜 徐祖豫. 尿失禁的康复指导[J]. 中国社区医师，2010(4)：27

项目七　老年人活动照护

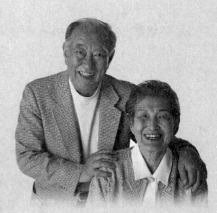

 项目情景聚焦

　　生命在于运动。活动可以使机体在生理、心理及社会各方面获得益处，人类健康长寿的关键在于坚持活动。而对于老年人来说，适当的活动可以强身健体、延年益寿，反之则毁损身体，减少寿命。作为照护者，要意识到科学合理运动的重要性，能根据老人自身特点及需要设计合理的活动方案。

任务一
老年人活动的基本认知

学习目标

知识目标： 熟悉老年人活动的照护要点。
掌握老年人适宜的活动项目。

能力目标： 对老年人活动有正确的认识。
能正确指导老年人进行活动。

工作任务描述

张大爷，65岁，自述身体状况良好，常年坚持长跑，但膝关节痛。因疼痛持续并加重，家人将其送至医院检查，通过核磁共振检查发现，膝关节的软骨损伤，最终进行了膝关节镜手术治疗才得以好转。张大爷在得知其疼痛原因为长跑后，决定以后不再进行健身运动。小李作为张大爷的照护护士，在张大爷出院前需要给其进行活动指导。

问题思考：

1. 活动对张大爷有哪些意义？

2. 张大爷在活动中应坚持哪些原则？

3. 小李应指导张大爷进行哪些活动？

工作任务分解与实施

一、评估前准备

1. 照护者自身准备：具备老人活动的相关专业知识；着装整齐大方；熟悉老人病历资料及相关检查结果。

2. 物品准备：笔、纸、手表、评估用表格等。

3. 老人准备：时间安排，老人的健康资料。

二、老人活动的评估

1. 目的：老人对活动的认知及需求程度。

2. 内容：包括老人一般个人信息、健康史及健康状况、日常生活情况、业余爱好、体格体力、运动习惯、运动强度、运动频率，重点强调评估老人对活动意义、活动注意事项及活动安排的认识。

3. 方法：观察（一般状态）、面谈（老人及家属）、评定（标准量表或自制问卷）、查阅（病历）、体格检查（骨骼肌肉状况）。

三、结束评估任务

1. 再次确认评估资料的真实性，表达对老人及其家属配合的感谢。

2. 告知老人及其家属评估任务结束，并预约进行老人活动指导的时间。

3. 注意事项：时间控制、完整记录、尊重老人、规避抵抗、避免冲突。

四、评估资料整理与照护需求确定

1. 评估资料整理

小李通过与张大爷及其家人交谈获得如下资料。

一般资料：张大爷，初中文化，农民，育有两个女儿，均已出嫁，现与老伴随大女儿生活在城市已 8 年。每天习惯早起，常年坚持长跑，工作日会帮女儿接送上小学的外孙。自诉不喜欢城市生活，每天活动较少，多数时间在家中看电视。

能力状况：肩周炎病史 15 年、慢性阻塞性肺疾史 5 年。膝关节疼痛半月，诊断为慢性滑膜炎，已做过膝关节镜手术，术后恢复良好。张大爷已坚持长跑 3 年多，在坚持 1 年后出现关节疼痛，呼吸加快，朋友告知他这是关节的退行性改变，是老年人的正常现象，应加强锻炼，于是未去医院进行相关检查。近日长跑后疼痛明显加剧，呼吸急促，停止运动休息时症状仍不缓解，夜间休息时也有一定的疼痛，出现入睡困难、易醒，老人白天精神状态不佳，面容憔悴，出现焦虑情绪，一次长跑时摔倒在地，家人及时送医院就诊。来院就诊后医生告知其疼痛加剧与长跑有一定关系，张大爷感到困惑，准备不再进行运动，好好"静养"。

2. 活动照护需求分析

张大爷现在的主要照护问题是老人活动认知的偏差，是需要照护者、被照护者共同解决的照护问题。

序号	老年人活动照护需求	老年人活动照护能力	照护问题
1	正确认识活动的意义	准备放弃运动	疼痛 受伤的危险 跌倒的危险 焦虑 睡眠型态紊乱 知识缺乏
2	正确选择适宜的活动种类	长跑后膝关节疼痛、睡眠不佳	
3	合适的活动强度	运动后疼痛及呼吸急促	
4	合理安排活动时间	早晨长跑，多数时间在家看电视	
5	及时发现并处理活动的不适症状	未重视活动后的疼痛	
6	活动的影响因素	慢性阻塞性肺疾及慢性滑膜炎患者	
7	……	……	

必备知识

一、老年人活动的意义

生命在于运动。步入老年，由于新陈代谢明显降低，各器官的功能随之发生一系列退行性改变。科学研究已证明，老年人机体的结构和功能仍然存在着提高和改善的可能性，合理的运动，可改善组织细胞的代谢，增进各器官、系统的功能，延缓机体的退变和衰老过程。

1. 改善肺功能

经常运动可增加呼吸肌的力量，增加肺通气量，提高肺泡张开率，保持肺组织的弹性及胸廓的活动度，改善肺功能，延缓因肺泡活动不足而加速的老化进程。

2. 提高心脏功能，降血压

经常参加运动可推迟心血管系统的老化过程，运动可加强心脏收缩，还锻炼了血管的收缩和舒张功能，改善心肌和血管的氧供应，促进代谢酶活力，改善脂质代谢，降低血脂，延缓血管硬化，因此运动可预防和减少老年人心血管疾病的发生和发展。

3. 防治骨质疏松，改善骨骼血液循环

运动可以改善肌肉和骨骼的血液循环，使骨的弹性、韧性增加，增强关节的坚韧性，提高关节的弹性、灵活性和协调性，从而能预防老年性骨质疏松、老年性骨折，延缓骨骼的衰老过程。

4. 预防大脑衰老，延缓脑萎缩

运动能维持大脑良好的血液供应，使大脑皮层神经过程的兴奋性、均衡性和灵活性提高，反应的潜伏期缩短，改善脑功能，延缓脑动脉硬化和脑萎缩，并有助于老年人延缓记忆力的减退。

5. 运动能增强机体的新陈代谢

运动能加强消化系统的功能，使胃肠道蠕动加强，改善血液循环，增加消化液的分泌，提高消化酶活性，加速营养物质的吸收，同时还能改善和提高肝脏的功能。

6. 提高免疫力，减少疾病

运动能提高老年人的免疫力，减少感冒和因感冒继发的扁桃体炎、咽炎、气管炎、肺炎等疾病，以及因气管炎引起的肺气肿、肺心病等。

7. 改善心理状态

运动可引起大脑运动中枢兴奋，有利于消除烦恼、抑郁、焦虑等负性情绪。运动可不断增强体质、祛病延年，帮助老年人变得豁达乐观、知天乐命；还可消除孤独、寂寞、悲观等不良情绪，增加生活情趣。

二、老年人活动的影响因素

1. 大脑及神经系统功能的减退

老年人随着年龄增长可出现脑组织血流减少、大脑萎缩、运动纤维减少甚至丧失等神经系统方面的改变,这些改变将影响老年人的平衡状态、运动协调及步态。

2. 心脏及血管功能的下降

(1)心输出量减少:老年人的血管弹性减退,当老年人活动量增加时,血管舒张能力下降,回心血量减少,造成心输出量减少。

(2)最快心率下降:老年人的心室壁弹性随着年龄增长有所下降,引起心室的再充盈所需时间延长。因此老年人的最快心率也低于一般成年人,约为170次/分钟。

3. 骨骼及肌肉功能衰退

老年人肌细胞减少,肌张力下降,导致骨骼支撑能力下降,老化降低了老年人骨骼系统的张力、弹性、反应时间及执行能力,活动时容易发生跌倒。

4. 其他因素

老年人多有机体的退行性改变及患有慢性病,导致其活动耐受力下降。此外,药物的作用或副作用、疼痛、抑郁及孤独等心理因素也会导致老人活动减少或不愿意参加活动。同时,随着现代科学技术的发展及生活水平的改善,现代人的活动机会减少,如:外出时坐车的机会增多,步行减少。

三、老年人活动的指导

1. 老年人活动种类

老年人的活动种类大致包括日常生活活动、家务活动、职业活动、娱乐活动。对老年人来说,日常生活活动和家务活动是生活的基本;职业活动属于发展自己潜能的有益活动;娱乐活动则可以促进老年人的身心健康。老年人要选择合适的体育锻炼,掌握运动的强度和时间,只有科学锻炼,才能增进健康。

2. 老年人的活动强度

老年人的活动强度应根据个人的能力及身体状态来选择。心率是监测老年人体育锻炼的理想指标,可通过心率情况来控制活动量。

(1)运动后最宜心率:运动后最宜心率为评价运动量最为简便的方法及标准。一般老年人运动后最宜的心率,即:运动后最宜心率(次/分)=170-年龄,身体强壮的老年人则可用另一计算方法:运动后最宜心率(次/分)=180-年龄。

> **小贴士:最高运动心率**
>
> 最高心率的计算公式:男子最高心率=205-年龄/2。女子最高心率=220-年龄。有特殊疾病的老年人应控制其最高心率,如高血压、冠心病老年人运动时最高心率不超过120次,心绞痛者不超过110次。

(2)运动后心率恢复时间:运动后心率恢复时间也是衡量老年人运动量的标准。运动结束后在3分钟内心率恢复到运动前水平,表明运动量较小,应加大运动量;在3分钟~5分钟之内恢复到运动前水平表明运动适宜;而在10分钟以上才能恢复者表明运动量太大,应减少运动量。

3. 老人适宜的活动项目

(1)慢跑：慢跑是许多老年人喜爱的活动，这种锻炼方法简单易长期坚持，可改善体质和增进健康。慢跑能加速全身血液循环，延缓动脉硬化的进程，改善心肺功能。老年人跑步最佳心率可在 80～100 次/分钟，跑步的时间每次 20～30 分钟为宜，每周跑步 3～5 次为适度。

(2)步行：步行是老年人锻炼最简便、安全的运动。步行可调节神经系统，加强新陈代谢，提高呼吸和胃肠系统功能。一般步行速度每小时可消耗 200 kcal 能量，消耗 3500 kcal 能量便可使人体内的脂肪减少 450 g，对预防和治疗老年人肥胖有一定的作用。

(3)太极拳：享有"老人健身宝"之誉，是适合老年人生理特点且安全而有效的锻炼项目，尤其适用于体质弱及有慢性病的老人。练太极拳能增进心肺健康、预防高血压、动脉硬化、肺气肿等慢性病；还能促进消化吸收功能，加速代谢过程。

(4)门球：是一项没有身体接触、对抗，注重个人竞技发挥，融艺术、趣味、观赏性为一体的休闲运动项目，门球运动能使身体得到全面锻炼，对体质强弱没有要求，挥杆击球强度小，节奏从容，不会过度疲劳，既安全又适度，它可以起到预防疾病、保健、康复的作用，颇受我国老年人喜爱。

(5)其他：广场舞、爬楼梯、倒步行走、游泳、蹬自行车、坐位健身操等运动方式，都适合老年人，老年人可根据体质自行选择。

四、老年人活动的原则

每个人适合进行哪种运动，运动量多大，持续时间多长，由于个体差异而有所不同。应根据每个人的性别、年龄、高矮胖瘦、营养状况、身体素质、所患疾病、遗传因素及环境气候影响等来制订适合个人特点的运动锻炼计划。

1. 运动的渐进性。首先进行体能消耗小、动作简单的运动项目；待机体适应后再进行体能消耗大、动作复杂的运动项目；运动节奏由慢到快。

2. 运动的均衡性。选择适宜的运动项目，使呼吸、循环、神经、骨骼肌肉等系统都能得到一定的锻炼，加强各组织器官的功能。

3. 运动的对称性。运动中应兼顾左右手足、胸腹身背、两耳、两眼对称运动。

4. 运动的交替性。伸与屈、旋与转、散步与跑步、游泳与骑自行车等运动项目交替进行。

5. 运动的季节性。根据冬夏气候和运动场地变化，选择适合季节及场地运动项目，如夏季游泳、冬季登山、晴天室外运动、雨天室内运动等。

6. 运动的趣味性。可根据各人特点和爱好，选择郊游、旅游、钓鱼、浇花、绘画、书法、骑自行车、下棋、跳交谊舞等活动，避免单一活动产生的厌烦情绪。

7. 运动的持久性。运动要持之以恒才能产生一定的成效。

五、老年人活动的注意事项

1. 重视活动前的准备。运动前应选择舒服的衣服和鞋子，选择环境较好且安全的场地进行运动；进行较剧烈的运动前先做 5～15 分钟的热身运动，如伸腰、抬腿、慢走等；有慢性疾病的患者应做好活动前的自我检查，如血糖、血压的检查，并携带病情记录卡。

2. 活动中的自我监测。运动过程中注意自身心率、呼吸及出汗情况，运动中有心率呼吸稍加快、微微出汗、轻微疲劳等属于正常现象，如出现心率明显加快，呼吸急促现象，应降低运动强度，若出现乏力、胸闷、憋气、大汗淋漓以及腿痛等不适状况，应立即停止运动，原地休息；休息后症状无法缓解者需及时就医。

3. 活动后的保健。运动后宜做 5～10 分钟的自我放松整理活动，使心率和呼吸逐渐降至运动前水平；及时补充丢失的水分，以温开水为宜；及时更换汗湿的衣服，不洗冷水澡；合理安排饮食，补充营养。

4. 运动时间适宜。老年人的运动时间以每天 1～2 次，每次半个小时左右，一天运动总时间不超过 2 小时为宜。早晨运动应在太阳出来后进行，雾天应在雾散尽后再进行运动，下午或晚上活动最好安排在下午 5 点～8 点为宜。饥饿时和饭后不宜进行运动，运动后立即入睡会影响睡眠。

5. 选择合适的运动场地。运动场地尽可能选择空气新鲜、安静清幽的公园、树林、操场、疗养院等地。不宜在硬马路、石板上、人多拥挤的场地跑步和步行。

6. 因人而异的运动项目。老年人的运动项目的选择应根据个人体质及喜好进行选择，以达到强身健体和陶冶情操的效果。

7. 安全第一。老人运动过程中应避免对身体有损伤的运动及行为。条件允许的情况下，老人运动计划的制订应在进行心肺功能及糖尿病等检查后，在医务人员的指导下进行，避免盲目运动的伤害性。如老年人，尤其是有呼吸系统疾患的老年人，不宜选择有憋气动作的运动；糖尿病患者出现头晕、心慌、出冷汗等反应时应立即停止运动。

 拓展训练

邓爷爷，62 岁，退休工人，现居住于某养老机构，爱好户外运动，每周都去爬山，爬山后诉腿疼，每天打 2～3 小时的乒乓球，时常诉肩膀痛，为此邓爷爷感到很困惑。小周作为邓爷爷的照护员，需要对邓爷爷进行活动指导。

请问：

1. 邓爷爷需要坚持运动吗？

2. 邓爷爷可能存在哪些活动认知的照护需求问题？

3. 小周针对邓爷爷照护需求问题，应给予其哪些活动指导？

请同学们分组讨论、分析，并以小组为单位展示讨论结果，或角色活动演示指导过程。

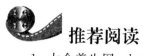

推荐阅读

1. 大众养生网，http://www.cndzys.com/lnyd/

2. 乐龄网，http://www.china5080.com/

3. 39 健康网，http://www.39.net/

任务二
老年人活动能力评估

 学习目标

> **知识目标**：正确认识老年人日常活动能力水平。
>
> 掌握老人活动能力评估的工具。
>
> **能力目标**：能运用量表对老人的活动能力进行准确评估。

 工作任务描述

> 陈爷爷，67岁，因左侧脑基底节出血导致右侧偏瘫＋失语1个月入院。大小便可控制，但穿脱衣裤及便后处理依赖家人。两人扶持下可坐起。可用左手抓汤匙吃饭，但不能自己盛饭。可用家人递上的毛巾擦脸，自己不会拧干。不能步行。情绪低落。
>
> 1. 用BADL量表评定该患者总分。
> 2. 简述上述方法的具体分级和评分标准。

工作任务分解与实施

老年人活动种类很多。日常生活活动(daily living activities)、家务活动(household activities)、职业活动(occupational activities)、娱乐活动(recreational activities)。对于老年人来说，日常生活活动和家务活动是生活的基本；职业活动属于发展自己潜能的有益活动；娱乐活动则可以促进老年人的身心健康。老年人要选择合适的体育锻炼，掌握运动的强度和时间，科学锻炼，才能增进健康。

一、评估前准备

1. 照护者自身准备：具备老年人环境照护相关专业知识；着装得体大方；熟悉被评估老人居室的行走路线；初步了解被评估老人及其家庭的一般情况；预约评估事宜；选择好入户时间（就餐、睡眠休息时间不宜）。

2. 物品准备：笔、纸、手表、评估用表格等。

3. 老人及其家庭准备：确认预约；时间安排；老人健康资料等。

二、入户与介绍

1. 入户：入户前确认老人居室位置，确认周围环境的安全性，确认被评估老人；礼貌地进入被评估老人的居室。

2. 介绍：得体、恰当地称呼老人，建立初步信任关系；

大方得体正式的自我介绍（姓名、单位、职位、职责）；

再次告知老人本次上门服务的目的、主要任务、所需时间。

三、老人活动能力的评估

1. 评估的目的：了解老人现存的活动能力。

2. 评估的内容：老年人身体评估包括心血管系统、骨骼系统、神经系统。特别是老年人的步态、协调情况及对活动产生的影响；老年人的活动史；老年人活动耐受性。评估老年人目前的活动耐受力，并与老年人共同制订活动计划；在增加新的活动内容时，及时评估老年人对该项活动的耐受性，观察是否出现异常情况。

3. 评估的方法：观察（一般状态与家庭状况）、面谈（老人及家属或照护者）、评定（标准量表或自制问卷）、查阅（体检资料、既往病历）。

四、结束评估任务

1. 再次确认评估资料真实性，告知老人及其家属评估任务结束。

2. 填写服务记录单，请老人或家属签字确认。

3. 表达对老人及其家属配合的感谢，并初步预约下次服务时间。

4. 礼貌出户。

5. 注意事项：时间控制、不接受礼物、保证安全、完整记录、随机应变。

五、评估资料整理与照护需求确定

1. 评估资料整理

通过对陈爷爷评估所获资料如下：

一般资料：陈爷爷，高中文化，工人，有退休工资与医疗保险，与老伴独立居住于 $70m^2$ 两室两厅的老式居民楼 2 楼，1 子 1 女，生活在外地，平均每月探望 1 次，电话交流多。最近聘请保姆一名，55 岁，初中文化，有家政经验，未有过专门照护老人的经历，也未接受相关培训。

能力状况：因左侧脑基底节出血导致右侧偏瘫＋失语 1 个月，自己可以控制大小便，但穿脱衣裤及便后处理需要依赖家人。在两人扶持下可坐起。可以用左手抓汤匙吃饭，但不能自己盛饭。可以用家人递上的毛巾擦脸，但自己不会拧干。不能够步行。基于陈爷爷健康状况，家人准备购置轮椅使用。

2. 活动指导分析

陈爷爷现在的活动照护需求与他当下的活动照护能力之间的差距，就是自理缺陷，是需要照护者、被照护者共同解决的照护问题。

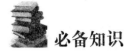 **必备知识**

评估的工具

包括基本日常生活活动量表（BADL）和工具性日常生活活动量表（IADL）。BADL反映较粗大的运动功能，适用于较重的残疾。IADL反映较精细的功能，适用于较轻的残疾，在发现残疾方面较BADL敏感，常用于调查。BADL常用于医疗机构，IADL多用于社区。大多数IADL量表是在BADL的基础上加上IADL内容而成，而BADL则多数不含IADL内容。

1. 基本日常生活活动评定量表。

Barthel指数。评定内容共10项，有进食、转移、如厕、洗澡、穿衣、控制大小便、平地行走、上下楼梯等。每项根据是否需要帮助或帮助程度分为0分、5分、10分、15分四个等级，总分100分。可分为良、中、差三个级别：＞60分为良，有轻度功能障碍，能独立完成部分日常生活，需要部分帮助。60～41分为中，有中等程度功能障碍，需要大量帮助方能完成日常生活活动。≤40分为差，有重度功能障碍，大部分日常生活活动不能完成或需要他人服侍。Barthel指数是临床研究最多、应用最广泛的评定方法，其信度和效度已经过广泛证实。优点是简单实用、再现性和灵敏度较好。缺点是仅有运动方面内容，缺乏认知等方面内容。

2. 工具性日常生活活动评定量表。

上街购物、外出活动、食物烹调、家务维持、洗衣服等五项中有三项以上需要协助者即为轻度失能。

3. 量表的选择。

单纯评定BADL时宜首先选用Barthel指数；需要了解BADL及IADL时可采用IADL量表。

表 7-2-1 日常生活活动分级标准

分级	分级名称	分级标准
0	能力完好	Barthel指数总分为100分
1	轻度受损	Barthel指数总分为61～99分
2	中度受损	Barthel指数总分为41～60分
3	重度受损	Barthel指数总分为≤40分

表 7-2-2 日常生活活动

A.2.1进食：指用餐具将食物由容器送到口中、咀嚼、吞咽等过程	□分	10分，可独立进食（在合理的时间内独立进食准备好的食物）
		5分，需部分帮助（进食过程中需要一定的帮助，如协助把持餐具）
		0分，需极大帮助或完全依赖他人，或留置胃管

续表

A.2.2洗澡	□分	5分，准备好洗澡水后，可自己独立完成洗澡过程
		0分，在洗澡过程中需他人帮助
A.2.3修饰： 指洗脸、刷牙、梳头、刮脸等	□分	5分，可自己独立完成
		0分，需他人帮助
A.2.4穿衣： 指穿脱衣服、系扣、拉拉链、穿脱鞋袜、系鞋带	□分	10分，可独立完成
		5分，需部分帮助（能自己穿脱，但需他人帮助整理衣物、系扣/鞋带、拉拉链）
		0分，需极大帮助或完全依赖他人
A.2.5 大便控制	□分	10分，可控制大便
		5分，偶尔失控（每周＜1次），或需要他人提示
		0分，完全失控
A.2.6 小便控制	□分	10分，可控制小便
		5分，偶尔失控（每天＜1次，但每周＞1次），或需要他人提示
		0分，完全失控，或留置导尿管
A.2.7如厕： 包括去厕所、解开衣裤、擦净、整理衣裤、冲水	□分	10分，可独立完成
		5分，需部分帮助（需他人搀扶去厕所、需他人帮忙冲水或整理衣裤等）
		0分，需极大帮助或完全依赖他人
A.2.8 床椅转移	□分	15分，可独立完成
		10分，需部分帮助（需他人搀扶或使用拐杖）
		5分，需极大帮助（较大程度上依赖他人搀扶和帮助）
		0分，完全依赖他人
A.2.9 平地行走	□分	15分，可独立在平地上行走45米
		10分，需部分帮助（因肢体残疾、平衡能力差、过度虚弱、视力等问题，在一定程度上需他人搀扶或使用拐杖、助行器等辅助用具）
		5分，需极大帮助（因肢体残疾、平衡能力差、过度虚弱、视力等问题，在较大程度上依赖他人搀扶，或坐在轮椅上自行移动）
		0分，完全依赖他人
A.2.10 上下楼梯	□分	10分，可独立上下楼梯（连续上下10～15个台阶）
		5分，需部分帮助（需扶着楼梯、他人搀扶，或使用拐杖等）
		0分，需极大帮助或完全依赖他人
日常生活活动 总分	□分	分级：□级 0 能力完好：总分100分 1 轻度受损：总分61～99分 2 中度受损：总分41～60分 3 重度受损：总分≤40分

表 7-2-3　工具性日常生活活动量表

项目	分数	情　况　描　述	
1. 使用电话	3 2 1 0	☐独立使用电话,含查电话簿、拨号等。 ☐仅可拨熟悉的电话号码 ☐仅会接电话,不会拨电话 ☐完全不会使用电话或不使用	勾选1或0者,列为失能项目。
2. 上街购物	3 2 1 0	☐独立完成所有购物需求 ☐独立购买日常生活用品 ☐每一次上街购物都需有别人陪同 ☐完全不会上街购物	勾选1或0者,列为失能项目。
3. 食物烹调	3 2 1 0	☐能独行计划、烹煮和摆设一顿适当的饭菜 ☐能准备好一切佐料,会做一顿适当的饭菜 ☐会将已做好的饭菜加热 ☐需别人把饭菜煮好、摆好	勾选0者,列为失能项目。
4. 家务维持	4 3 2 1 0	☐能做较繁重的家务或偶尔需家人协助(如搬动沙发、擦地板、洗窗户) ☐能做较简单的家务,如洗碗、铺床、叠被 ☐能做家务,但不能达到可被接受的整洁程度 ☐所有的家务都需要别人的协助 ☐完全不会做家务	勾选1或0者,列为失能项目。
5. 洗衣服	2 1 0	☐自己清洗所有衣物 ☐只清洗小件衣物 ☐完全仰赖他人洗衣服	勾选0者,列为失能项目。
6. 外　出	4 3 2 1 0	☐能够自己搭乘大众运输工具或自己开车、骑车 ☐可搭计程车或大众运输工具 ☐能够自行搭乘计程车但不会搭乘大众运输工具 ☐当有人陪同可搭乘计程车或大众运输工具 ☐完全不能出门	勾选1或0者,列为失能项目。
7. 服用药物	3 2 1 0	☐能自己负责在正确的时间用正确的药物 ☐需要提醒或少许协助 ☐如果事先准备好服用的药物分量,可自行服用 ☐不能自己服用药物	勾选1或0者,列为失能项目。
8. 处理财务的能力	2 1 0	☐可独行处理财务 ☐可以处理日常的购买,但需要别人的协助与银行往来或大宗买卖 ☐不能处理钱财	勾选0者,列为失能项目。
注:上街购物、外出活动、食物烹调、家务维持、洗衣服等五项中有三项以上需要协助者即为轻度失能。			

拓展训练

　　王爷爷，77岁，家住4楼，可独立上下楼梯，会自己做饭，可独立进食、大小便偶尔失控，日常生活基本能够自理。但是不会使用电话，不会独自乘坐交通工具，日常服用药物需要别人的提醒。

　　请问：

　　1. 请问如何对王爷爷的活动能力进行评估？

　　2. 请问王爷爷的活动能力处于怎样的水平？

　　请同学们分组讨论、分析，并以小组为单位展示讨论结果，或角色扮演评估过程。

推荐阅读

　　老年人能力评估标准．中华人民共和国民政行业标准(mz/T 001—2013)

任务三
糖尿病老年人的活动指导

 学习目标

知识目标：熟悉糖尿病老年人活动的指导要点。
掌握糖尿病老年人活动的种类及强度。
能力目标：能正确指导糖尿病老年人进行活动。
能正确评估糖尿病老年人的活动需求。

 工作任务描述

王爷爷，75岁，冠心病患者，患糖尿病8年，居住于某养老机构，一直通过饮食、药物治疗，血糖控制较理想，但近来活动后时常诉腿、足部有麻木感，测空腹血糖、餐后血糖值有波动。小钱作为王爷爷的照护员，现需对其进行活动指导。

问题思考：
1. 如何评估王爷爷的活动能力？
2. 如何在日常生活中指导王爷爷进行运动锻炼？
3. 王爷爷在活动中应注意哪些问题？

工作任务分解与实施

一、指导前准备

1. 照护者自身准备：具备糖尿病及糖尿病老年人活动指导相关专业知识；着装整齐大方；初步了解被评估老人基本情况及血糖控制情况。

2. 物品准备：笔、纸、手表、评估用表格等。

3. 老人的准备：时间安排；老人的健康资料，必要的体格检查结果等。

二、糖尿病老人能力的评估

1. 目的：老年人活动能力及活动需求程度。

2.内容：

（1）个体状况调查　性别、年龄、健康史、疾病史、日常生活情况、业余爱好、体格体力 、血糖监测记录，重点强调老人活动能力的评估等。

（2）体格检查结果　条件允许的情况下建议老人进行系统的健康检查，如糖尿病检查、心肺功能检查、运动负荷试验、糖尿病并发症的检查及是否存在糖尿病足的危险因素等，以明确活动的适应证和禁忌证。

（3）个体运动情况调查：运动的种类、运动频率、运动强度、运动喜好、运动时间、运动环境、运动前准备、运动中及运动后反应等。

3.方法：观察（一般状态）、面谈（老人及照护员）、评定（标准量表）、查阅（体检资料、既往病历）。

三、糖尿病老人活动的指导

1.告知活动的意义和重要性。

2.告知活动的适应证及禁忌证。

3.告知适宜的运动强度、运动时间、运动频率及运动方式。

4.告知活动的注意事项，并针对老人的并发症针对性地提出活动指导。

四、结束活动指导任务

1.再次核对老人资料及能力评估的真实性，并确认老人对指导内容的掌握程度。

2.表达对老人及其家属配合的感谢，并预约下次活动指导时间。

3.注意事项：时间控制、完整记录、尊重老人、规避抵抗、避免冲突。

五、评估资料整理与活动指导需求确定

1.评估资料整理

小钱通过与王爷爷及其家人交谈获得如下资料：

一般资料：王爷爷，大专文化，工人，有退休工资与医疗保险，与老伴居住于某养老机构，有1子已成家，每星期探望老人1～2次。

能力状况：患糖尿病8年，冠心病患者，一直坚持药物治疗、糖尿病饮食及血糖的自我监测，血糖控制较好，无明显的并发症；因认为药物可以较好地控制血糖及害怕运动引起血糖的波动而很少运动。患病初期喜欢与单位退休职工去爬山，爬山后腿部疼痛明显，目前已放弃该项运动，闲暇时间多选择坐在家里看报和看电视，偶尔去单位棋牌室打麻将。

2.活动指导分析

王爷爷现在的活动照护需求与他当下的活动照护能力之间的差距，就是糖尿病老人活动相关知识缺乏，是需要照护者、被照护者共同解决的照护问题。

表 7-3-1　活动照护需求、照护能力、照护问题展示

序号	老人活动照护需求	老人活动照护能力	照护问题
1	认识到活动的意义及重要性	依赖药物控制血糖	
2	熟悉活动的适应症及禁忌症	害怕运动引起血糖波动	
3	选择适宜的运动种类及运动强度	爬山后腿部疼痛	知识缺乏
4	避免久坐	平时多选择在家看报和看电视	疼痛
5	有并发症糖尿病老人的活动指导	冠心病患者	
6	……	……	

必备知识

一、糖尿病老人活动的意义

1. 运动可以减轻胰岛素抵抗，提高胰岛素的敏感性，减少药物的用量。
2. 有助于 2 型糖尿病病人减轻体重。
3. 有助于改善机体的脂肪和蛋白质代谢状况。
4. 可提高老人的免疫力，促进血液循环，改善骨骼肌肉系统，防治糖尿病并发症。
5. 可以改善老人的心理状态，提高心情愉悦度。

二、糖尿病老人活动的指导

　　2012 年中华医学会糖尿病分学会提出了《中国糖尿病运动治疗指南》，该指南明确了糖尿病患者运动的禁忌症及适应症、运动强度、运动种类、运动频率、运动环境及运动注意事项。

　　1. 糖尿病老人运动的适应症及禁忌症

表 7-3-2　糖尿病老人运动的适应症及禁忌症

适应证	禁忌证
病情控制稳定的 2 型糖尿病	合并各种急性感染
体重超重的 2 型糖尿病	伴有各种心功能不全、心律失常，且活动后加重
稳定的 1 型糖尿病	严重糖尿病肾病（微量白蛋白尿＞20～200 mg/分钟）
	严重糖尿病足或眼底病变
	新近发生的血栓
	有明显酮症或酮症酸中毒
	血糖控制不佳（＞14 mmol/L）

2. 运动种类及强度

糖尿病老人可根据自身的年龄、身体情况、运动爱好和环境等选择不同强度的运动种类。

表 7-3-3 糖尿病老人运动种类及强度

运动种类	举例	持续时间	消耗热量
最低强度运动	散步、购物、做家务、打太极	30 分钟	
低强度运动	跳交谊舞、做体操、平地骑车、打桌球	20 分钟	90 千卡
中强度运动	爬山、慢跑、打羽毛球、上楼梯	10 分钟	
高强度运动	跳绳、游泳、举重、打篮球	5 分钟	

3. 运动时间、频率

(1)宜选择在餐后 1 小时运动为宜(从吃第一口饭算起),运动时间要相对固定,如每次都是在晚餐后或早餐后运动。

(2)每次坚持 30～60 分钟。

(3)每周运动时间以 4～5 天为宜,如果每次的运动量较大,可间隔 1～2 天。

(4)运动时的心率为最宜心率(170一年龄)。

4. 运动的环境及时机:

运动环境是影响运动效果的重要因素,宜在公园、林间、田野等空气新鲜和环境清静处进行。不要空腹做运动;不要在正午阳光暴晒时运动;不要在寒冷的早晨运动;不要在早晨浓雾还未散去时运动。

5. 糖尿病老人运动前中后的注意事项

表 7-3-4 运动前中后注意事项

运动前	运动中	运动后
(1)视自身情况合理制订运动计划。	(1)注意心率、呼吸及自身感觉的变化,以掌握运动强度是否适宜	(1)不要突然停止运动,运动即将结束时,应做 5～10 分钟的恢复整理运动,逐渐使心率降至运动前水平。
(2)选择宽松、轻便、透气性强的衣服,合脚舒适的鞋袜	(2)出现口渴,可少量喝些温水,不要大量喝凉水,以免增加心脏和胃肠道负担	(2)不要立即洗凉水澡;可休息一段时间后(心率降至运动前水平)再洗澡,最好洗温水澡,及时擦汗,避免着凉
(3)运动前测血糖,血糖>14.0mmol/L 时不可运动;<5.6mmol/L 时应加餐	(3)如出现低血糖现象可立即服用随身携带的糖果;若出现乏力、胸闷、憋气,以及腿痛等不适,应立即原地休息	(3)运动后监测一次血糖,掌握运动强度和血糖变化的规律,如出现低血糖,可适当降低运动强度

续表

运动前	运动中	运动后
(4)先进行低强度热身,根据活动类型戴必要的护具,如护膝等	(4)夏季运动避免中暑,一旦出现中暑症状,应立即到阴凉通风处坐下,喝些凉盐开水,呼吸新鲜空气	(4)检查双脚,有无红肿、青紫、水疱、血疱、感染等
(5)告知家人运动地点,结伴运动为宜,随身携带糖果及糖尿病老人病情卡		(5)注意运动后的感觉,若出现持续性疲劳、运动当日失眠、运动后持续性关节酸痛等不适,则表示运动量过大

表 7-3-5 糖尿病老人病情卡

姓名		性别		家庭住址	
紧急联系人姓名			联系人电话		
提示:我是糖尿病患者,若遇紧急情况,请帮我拨打以上电话,谢谢!					

6. 糖尿病合并其他并发症患者的活动指导

(1)合并糖尿病肾患者:此类糖尿病老人运动应从低强度、低运动量开始,以中、轻强度运动为主,避免憋气动作或高强度的运动,注意监测血压,防止血压过高,定期尿检,关注肾功能、电解质和酸碱平衡。当老人出现持续大量的蛋白尿,反复出现水肿,血压控制不良,严重的肾功能不全、尿毒症时应禁止运动。

(2)合并视网膜病变:根据病变程度选择适宜的运动方式,轻中度患者可进行中低度的有氧运动,避免举重等闭气和头部向下的活动;重度病变的患者因存在眼底出血的危险,应限制运动。行激光手术治疗后的患者,应选择光线充足地面平坦的室内进行运动,运动强度以轻中度为宜,避免剧烈运动,以防剧烈震荡引起眼底新生血管破裂和视网膜脱落。

(3)合并冠心病的患者:心肌轻度供血不足的患者可选择中低强度的有氧运动,避免举重憋气的无氧运动。偶发心绞痛或陈旧性心梗的患者可选择步行、做操、打太极拳等低强度运动,外出时携带硝酸甘油备用;频发心绞痛或急性心肌梗死的患者应避免运动。

(4)糖尿病足患者:足部病变是糖尿病患者常见的并发症,对患者的活动也存在较大影响。对于神经病变的无知觉型足,指导家属协助患者选择合适的鞋袜,并在每次运动前检查鞋内有无异物和破损;运动后,要仔细检查足部有无红肿或受压的痕迹;一旦发现有皮肤破溃,应及时到医院就诊。血管病变足,运动后如出现下肢疼痛,提示血管病变较重,应及时到医院就诊。如果足部有慢性溃疡但没有感染时,在使用特殊的鞋或鞋垫以保证溃疡处不受到压迫的情况下,应该适当运动;足部有坏疽、急性溃疡合并感染、严重神经病变时，应卧床，不能行走。

（5）合并骨质疏松患者的活动指导：活动中应预防跌倒，指导选择有氧耐力运动，如慢跑、快走、骑车等，不宜选择高强度短时间的运动；适当进行肌力的训练，如哑铃；进行平衡和灵活性训练是预防跌倒的重要运动方式，如体操、舞蹈、太极拳等。运动量应循序渐进，严重骨质疏松患者可进行间歇运动。运动中一旦出现骨痛、抽筋等症状，应立即休息，若症状无缓解则应及时就医。

（6）糖尿病合并心脏病患者：锻炼时要采用低强度的运动。注意运动前2小时内不饱餐或饮用兴奋性饮料；每次运动开始时应进行准备活动，结束时不应骤然而止；避免突然增加运动量；建议进行慢跑、太极拳、步行、骑车等有氧训练。

（7）合并高血压患者。建议在专业人员的监督下进行放松训练和有氧运动训练，如步行、慢跑等；运动强度应为低中度运动，避免憋气动作或高强度的运动，防止血压过度增高；每周4次，每次30分钟。

（8）糖尿病合并慢性阻塞性肺病。由医生确定运动强度，通常每周2次～5次，每次不少于30分钟；运动与休息交替进行，减轻运动时呼吸困难；同时应配合呼吸体操，减轻症状。

拓展训练

陈先生，51岁，诊断2型糖尿病半年；身高167 cm，体重76 kg，餐后血糖在9 mmol～12 mmol/L之间波动；陈先生每天体力活动极少，说工作比较忙，根本没有时间运动。现小王为陈先生提供上门居家服务。

请问：

1. 小王如何说明坚持运动和保持正常体重的重要性？

2. 如果要制订一个运动计划，还需评估哪些内容？

3. 陈先生可能存在哪些照护需求问题？小王应如何应对这些照护需求并制订切实可行的运动计划？

请同学们分组讨论、分析，并以小组为单位展示讨论结果，或角色扮演评估过程。

推荐阅读

1. 糖尿病网，http://www.tnbz.com

2. 中国糖尿病网，http://www.chinadm.net

3. 中华医学会糖尿病分学会. 糖尿病运动治疗指南

任务四
心血管疾病老年人的活动指导

学习目标

> 知识目标：熟悉心血管疾病老年人的活动要求。
> 能力目标：能够准确地评估老年人的活动能力。
> 能够对心血管疾病老年人进行正确的活动指导。

工作任务描述

> 王奶奶，62岁，有冠心病及高血压。患者半年来活动或情绪激动时出现心前区压迫感，持续约5分钟，经休息或含化硝酸甘油后缓解。血压：155/90mmHg。按时服用降压药物，无其他不适，平时活动较频繁。
>
> 问题思考：
> 1. 王奶奶日常活动中应注意什么？
> 2. 如何给王奶奶对症制订活动计划？

工作任务分解与实施

一、指导前准备

1. 照护者自身准备：具备心血管疾病及心血管疾病老人活动指导相关专业知识；着装得体大方；熟悉老人家庭地址；初步了解被评估老人基本情况；预约活动指导的时间。

2. 物品准备：笔、纸、手表、评估用表格等。

3. 老人及其家庭准备：确认预约；时间安排；老人的健康资料等。

二、入户与介绍

1. 入户：入户前确认老人居室位置，确认周围环境安全性，确认被指导老人；以礼貌方式进入被指导老人居室。

2. 介绍：得体、恰当地称呼老人，建立初步信任关系；
大方得体正式地自我介绍（姓名、单位、职位、职责）；

再次告知老人本次上门服务的目的、主要任务、所需时间。

三、心血管疾病老人能力的评估

1. 目的：老年人活动能力及活动需求程度。

2. 内容：

（1）个体状况调查　性别、年龄、健康史、疾病史、日常生活情况、业余爱好、体格体力、运动习惯、运动强度、运动频率，重点强调老人活动能力的评估等。

（2）必要的体格检查结果，明确活动的适应症和禁忌症。

①一般病史询问和体格检查。

②循环系统。血压、脉搏、心率、心电图、心功能检查；运动负荷试验。

③肺功能检查。胸片、肺功能检查。

④神经系统及神经电生理检查。

⑤其他：肝功能、运动器官情况。

（3）个体运动情况调查：运动的种类、运动频率、运动强度、运动喜好、运动时间、运动环境、运动前准备、运动中及运动后反应等。

3. 方法：观察（一般状态）、面谈（老人及家属或照护者）、评定（标准量表）、查阅（体检资料、既往病历）。

四、心血管疾病老人活动的指导

1. 告知活动的意义和重要性。

2. 告知适宜的运动强度、运动时间、运动频率及运动方式。

3. 告知活动的注意事项。

五、结束活动指导任务

1. 再次核对老人能力评估的真实性，并确认老人对指导内容的掌握程度。

2. 填写服务记录单，请老人或家属签字确认。

3. 表达对老人及其家属配合的感谢，并初步预约下次服务时间。

4. 礼貌出户。

5. 注意事项：时间控制、不接受礼物、保证安全、完整记录、随机应变。

六、评估资料整理与照护需求确定

1. 评估资料整理

通过对王奶奶评估所获资料如下：

一般资料：王奶奶，62岁大专文化，工人，有退休工资与医疗保险，1子1女，生活在外地，平均每月探望1次，电话交流多。

能力状况：冠心病及高血压5年，一直坚持服用降压药物，平时生活中无其他不适症状。平常比较喜欢运动，每天与同伴参与集体舞蹈，周末经常与同伴出游。喜欢户外运动。基于王奶奶最近的情况，家人嘱咐减少活动时间和活动量。

2. 活动指导分析

王奶奶现在的活动照护需求与她当下的活动照护能力之间的差距，就是活动无耐力及知识缺乏，是需要照护者、被照护者共同解决的照护问题。

必备知识

一、心血管疾病老人活动的意义

运动有利于减轻体重和改善胰岛素抵抗，提高心血管适应调节能力，稳定血压水平。较好的运动方式是低或中等强度的运动，冠心病人适当运动能改善心血管功能，增强心脏收缩能力，降低心肌耗氧量，从而改善冠状动脉血流，有利于缓解冠心病的症状，减少心绞痛和心肌梗死的发生。

二、心血管疾病老人活动的指导

1. 活动场所和气候

活动的场地尽可能选择空气新鲜、环境幽静、地面平坦的场所。老年人对气候的适应调节能力较差，夏季高温炎热，要避免直接日晒，防止中暑。冬季严寒冰冻，户外活动要防跌倒和感冒，早晨空气清洁度差，故不要过早出门运动，遇到气候恶劣或老年人行动不便时，也可在室内进行运动。

2. 活动时间

适度体力活动可使高血压患者血压下降达 11/6mmHg，且此种血压下降有利于体重减轻。中老年高血压患者可选择步行、慢跑、上楼梯、骑车等。一般每周 3～5 次，每次 20～60 分钟，一天运动总时间以不超过 2 小时为宜。活动时间要根据个人具体情况作适当安排，最佳活动时间为每天的 15：00～17：00，特别是运动量大的活动。如果饭前锻炼，至少要休息 30 分钟，才能用餐；饭后则至少要休息 1.5 小时以上才能锻炼。为了避免锻炼后过度兴奋而影响入睡，应在临睡前 2 小时左右结束锻炼。

3. 自我监护

无论采取何种运动方式，只有运动量达到一定的强度时，才能达到强身健体的作用。故运动锻炼要求有足够的运动量及强度，但必须保证安全。尤其患有心血管疾病、呼吸系统疾病和其他慢性病的老年人。在开始运动前，应确定适合自己的运动量。运动时的最高心率可反映机体的最大吸氧力，吸氧力是运动者负荷耐受程度的一个指标，因此可通过最高心率来掌握运动量。最简便的监测方法是以运动以后心率作为衡量标准，即运动后最适宜心率（次/分）＝170－年龄。身体健壮者可用 180 作为被减数，即运动后最适宜心率（次/分）＝180－年龄。计算运动时心率应采用测 10 秒心率乘以 6 的方法，不能用直接测量一分钟的方法。

判断运动量是否适宜，需在客观监测的同时，应结合自我感觉综合判断。如运动后要达到最适宜心率，运动结束后在 3 分钟～5 分钟之内恢复运动前的心率，同时运动时全身有热感或微微出汗,运动后自觉精力充沛,睡眠好,食欲佳,表明运动量适宜;运动时身体不发热或无出汗,脉搏次数不增或增加不多,心率在运动结束后3分钟内恢复到运动前心率,则表明运动量还小;虽然运动后达到了最适宜率,运动结束后需10分钟以上才能恢复运动前心率,而且运动后感到疲劳、头晕、心悸、气促、睡眠不良,则说明运动量过大;注意运动时出现严重的胸闷、气喘、心绞痛或心率减慢、心率失常等应立即停止运动,并及时检查治疗。

4.注意事项

运动的服饰要适宜:衣裤要宽松、舒适,最好是运动服,冬季要注意衣服的增减。运动鞋要选择大小合适、穿着舒服、鞋底软有弹性并防滑、鞋帮稍有硬度,可起到保护踝关节又便于活动的作用。

运动前和运动后的活动:注意运动前不要喝含有咖啡因的饮料,以免运动时心率增加过快。气温较低时,准备活动的时间可适当长一些,量可稍大一些;气温较高时,时间可短一些,量可以小一些。一般准备活动后接着进行锻炼即可,中间不必休息,也可休息1~3分钟再开始进行正式的锻炼。运动后不宜立即停下、蹲坐休息,要逐渐放松,作慢步走、甩手等活动,直到心率降至比静息状态下心率高10~15次/分钟为止。运动后不要立即洗热水澡,以防虚脱与晕倒。

锻炼时的注意事项:活动要循序渐进,最大活动量以不出现症状为原则。如有心率过快、呼吸困难,应立刻停止运动,并予积极的处理,如含服硝酸甘油、吸氧等。当运动中出现胸闷、胸痛、面色苍白、口唇青紫、明显心悸气短、头晕、恶心或呕吐、动作失调、心律不齐时,应立即停止运动,请求帮助,及时求医。如果出现运动后疲劳感不消除、失眠、食欲减退、下肢水肿、持续心跳加快时,也说明运动量过大,应暂停运动,必要时应到医院进行全面检查。另外运动方式要根据心功能和病人个体的耐力情况而定,如心功能Ⅰ级病人,可以慢跑、打太极拳、做操;心功能Ⅱ~Ⅲ级病人,可以到室外平地散步,做些力所能及的活动。

老年人年龄跨度大,个体情况也有很大差别,运动强度的掌握一定要根据个体情况调整。日常锻炼可根据老年人主观运动强度评分来判断是否合适,如表所示,将运动强度从静止到极度辛苦分为0~10个等级,4~7级是较为适宜的运动强度。

表7-4-1 主观运动强度评分表

级别	0	1	2	3	4	5	6	7	8	9	10
运动强度	静止状态	很轻松	非常轻松	较轻松	轻松	适中	吃力	较吃力	较辛苦	非常辛苦	极度辛苦
	热身阶段				训练阶段				危险阶段		

表7-4-2 心功能分级

分级	标准
Ⅰ级	患者患有心脏病,但活动量不受限制,平时一般活动不引起疲乏、心悸、呼吸困难或心绞痛。

续表

分级	标准
II 级	心脏病患者的体力活动受到轻度的限制，休息时无自觉症状，但一般体力活动下可出现疲乏、心悸、呼吸困难或心绞痛。
III 级	心脏病患者体力活动明显受限，小于平时一般活动即引起上述的症状。
IV 级	心脏病患者不能从事任何体力活动。休息状态下出现心衰的症状，体力活动后加重。

5. 体力劳动不能完全取代运动锻炼

体力劳动仅是部分肢体参加的紧张性、强制性运动，而体育锻炼是全体关节、肌群参与的协调性运动。不可忽视日常生活中的运动，如沐浴时利用清洗身体各部位的动作，作伸展及弯曲的运动；睡醒后在床上可做深呼吸及四肢活动。

 拓展训练

李爷爷，65 岁，高血压病史 10 年，血压最高达 158/95mmHg。糖尿病史 5 年，规律口服降糖药和降压药，血压及血糖控制满意。当前病情稳定。

请问：

1. 请问对李爷爷活动进行评估需要收集哪些资料？

2. 请给李爷爷制订一份详细的活动指导计划。

请同学们分组讨论、分析，并以小组为单位展示讨论结果，或角色扮演评估过程。

 推荐阅读

1. 365 心血管网．http://www.365heart.com/

2. 中国心脑血管病网．http://www.cnstroke.com/

项目八　老年人安全照护

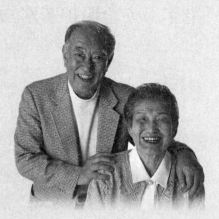

 项目情景聚焦

　　随着社会人口老龄化的迅速发展，老年人的健康、生活质量及社会保障等相关问题日趋受到关注，特别是养老机构中老年人的护理安全问题。由于老年人身体机能的减退，大部分老年人患有多种慢性疾病，跌倒、烫伤、走失等安全问题在老年人群中发生率较高，其后果不仅影响老年人的生活质量，甚至导致老年人死亡。作为养老护理员，要找出影响老年人安全的不利因素，采取人文关怀及护理安全管理对策，从而提高养老护理质量，保障老年人生命安全。

任务一
老年人安全照护基本知识

学习目标

> 知识目标：掌握预防老人跌倒、坠床、烫伤、走失、噎食、自杀等基本知识。
>
> 能力目标：对老人安全照护有正确的认识，能灵活运用老年人安全照护知识，应对意外事故的发生并采取正确的措施。

工作任务描述

> 夕阳红养老机构今年发生多起意外事故，其中跌倒事件2例，烫伤1例、走失1例、坠床1例。管理层为提升照护质量，一方面强化管理，另一方面对院内所有员工进行老人安全照护知识培训，小吴负责此次培训项目内容准备。
>
> **问题思考：**
> 1. 该养老机构出现安全问题可能的原因有哪些？
> 2. 小吴应主要培训员工哪些方面的安全照护知识？

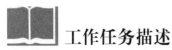

工作任务分解与实施

一、评估前准备

1. 培训者自身准备：具备老年人安全照护相关知识以及机构安全管理知识；着装得体大方。

2. 物品准备：笔、纸、投影仪等。

二、老年人发生意外事故的评估

1. 目的：老年人发生意外事故的原因。

2. 内容：包括老年人对预防安全知识、安全防护知识、老年人的健康状况、日常生活能力、机构设施环境、照护者的专业技能等。

3. 方法：观察、面谈。

三、评估资料整理

1. 老人发生意外事故的原因

(1)生理功能的退化 该机构的老年人以70～85岁年龄段占多数,由于全身各个器官以及认知功能的退化,老年人的运动平衡功能下降,很容易发生跌倒、扭伤、骨折等事故。泌尿系统的功能衰退,老年人往往感到憋不住尿,排尿次数增加,夜尿次数增多,加大了意外事故发生的风险性。另外,原有的生活方式及行为习惯在入住养老机构后发生了变化,生活规律受到干扰。

(2)自身疾病的影响 养老机构中入住的老年人大多患有高血压、冠心病、糖尿病、老年痴呆等慢性疾病,其中一部分老年人由于各种疾病的困扰,认知功能下降,行动不便,注意力不集中、反应迟钝。有些老年人发生跌倒与服用的药物有关。

(3)心理因素 一部分老年人有两种心理状态,一是不服老,二是不愿麻烦他人。尤其是个人生活上的小事,愿意自己动手,有的老年人明知不能独自上厕所,但却不要护理员帮助,结果难以走回自己的房间;有的老年人想自己倒水,但提起暖瓶后,就没有力量将瓶里的水倒进杯子。这些都可能会危及老年人的安全。

(4)机构设施环境不完善 卫生设施配备不全面,浴室内没有摆放防滑垫,马桶旁边缺少扶手;居室内行走的空间不够大,床头没有配备呼叫铃;地面不平整。另外,老年人的穿着没有达到安全要求,容易导致在活动中发生意外。

(5)养老照护人员配置不够和照护者的专业技能有待提高 照顾者的能力是导致老年人发生安全问题的因素之一。该机构的护理人员大多数为中年妇女,文化程度不高,没有受过专业的培训,不知道老年人烫伤、跌倒后的紧急处理方法。

(6)老年人对安全问题的认知不够,防范意识淡薄 很多老年人自身不知道如何采取自我安全防护和应急措施。该养老机构有超过一半的老年人认为养老机构开展预防安全知识的宣传较少,他们是从电视、报纸杂志等渠道获取预防安全问题的知识和信息,但是真正对于安全问题的预防能够掌握的老年人占少数。

2. 培训员工安全照护知识

(1) 提高老年病护理水平,加强健康宣教 养老机构需提高对老年疾病的护理水平,包括饮食安全护理、用药安全护理以及康复护理。护理人员要重点学习常见老年病的护理知识,加强老年人疾病宣教,使老年人了解自身的健康状况和能力。另外护理人员要熟悉老年人的生活规律和习惯,及时给予指导和帮助。

(2)完善养老机构环境设施 养老机构外环境的硬件设施必须适合老年人的生活起居,居室内环境更要根据老年人的特点进一步完善,如室内的光线、居室内无障碍物、有紧急呼叫器、地面的防滑处理、危险地带设置警示标识等。

(3) 加强照护者的护理技能培训 预防护理安全问题发生的关键是如何提高他们的护理技能和服务水平。增强工作人员的素质培养,强调以"老人为中心,一切为老人服务"的护理理念及服务宗旨。机构可以开设专业理论和技能培训课程和讲座,提高照护者的理论和实务能力。

(4)老年人护理安全问题宣传 根据老年人的特点和不同需求,采用他们易于接受的宣传教育方式，如在机构宣传栏中刊登有关安全预防的宣传画、制做宣传手册发放给老人、组织护理安全知识讲座等，从而增强老年人安全防范意识。

（5）加强安全管理　规范安全管理制度，提高护理质量。遵守交接班制度，落实报告制度，防止差错事件的出现。

必备知识

一、助行器的使用

1. 助行器的作用

（1）保持身体平衡和稳定性。

（2）支持体重，减轻下肢的承重能力。

（3）辅助行走、增加肌力。

2. 助行器选用原则

（1）明确应用助行器的目的。

（2）全面了解患者情况。

（3）应对患者平衡能力等进行全面评估。

（4）符合患者所处环境要求。

（5）患者需具有一定的认知能力。

（6）考虑患者个人生活方式及个人爱好。

3. 助行器的种类及适用对象

（1）手杖种类及适用对象

1）普通手杖：按手杖杆类型分为直杆和弯杆。用于手有一定握力，且有一定平衡能力的下肢功能障碍者和体弱者，如图 8-1-1 至图 8-1-4 所示。

2）三足手杖：适用于平衡能力稍欠佳、使用单足手杖不安全的患者，如图 8-1-5 所示。

3）四足手杖：属多脚手杖，支撑面积较单脚手杖大，较单脚手杖稳定。按手杖杆分类为直杆和弯杆，按支撑脚分为大四脚和小四脚。适用于平衡能力欠佳、臂力较弱或上肢患有震颤麻痹、用三足手杖不够安全的患者，如图 8-1-6 所示。

4）坐椅手杖：用单侧手支撑的坐椅手杖，方便使用者在行走中休息。用于手有一定握力的体弱者，如图 8-1-7 所示。

5）助站手杖：用单侧手支撑，使用者可利用中间扶手从坐位到站位。用于手有一定握力，且有一定平衡能力的下肢功能障碍者和体弱者，如图 8-1-8 所示。

6）肘拐：装有手柄和肘托单脚支撑的普通肘杖。比腋杖轻便，但稳定性要差一些。上下两端均可调节，上端调节以适应前臂长度，下端调节改变肘杖的高度。用于需要借助拐杖助行者，如图 8-1-9 所示。

7）前臂拐：装有前臂托板、固定带和把手，利用前臂支撑的杖类助行器。适用于风湿性关节炎或手部无力而无法握住拐杖者，如图 8-1-10 所示。

8）腋拐：利用腋下部位和手共同支撑，可单侧手或双侧手同时使用。双拐同时使用可减轻下肢承重，获得最大支撑力，提高行走的稳定性。适用于支撑能力较差者，如图 8-1-11 所示。

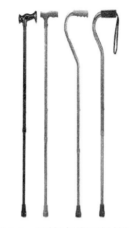

图 8-1-1　手杖（标准可调杖）

图 8-1-2　手杖（长度不可调杖）

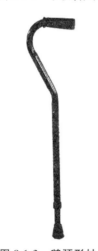

图 8-1-3　鹅颈形杖

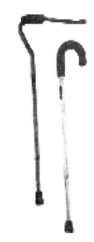

图 8-1-4　钩形杖

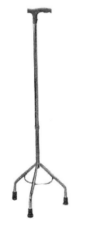

图 8-1-5　三足手杖

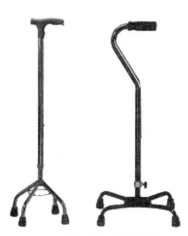

图 8-1-6　四足手杖

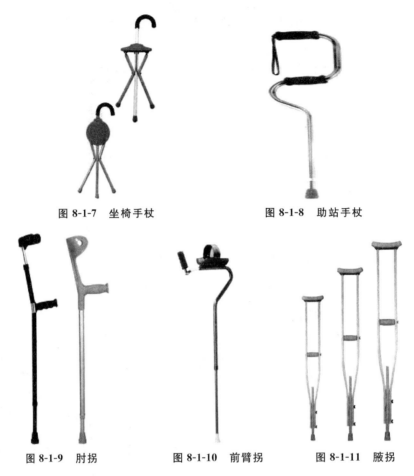

图 8-1-7　坐椅手杖　　　　　图 8-1-8　助站手杖

图 8-1-9　肘拐　　　　图 8-1-10　前臂拐　　　　图 8-1-11　腋拐

（2）助行架的种类及适应对象

助行架适用于下肢肌力降低、行走时稳定性差的老人。养老护理员要根据老人的躯体情况和行走能力选择不同的助行架，以防止意外事故的发生。

1）标准型助行架　又称讲坛架或 Zimmer 架，是一种三边形（前面或后面和左右两侧）的金属框架，没有轮子，手柄和支脚能够提供支撑的步行辅助用具，如图 8-1-12 所示。

标准型助行架适应对象：

①单侧下肢无力或截肢，需要比单臂操作助行器更大支持，如老年性骨关节炎或股骨骨折愈合后。

②全身或双下肢肌力降低或协调性差，需要独立、稳定站立者，如多发性硬化症或帕金森病。

③需要广泛支持，以帮助活动和建立自信心，如用于长期卧床或患病的老年人。

2）轮式助行架有轮子、手柄和支脚提供支撑的双臂操作助行器。适用于下肢功能障碍，且不能抬起助行架步行的老年人，如图 8-1-13 和图 8-1-14 所示。

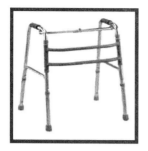 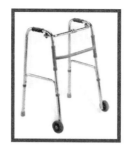 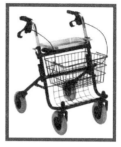

图 8-1-12　标准型助行架　　　图 8-1-13　前轮轮式助行架图　　　图 8-1-14　三轮型轮式助行架

二、协助老年人更换体位

老年人因疾病导致长期卧床或制动，恢复期长，如果长期不活动容易引起并发症或废用综合征，可增加新的功能障碍。养老护理员应安全、及时、有效地为老人更换体位，并鼓励病人在床上进行肢体锻炼，以减少并发症的发生。

1. 对中枢神经系统的影响

卧床以后，对外界的信息输入减少，加上疾病的痛苦，老人很容易产生焦虑、抑郁、情绪不稳定等。

2. 对心血管系统的影响

久病卧床使血流缓慢、淤滞，促发下肢静脉血栓形成。长期卧床的老人容易发生直立性低血压。

3. 对呼吸系统的影响

纤毛功能下降，呼吸道分泌物难于咳出，淤积于下部支气管，成为细菌的良好培养基，极易诱发坠积性肺炎。

4. 消化系统的影响

由于长期卧床不活动，使胃肠蠕动减弱，消化液分泌减少，造成营养吸收障碍，并容易导致便秘。

5. 对泌尿系统的影响

长期卧床体位固定不变动，容易发生尿路感染；泌尿系统的炎症，含细菌的尿液对尿路结石的形成有一定的促进作用。

6. 对皮肤的影响

由于局部组织长期受压，血液循环不畅容易产生压疮。

7. 对肌肉和骨骼的影响

长期卧床最早最明显的异常是肌肉系统，肌肉张力下降，肌力下降，四肢酸痛、无力。关节僵直，活动不便，关节活动度减小，严重者导致关节挛缩。

三、保护具的使用

为了老人的安全与治疗，通常使用保护具来限制他们身体或机体某部位的活动。老年人体质差，躯体并发症多，使用保护性约束的同时加强观察和护理，确保护理安全。

1. 保护具的种类和适应对象

(1)床档

1) 多功能床档：使用时插入两侧床缘，平时插于床尾

2)半自动床档：固定在床缘两侧，可升降。

(2)约束带 宽绷带、肩部约束带、膝部约束带。

1)宽绷带：用于固定手腕及踝部，先用棉垫包裹手腕或踝部，再用宽绷带系成双套结，套在棉垫外，松紧适宜，然后将绷带尾端系于床端。

2)肩部约束带：使用时将袖筒套于老人肩部，腋窝衬棉垫。两袖筒上细带在胸前打结固定，将两条长宽带系于床头。

3)膝部约束带：使用时，两腘窝衬棉垫，将约束带横放于两膝上，宽带下的两细节各固定一侧膝关节，再将宽带系于床缘。也可用大单进行固定。

4)尼龙搭扣约束带：使用时，约束带置于手腕或脚踝部位，衬棉垫后，选好适宜松紧度，对合尼龙搭扣，将带系于床缘。

2. 保护具使用指征

(1)谵妄、昏迷、躁动等意识不清的老年人。

(2)特殊治疗期间的临时限制。

(3)不配合治疗护理的老年人。

(4)精神障碍的老年人。

(5)病情危重、伴有各类插管、卧床，防止发生坠床、管道拔脱、抓伤、撞伤等，保证老人安全。

3. 使用保护用具的原则

(1)使用约束用具前向老人家属解释清楚，取得老人或家属的同意。

(2)应用保护具时应保护老人的自尊。

(3)保护具只能短时间使用，协助老人经常更换，保持舒适体位。

(4)使用约束带时，肢体处于功能位置，松紧适宜，定时观察局部皮肤血液循环状况，对局部进行按摩，以促进血液循环。

四、老年人跌倒

1. 跌倒的现状及流行病学

随着人口老龄化进程的加速，跌倒成为我国伤害死亡的第四位原因，在65岁以上老年人占首位，并且死亡率随年龄增加而急剧上升。此外，还可导致残疾，影响身心健康，降低生活质量。在国外，每年30％65岁以上老年人发生跌倒一次或多次，80岁以上高达50％。约180万/年65岁以上老人因跌倒而活动受限或就医。而在国内，大约有1.67亿老年人，有2000万老年人至少发生2500万次/年跌倒。

2. 跌倒的相关因素

(1)生理因素

①步态和平衡功能 步态的稳定性下降和平衡功能受损是引发老年人跌倒的主要

原因。步态的步高、步长、连续性、直线性、平稳性等特征与老年人跌倒危险性之间存在密切相关性。老年人为弥补其活动能力的下降，可能会更加谨慎地缓慢踱步行走，造成步幅变短、行走不连续、脚不能抬到一个合适的高度，引发跌倒的危险性增加。另一方面，老年人中枢控制能力下降，对比感觉降低，躯干摇摆较大，反应能力下降、反应时间延长，平衡能力、协同运动能力下降，从而导致跌倒危险性增加。

②感觉系统　感觉系统包括视觉、听觉、触觉、前庭及本体感觉，通过影响传入中枢神经系统的信息，影响机体的平衡功能。老年人常表现为视力、视觉分辨率、视觉的空间/深度感及视敏度下降，并且随年龄的增长而急剧下降，从而增加跌倒的危险性；老年性传导性听力损失、老年性耳聋甚至耳垢堆积也会影响听力，有听力问题的老年人很难听到有关跌倒危险的警告声音，听到声音后的反应时间延长，也增加了跌倒的危险性；老年人触觉下降，前庭功能和本体感觉退行性减退，导致老年人平衡能力降低，以上各类情况均增加跌倒的危险性。

③中枢神经系统　中枢神经系统的退变往往影响智力、肌力、肌张力、感觉、反应能力、反应时间、平衡能力、步态及协同运动能力，使跌倒的危险性增加。例如，随年龄增加，踝关节的躯体震动感和踝反射随拇指的位置感觉一起降低而导致平衡能力下降。

④骨骼肌肉系统　老年人骨骼、关节、韧带及肌肉的结构、功能损害和退化是引发跌倒的常见原因。骨骼肌肉系统功能退化会影响老年人的活动能力、步态的敏捷性、力量和耐受性，使老年人举步时抬脚不高、行走缓慢、不稳，导致跌倒危险性增加。老年人股四头肌力量的减弱与跌倒之间的关联具有显著性。老年人骨质疏松会使与跌倒相关的骨折危险性增加，尤其是跌倒导致髋部骨折的危险性增加。

(2)病理因素

①神经系统疾病　脑卒中、帕金森病、脊椎病、小脑疾病、前庭疾病、外周神经系统病变。

②影响视力的眼部疾病　白内障、偏盲、青光眼、黄斑变性。

③骨、关节疾病：如骨质疏松症、类风湿性关节炎、畸形等。

④心脑血管疾病：如椎基底动脉供血不足、体位性低血压、高血压、心脏病、脑梗死等。

⑤泌尿系统疾病或其他原因伴随尿频、尿急、尿失禁：老年人经常由于匆忙去洗手间、排尿性晕厥等导致跌倒。

⑥其他：如身体虚弱、贫血、甲状腺疾病、糖尿病等。都会影响机体的平衡功能、稳定性、协调性，导致神经反射时间延长和步态紊乱。

(3)药物因素

研究发现，是否服药、药物的剂量，以及复方药都可能引起跌倒。很多药物可以影响人的神智、精神、视觉、步态、平衡等方面而引起跌倒。可能引起跌倒的药物包括：

①精神类药物：抗抑郁药、抗焦虑药、催眠药、抗惊厥药、安定药。

②心血管药物：抗高血压药、利尿剂、血管扩张药。

③其他：降糖药、非甾体类抗炎药、镇痛剂、多巴胺类药物、抗帕金森病药。

（4）环境因素

老年人室内跌倒最易发生在卧室、厕所和厨房。室内常见的危险因素：过强、过暗的灯光，不合适的家具高度和摆放位置、卫生间缺少扶手、过道有障碍物、地毯不平整等。室外的危险因素包括路面不平，雨雪天气、拥挤等都可能引起老年人跌倒。最易发生跌倒坠床的时间为晚上或半夜如厕时、清晨起床时、长时间热水洗澡、卧床久蹲后。

（5）心理因素

"担心跌倒"的心理可以限制老年人的活动，降低活动能力并导致功能缺陷，跌倒的危险性随之增加。老年人对自身能力估计过高、"不服老"的心理、自尊心太强，对危险性认识不足，或由于不愿意麻烦家属、养老护理员，而勉强为之，可能导致跌倒的风险增高。

3. 跌倒的预防措施

（1）全面评估老人

老人入住老年机构后，必须进行跌倒危险因素的常规评估。评估内容应包含老人的意识、精神状况、药物、环境、与疾病相关因素、有无跌倒史等内外在危险因素。跌倒的风险评估有利于护理人员及时发现不安全因素，根据具体情况制订预防措施。

（2）合理使用药物

正确指导老年人合理用药，应遵医嘱服药，指导老人按时、按量用药，并教会老人识别药物的不良反应。服用镇静安眠药的老人，嘱其意识要完全清楚才能下床；服用降压药、降糖药、利尿药时，嘱其缓慢改变体位，预防体位性低血压。

（3）改善老年人的生活环境

老年人的生活环境整体布局要求是"健康、安全、便利、无障碍"。室内家具的高度和摆放位置应合理；日用品固定摆放在方便取放的位置；地面应平坦、防滑、没有障碍物；光线应均匀、柔和、避免直射；夜间要配置照明装置，睡眠时加床挡；楼梯走廊、厕所、浴室要安装扶手；浴缸或淋浴室地板上应放置防滑橡胶垫等，以防止老年人跌倒。

（4）适宜的运动锻炼

运动应量力而行，循序渐近，运动形式及内容应适合老年人的特点，并结合个人兴趣及活动能力采用不同的运动。如金鸡独立、平衡体操及太极拳等，有利于增加老人姿势的稳定性和协调性，从而减少跌倒的发生率。

（5）对老年人进行安全宣教

在机构内开展多种形式的健康教育，可以编写图文并茂的科普手册、制作科普板报、开展相关内容知识讲座等，宣传预防跌倒的常识，还可以借助警示卡及提示牌等辅助方式来加强老年人预防跌倒的意识。

（6）重视相关疾病的预防

有视、听及其他感知障碍的老年人应佩戴视力补偿设施、助听器及其他补偿设施。对于骨质疏松的老年人，要加强膳食营养，保持均衡的饮食，适当补充维生素D和钙剂；加强体育锻炼，保持骨关节的灵活性；绝经期老年女性必要时应进行激素替代治疗，增强骨骼强度，降低跌倒后的损伤严重程度。

(7)加强心理护理

"担心跌倒"的心理会限制老年人的活动，降低老年人的活动能力并导致功能缺陷，反而会使跌倒的危险性增加。护理人员要耐心做好安慰、解释工作，从预防跌倒的方法上给予指导，如告知老年人安全移动的方法，如何有效避免危险因素，帮助老年人重建自信心。

五、老年人噎食

1. 噎食的定义

指进食时，食物误入气管或卡在食管第一狭窄处压迫呼吸道，引起严重呼吸困难，甚至窒息。是老年人猝死的常见原因之一。

2. 噎食发生的原因

(1)生理因素：老年人咀嚼功能下降，咽喉在生理及功能上发生退行性变化。

(2)疾病因素：颅内本身的病变；神经肌肉的病变；咽喉的病变；食管的病变；心、肺功能不全。

(3)体位因素：年老或行动不便的卧床者，平卧于床上进食而易引发噎食。

(4)食物因素：容易引起噎食的食物有馒头、鸡蛋、排骨、汤圆、果冻等。

3. 噎食的临床表现

可有刺激性咳嗽、喘气或咳嗽微弱无力，呼吸困难，面色青紫，皮肤、甲床和口腔黏膜发绀。"V"字形手法。

4. 噎食的预防

(1)要有规律的作息，坚持晨起锻炼身体，饭后散步。如是卧床的老人，护理员应协助老人取半坐卧位，进餐后休息30分钟再平卧。

(2)食物宜清淡，易于消化，如新鲜的瓜果蔬菜、鱼、蛋等；少食油腻、生冷粗硬的食物，以及少吃辣椒等刺激性食物。

(3)进餐时不宜急躁，要细嚼慢咽，硬食要切碎煮透，不吃滚烫食物。

(4)对咀嚼或吞咽困难的老年人，进食要严密观察，可将食物打碎成糊状，必要时专人喂饭或鼻饲。

(5)加强饮食管理，照护者应守护在旁，进食前后饮水、不可边吃饭边说话。

六、老年人烫伤

1. 烫伤的概念

由高温液体(如沸水、热油)、高温固体(烧热的金属等)或高温蒸气等所致损伤称为烫伤。

2. 烫伤的原因

(1)主观原因：老年人由于身体各器官生理功能逐渐衰退，感觉器官退化，感觉及反应比较迟钝，使其对温度的敏感性降低。

（2）客观原因：因热水、热汤、热油、热粥、炉火、电熨斗、蒸汽等造成。老年人采用拔火罐、艾灸等热力治疗也容易造成低温烫伤。

3. 烫伤的分期和临床表现

（1）Ⅰ度烫伤

仅伤及表皮浅层，生发层健在，表面红斑状、干燥、烧灼感。3天～7天脱屑痊愈，短期内有色素沉着。

（2）浅Ⅱ度烫伤

伤及表皮的生发层、真皮的乳头层局部红肿明显，有水泡形成。水泡剥脱后，创面红润、潮湿、疼痛剧烈如无感染，1～2周内愈合一般不留瘢痕，多数有色素沉着，如图8-1-15所示。

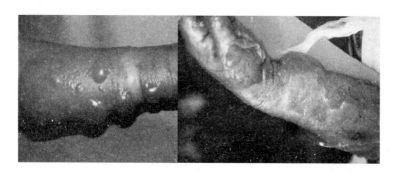

图 8-1-15　浅Ⅱ度烫伤

（3）深Ⅱ度烫伤

伤及皮肤的真皮层，可有水泡，水泡剥脱后创面微湿，红白相间，痛觉较迟钝。有残存的皮肤附件，如无感染，可融合修复需时3～4周，且常有瘢痕增生。

（4）Ⅲ度烫伤

皮肤全层甚至达到皮下、肌肉或骨骼；创面无水泡，如皮革状，痂下血管栓塞；痛觉消失，常需要植皮，瘢痕增生明显。

老年人烫伤程度分期及临床表现归纳，如表8-1-1所示。

表 8-1-1　烫伤程度分期及临床表现

分度	损伤层次	临床表现	愈合时间	预后
Ⅰ度 （红斑性）	表皮层	红斑、疼痛过敏、无水疱	3～5天	恢复正常
浅Ⅱ度 （大水疱）	乳头层	大水疱、基底红润、剧痛	2周左右	色素改变
深Ⅱ度 （小水疱）	网状层	小水疱、基底红白相间、痛感迟钝	3～4周	瘢痕
Ⅲ度 （焦痂性）	全层	苍白、焦黄、皮革样焦痂	不能自愈 需植皮	瘢痕

4. 烫伤的处理方法

Ⅰ度烫伤：先进行"冷却治疗"，如有冰块，把冰块敷于伤处，随后用鸡蛋清或烫伤膏涂于烫伤部位。

Ⅱ度烫伤：先进行"冷却治疗"后，消毒创面，涂以烫伤软膏。有水疱者，根据水疱的大小可保留或用无菌的注射器抽出液体，表面用无菌敷料包扎。随后立即报告。

Ⅲ度烫伤：立即用清洁的被单或衣服简单包扎，避免污染和再次损伤。创面不要涂擦药物，保持清洁，立即报告，迅速就医。

5. 老年人烫伤的预防

(1)不可让老年人自己去灌开水，暖水瓶要放在老人不易碰到的位置，不可让行动不便的老年人自己倒开水。开水房应悬挂"小心烫伤"的标识。

(2)老年人饮开水、食用热食或热汤时，注意不要过热，照护员应先告知老年人，待温热再食用。

(3)提醒老年人远离厨房正在烧煮的锅具和燃气灶。

(4)老年人自己洗浴或为老年人擦浴、洗漱前，必须先调试好水的温度(先放凉水后放热水)。

(5)老年人使用暖水袋时，注意温度不宜过高，一般情况下50℃为宜，热水袋外要包裹一层毛巾，避免直接接触皮肤。

(6)老年人应谨慎使用中药敷贴、拔火罐等，容易引起皮肤灼伤，照护员要经常为其调换位置，密切观察皮肤变化。

七、老年人走失

1. 老年人走失的原因

很多老年人文化偏低或是不识字、记忆力衰退、辨识能力差，不会使用现代化的信息工具，一旦外出，就有可能走失。其次，在农村生活了一辈子的老年人随来城打工的子女开始城市生活，由于他们对城市环境及新的生活方式的陌生和不适应，单独外出，极易迷路走失。另外，城市建设和生活方式的快速改变，也是老年人频频走失的原因之一。在老年人群中，患有老年痴呆症、小脑萎缩、抑郁症等患者占有一定比例，老年痴呆症是老年人常有的疾病，疾病的发生能使患者出现记忆力减退，反应迟钝，由于记忆力和定向力减退，老年人外出常常找不到自己回家的路。

2. 养老机构中老年人走失的预防管理措施

(1)入住管理

①了解有无走失史，严格签订入住协议。

②准确、动态的评估老人的认知能力。对老人进行详细体检，并认真记录。

③对老人做全面详细跟踪观察，有异常情况通报给主管，并与家属联系，必要时，签订补充协议。

④详细登记托送人姓名、住址、电话。

（2）门卫管理

①门卫设施、设备完善，确保安全。

②必须由专人管理，建立健全门卫出入登记管理制度。

③制定严格的老人外出制度，自理老人外出或非自理老人家属陪伴外出均应进行详细登记。

（3）护理管理

①加强巡视，密切观察失智老人的异常变化。

②对易走失老人，寻找原因，制定相应措施。如环境改变、思念亲人等。

③营造良好的、舒适、温馨、安全的居住环境，组织老人感兴趣的活动，使老人安心休养。

④经常与家属沟通，通报老人生活及精神状态等信息。

⑤易走失老人不能单独外出。

⑥加强老人间的沟通与交流。

⑦给老人安排适当的活动、治疗作业、智力康复和自理能力等训练，循序渐进，持之以恒。

⑧在老人房间门口做特殊、容易记忆的标识，利于老人的辨认。带着老人反复熟悉周围的环境，强化记忆。

⑨易走失老人可佩戴联系卡或爱心手环，注明老人的姓名、居住地、联系方式等，便于走失时接受他人的救助，安全返回。

（4）员工管理

①加强素质教育，坚持"以人为本"的服务理念，使老人得到良好的照料。

②加强巡视，让爱游走的老人总是在自己的工作视线范围内。

③提高护理技巧，制订完整的易走失老人的管理办法。

④发挥团队协作精神，共同关心、参与和管理。

八、老年人自杀

老年人自杀是一个全球性的公共卫生和精神卫生问题。

1. 老年人自杀的原因

老年期所面临的是退休、身体老化和死亡，因此他们面临着适应困难、沮丧、孤单无依、绝望无助、恐惧死亡等问题与危机。由于每个人的需要不同，因此他们自杀的动机也各不相同。

（1）个人因素

①生理疾病的影响。疾病是老年人自杀的重要原因之一，随着年龄的增长，身体各部分的机能都在不断下降，有些老年人是一人多病，忍受不了疾病的折磨而选择自杀。

②心理疾病。抑郁症是老年人自杀的主要危险因素之一。孤独感可能是形成抑郁的老年人自杀意念的相关因素。有些老人长期受疾病的折磨，给子女带来麻烦，遭到子女们的嫌弃，便会产生累赘感，对生活失去信心。

（2）家庭因素

①家庭纠纷。在农村，一般家庭仍然以几代同堂为主，生活在一起难免会产生种种摩擦，老年人与青年一代在思想上往往会有代沟。老年人常会感到被忽视，内心会产生痛苦和矛盾，当这种矛盾愈演愈烈时，老年人便会采取自杀手段。在城市，由于住房问题，有的子女不让父母与自己同住，这使老人感到被遗弃，逐渐对生活失去信心。

②子女的不赡养。由于计划生育政策，独生子女的增加，使得一个子女要赡养四个老人，在市场竞争激烈的今天，赡养老人的成本越来越高，导致子女不愿意赡养老人。

③独自居住。随着农村青年大批流向城市，城市里的人在外地工作或出国留学，现代社会的空巢家庭越来越多，子女不在身边，对老人的生活照顾不周，精神上的安慰更少，使老年人产生孤独感，寂寞和失落感，会加深对社会生活的疏远和隔绝感。

④离婚或丧偶。丧偶对老年人心理的影响是严重剧烈的，和自己生活了几十年的人突然死去，许多老人常常是悲痛欲绝，悲伤过度。

（3）社会因素

人是生活在特定的环境中的，除了老年人自身和家庭因素外，整个大的社会环境也会对老年人产生影响。

①社会角色的转变。离退休老年人从工作岗位退居到家庭，导致了老年人社会角色的转变。有老人不习惯退休生活，一时难以接受闲暇在家，思想常有空虚、失落感。特别是在退休前受人尊敬，生活经历丰富的高层领导者或高地位职业者，由于退休，丧失了原有的社会地位和权利，常常表现出一种巨大的失落感，心理上难以适应。而且退休后经济收入减少，有的老人需要依靠子女生活，家中原有的权威感也随之丧失。

②社会支持和联系不够。人们总是习惯性地把老年和伤残、疾病联系在一起，而无视年龄增长带来的积极的一面。对许多人来说，衰老是死亡的代名词，认为人一进入老年，思维和工作便跟不上了，觉得老年人提出的意见都是些封建思想，他们不了解老年人实际的心理、生理特点和生活能力。在社会生活中常常轻视，不尊重老年人，对老年人常常抱有一种偏见。

③社会保障制度的不完善。随着社会的发展，社会保障体系已经不能满足市场经济发展需求。首先，随着老年人口的不断增多，养老保险金严重欠缺，有的退休老人不能按时拿到钱，使得经济困难老人生活难以维持；其次，养老保险的覆盖面只涉及城镇，而农村仍然以家庭保障为基础。由于青年人向城市转移，老人留守家中，失去传统的家庭保障，没有足够的生活来源。

2. 老年人自杀的预防

（1）养老护理员应做好沟通和观察工作，及时发现老人的心理变化，做到防患于未然。

（2）对于一些性格内向、消极的老年人，可根据情况安排外向、思想乐观的老人同住一个房间，老人之间能够互相沟通交流，从而减轻思想上和心理上的负担。

（3）对儿女不孝或儿女工作繁忙者，机构负责人可打电话找患病老人家属反映其心理状态和孤独情况，要求他们平时尽量多打电话、多来探望老人。

（4）对于有严重消极情绪的老年人应安排专人陪护，对有自伤、自杀行为的老人必要时可用约束带进行保护，尤其是夜间。另外，要做好门窗的安全防范处理，提高警惕。

（5）房间不要放利器等自伤性用物，落实好"服药到口，咽下离开"制度，严防藏药，累积后吞服自杀等情况的发生。

（6）针对老年人的自杀原因，应在生活上和精神上予以帮助和关心，帮助其排除消极自杀意念，树立自信心。定期组织一些文娱活动、学习、手工活动等，以转移分散他们的自杀念头，调动老人的积极情绪和生活热情。

（7）严重者可根据病情送其至精神病院治疗或请心理医生进行心理沟通治疗。

九、养老机构火灾的预防

近年来，随着我国城市老龄化程度的不断增长，政府鼓励各种社会力量参与建设经营养老院、敬老院等，社会养老机构的数量不断增加，在这种社会发展的大背景下，社会养老机构的火灾发生起数及火灾人员伤亡数也呈上升趋势。目前，养老机构大多存在下列消防问题。

1. 养老机构的消防问题

（1）规划不合理

很多养老机构设置在居民小区中，有的甚至直接设置在居民建筑内，防火间距严重不足，一旦周边或同一建筑内发生火灾，势必影响养老机构自身安全。

（2）无证经营

养老建筑未办理相关建设工程消防审核和验收手续。

（3）未按消防技术标准配置消防设施及器材，部分器材损坏或淘汰。

（4）消防安全制度形同虚设，部分场所灭火、应急疏散预案可操作性差。首先，由于人员的配置及资金问题，部分养老院和敬老院的消防安全制度还停留在纸面上，夜间防火巡查制度、日常防火检查制度未能完全落实，导致日常消防安全管理存在漏洞，不能及时发现隐患。其次，大部分养老院和敬老院的灭火、应急疏散预案可操作性差，未能针对老人实际情况制定切实可行的预案，落实火灾疏散时相应的护理人员。

（5）养老服务队伍职业化建设滞后

服务队伍的整体素质较低，专业水平、业务能力和服务质量不能有效满足服务对象的需求，而且消防培训工作落实不够，护理人员大多消防技能差，不能按预案有效扑救火灾及疏散老人。

（6）老年人消防安全意识淡薄，疏散能力差

老人作为弱势群体，认知度低、理解力差，不能正确认识火灾带来的危害，应对火灾的逃生能力很低，往往小火酿大灾，造成意想不到的严重伤亡。老人中有些人身体衰弱行动滞缓；有些人耳聋或视力差感受火灾警报有一定障碍；有些甚至无法行走必须依靠他人帮助才能缓慢移动。

2. 养老机构火灾的预防措施

(1)强化管理，消除火灾隐患

养老机构对所配置的消防设施、器材和消防安全标志，应定期组织检验、维修，确保消防设施和器材完好、有效。检查中要注意检查安全出口是否上锁，疏散楼梯间和楼梯是否堆放杂物，疏散走道是否畅通以及消防设施完好程度，查看保养记录，应急预案和措施。

(2)加大宣传力度，提高防范意识

养老机构应注重消防教育宣传工作，不仅要对员工的基本消防知识进行培训，要求员工掌握日常用火、用电等防火知识，还需掌握火灾初期的扑救工作和自救知识。另外，机构负责人还需帮助老人提高自我防范意识和应对火灾事故的能力。

(3)建立健全的安全管理体系

养老机构应制定相应的消防灭火疏散预案和规章制度，明确内部人员的岗位和任务，落实责任到人。定期组织内部员工进行消防演习，同时对各楼层消防设备设施进行检查、检修。物业人员、仓库保管员对存储设备、物品要严格依照防火规定进行管理，并掌握防火和灭火基本知识，做好定期防火检查记录。

拓展训练

王奶奶，70岁，患有冠心病、骨质疏松症、高血压。独自居住在家，平时很少与人来往。因如厕蹲便时间过长，站立时不慎摔倒，老人当时出现短暂的视物模糊，当社区照护人员赶到现场时，与老人交谈时，老人吐字含糊。

1. 对于这种情况，照护人员该如何处理？

2. 老年人居家安全要注意哪些方面？

推荐阅读

1. 张建平. 老年人护理安全风险管理及急救指南[M]. 北京：人民军医出版社，2008

2. 陈琳翰. 养老护理紧急救护技术[M]. 郑州：河南科学技术出版社，2014

任务二

使用轮椅老年人的指导与协助

学习目标

知识目标：掌握轮椅运送方法及注意事项。

能力目标：能根据老人的不同情况进行搬移操作。

工作任务描述

邵爷爷，65 岁，脑中风后康复期。左下肢活动无力，邵爷爷想要坐轮椅到户外参加老年人文体活动。养老护理员小刘今天当值。

问题思考：

1. 请问如何将邵爷爷从床上转移到轮椅上？
2. 如何协助邵爷爷坐轮椅上下台阶及上下坡？

工作任务分解与实施

一、工作前准备

1. 老年人准备：老人了解轮椅运送的方法和目的，能够主动配合。

2. 照护者准备：具备老人安全照护相关专业知识；着装得体大方；熟悉活动的路线。

3. 物品准备：轮椅、保护带、必要时备毛毯、尿垫、外套、软枕。

4. 环境：安全、整洁，温湿度适宜，光线明亮、宽敞、地面整洁、平坦、室内外温度差异、移开障碍物等。

二、评估

1. 老人的评估：老人精神状态、心理状态、合作程度、能力评估、自理情况、是否有坐轮椅的体验、肢体活动受限状况、活动耐力及躯体活动能力。

2. 轮椅性能：保证轮椅性能良好、轮胎气足，刹车制动良好。

3. 环境：地面整洁干燥、环境宽敞，便于轮椅通行。

三、轮椅使用的指导和协助

1. 沟通与交流

（1）养老护理员推着轮椅去老人的房间。

（2）与老人沟通，告知操作的目的和配合方法，向老人说明轮椅使用过程中的注意事项。

2. 帮助老人从床上向轮椅移动

（1）将轮椅推至床边，椅背和床尾平齐，面向床头，翻起脚踏板。

（2）协助老人坐起，披上外衣，穿好鞋袜下地。

（3）拉起两侧扶手旁的车闸，固定好轮椅；如无车闸应请护士站在轮椅后面，固定轮椅（如图 8-2-1 所示），以防止前倾，叮嘱老人扶着轮椅的扶手，身体置于椅座中部，抬头向后靠坐稳。尽量靠后坐，勿向前倾或自行下椅，以免跌倒（如图 8-2-2 所示）。

（4）病人坐稳后翻转踏板供病人踏脚。

（5）确定老人无不适后，松闸、推老人到户外。

（6）在推轮椅进行的过程中要注意安全，保持舒适体位。推车下坡时减慢速度，过门槛时翘起前轮，使老人的头、背后倾，并叮嘱抓住扶手，以防发生意外。随时注意观察老人有无不适。

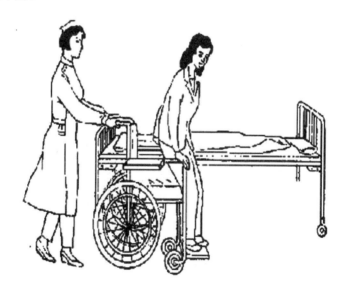

图 8-2-1　协助从床上移向轮椅

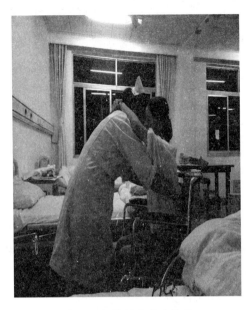

图 8-2-2　协助老人坐轮椅

3. 使用轮椅上下台阶

（1）上台阶：脚踩轮椅后侧的杠→抬起前轮上移台阶→再以两前轮为支点→双手抬把手→抬起后轮→平稳地移上台阶（如图 8-2-3 所示）。

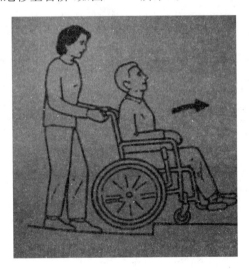

图 8-2-3　使用轮椅上台阶

（2）下台阶：老人和护理员背向前进方向→护理员在前，轮椅在后→嘱老人抓紧扶手→提起车把→后轮转移到台阶下→以两后轮为支点→抬起前轮→平稳地把前轮转移到台阶下（如图 8-2-4 所示）。

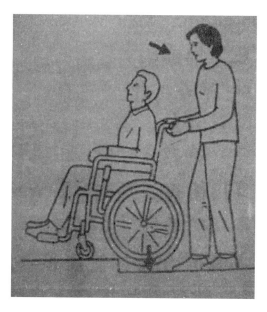

图 8-2-4　推轮椅下台阶

4.使用轮椅上下坡

（1）推轮椅上坡的方法：身体一定要前倾，可以防止后翻（如图 8-2-5 所示）。

（2）推轮椅下坡的方法：倒转轮椅，养老护理员和老人都背向前进方向→使轮椅缓慢下行→叮嘱老人伸展头部和肩部并向后靠（必要时用安全带保护老人）。

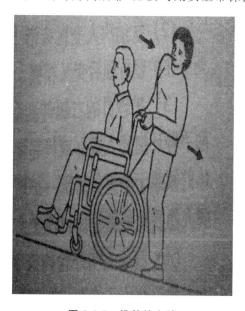

图 8-2-5　推轮椅上坡

> **小贴士：**
> 　　轮椅需配备1条带锁扣的安全带，固定在车把轮椅靠背上，使用时让老人尽可能向后靠，从轮椅背后穿过将锁扣系在老人腰部，根据体形调节锁扣。

必备知识

一、轮椅训练的步骤

1. 在轮椅上的正确坐姿

头颈正直、脊柱伸直、保持正常的生理曲线、骨盆位置要端正、膝关节位置要求髌骨正向前方、两脚尖也要正对前方。

2. 手握手轮圈的姿势

用大拇指和大鱼际的部位压扶在手轮圈的正上方，其余四指在手轮圈的下方。肘关节不要过大外张，那样会影响腕关节的活动。

3. 制动器的使用方法

在做上下轮椅或其他转移动作时以及在上下坡道想停住时，一定要使用制动器，防止轮椅滑动。

二、轮椅使用的注意事项

1. 经常检查轮椅是否处于正常使用状态。轮椅刹车一定要刹紧，以免发生意外。

2. 外出途中要随时观察老人的情况，老人如有不适：如出现面色苍白、脉搏加速等体位性低血压的情况出现，立即返回。

3. 推轮椅时速度要慢，以免老人感觉不适发生意外。

4. 出外活动时间不宜过长，以防老人因坐起时间太长引起劳累。根据室外温度适当增加衣物，以免老人着凉。

5. 坐轮椅时提醒老人身体不可前倾，自行站起或下轮椅，以免摔倒，对身体不能保持平衡者，系安全带，避免发生意外。

6. 轮椅每周进行一次设备安全检查及维护，并记录，如表8-2-1所示。

表8-2-1　轮椅检查记录表

日　期	轮椅情况	执行者

拓展训练

李爷爷，男，68岁，3个月前因脑卒中导致右侧肢体偏瘫卧床。意识清楚，生命体征平稳，病情稳定。李爷爷想到室外晒太阳。

请问：

1. 应如何协助李爷爷从床上转移到轮椅上？

2. 一小时后，李爷爷想要回房间休息，应如何从轮椅向床上移动？

同学们分组进行练习，角色扮演并进行展示。

推荐阅读

唐纳德．L．布朗（作者），张莉波，王凤芝(译者).步行者日记.北京：新世界出版社，2014

任务三
使用助行器老年人的指导与协助

学习目标

知识目标： 熟悉助行器的种类和适应对象。

掌握不同助行器的正确使用方法。

能力目标： 能根据不同病情(行走能力)正确选择和使用助行器。

工作任务描述

王奶奶，70岁，脑中风后致左侧下肢瘫痪，左下肢无力，上肢肌力和平衡能力可。王奶奶进行了一段时间复健后，病情有很大的好转，精神状态好。今天外面天气晴朗，王奶奶想要养老护理员小吴陪她出去活动，晒晒太阳。

问题思考：

1. 如何帮助王奶奶选择合适的助行器？
2. 如何协助王奶奶使用助行器在平地行走？
3. 如何协助王奶奶使用助行器站立和坐起？
4. 如何协助王奶奶上下楼梯？

工作任务分解与实施

一、工作前准备

1. 老人的准备：老人对助行器有正确的认识，能配合使用。

2. 照护者准备：照护者具备专业的安全照护的知识；为老人选择合适的助行器，衣帽鞋整洁干净；熟悉户外活动的路线。

3. 物品准备：助行器等。

二、评估

1. 老人：老人的精神状态、心理状态、合作程度、行走能力、是否穿防滑鞋、衣服厚薄等。

2. 照护者：衣帽鞋整洁干净；熟悉活动的路线。

3. 物品：选择合适的助行器；助行器的性能、防滑橡胶帽。

4. 环境：环境明亮、安全，地面无积水、无障碍物，室内外温度差。

三、操作程序

1. 选择合适的助行器

王奶奶左侧下肢无力，但上肢肌力和平衡能力可，精神状态好。养老护理员小吴为老人选择的是普通手杖。

2. 沟通与交流

(1)带着手杖去老人的房间。

(2)与老人沟通，并取得老人的配合。告知老人手杖使用的注意事项。

3. 手杖的测量

(1) 协助老人双腿下垂于床边，帮助老人穿好防滑的鞋子。

(2)测量手杖长度：协助老人站立，肘关节屈曲150°，腕关节背屈，小趾前外侧15 cm至背伸掌面的距离为手杖的长度。根据老人的情况调整好手杖的长度，如图 8-3-1 所示。

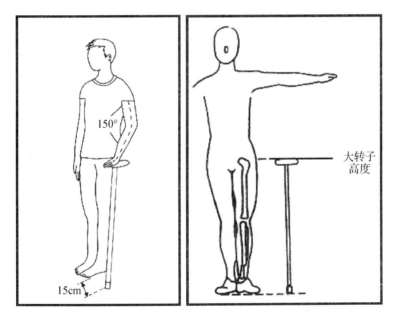

图 8-3-1　手杖长度的测量

4. 协助老人平地行走：拐杖总是放于健侧。

(1)三点式：先出拐杖，再出患侧，最后出健侧(行走时，重心就落在拐杖和健侧，可以很好地保护患侧)。伸出手杖→迈出患足→迈出健足，如图 8-3-2 所示。

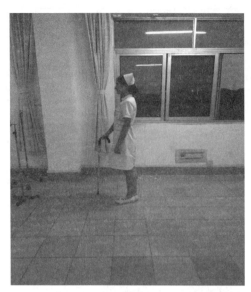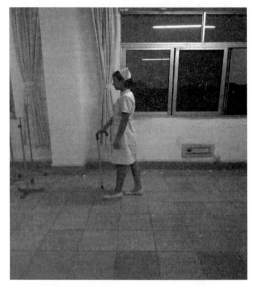

图 8-3-2　三点式（伸出手杖→迈出患足→迈出健足）

（2）两点式：拐杖和患侧一起出（注意保持同步，以免造成患侧的再度损伤），再出健侧（如图 8-3-3 所示）。

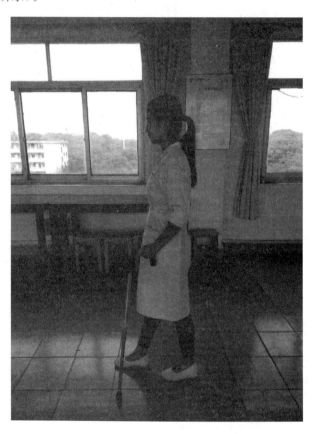

图 8-3-3　两点式（手杖和患足→健足）

5. 协助老人站立及坐下

(1)站立：拐杖放于患侧(可减少患侧的受力)，另一只手用于支撑拐杖帮助站起

(2)坐下：拐杖放于健侧，另一只手支撑拐杖帮助坐下。

6. 协助上下楼梯

上下楼梯时，拐杖总是放于患侧。上楼梯时先健侧，下楼梯时先患侧(好脚上天堂，坏脚下地狱)。

(1)上楼梯：先扶住扶手，可慢慢地向上扶，先出拐杖，再出健侧，最后出患侧(手杖→健侧→患侧)。

(2)下楼梯：先扶住扶手，可慢慢地向下扶，先出拐杖，再出患侧，最后出健侧(手杖→患侧→健侧)。

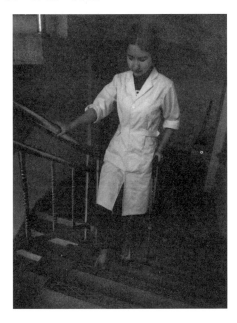
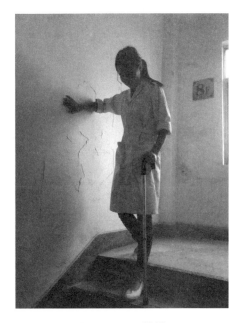

图 8-3-4　上楼梯　　　　　　　　图 8-3-5　下楼梯

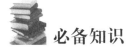

必备知识

一、详见任务一老人安全照护基本知识。

二、腋拐的测量和使用

1. 腋拐的测量最简单的方法是用身长减去 41 cm 即为腋杖的长度。站立时大转子的高度为把手的位置，也是手杖的长度及把手的位置，如图 8-3-6 所示。

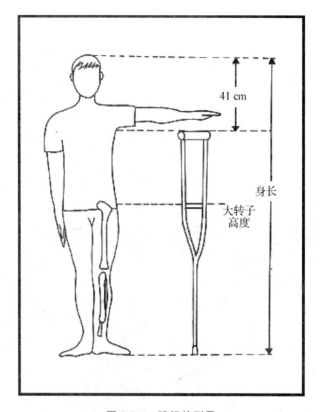

图 8-3-6   腋拐的测量

2. 腋拐的使用

（1）摆至步　同时伸出两支腋杖→支撑并向前摆身体使双足同时拖地向前，到达腋杖落地点附近。

（2）四点步行　先伸出左侧腋杖→迈出右足→再伸出右侧腋杖→最后迈出左足。

（3）三点步行（双拐→患腿→健侧腿）。

先将两侧腋杖同时伸出，双侧腋杖先落地→后迈出患足或不能负重的足→最后再将对侧足伸出（如图 8-3-7 所示）。

（4）二点步行　一侧腋杖和对侧足同时伸出作为第一着地点→另一侧腋杖和另一侧足再向前伸出作为第二着地点。

（5）摆过步　双侧腋杖同时向前方伸出→患者支撑把手，使身体重心前移，利用上肢支撑力使双足离地，下肢向前摆动，双足在腋杖着地点前方位置着地→再将双侧腋杖向前伸出取得平衡。

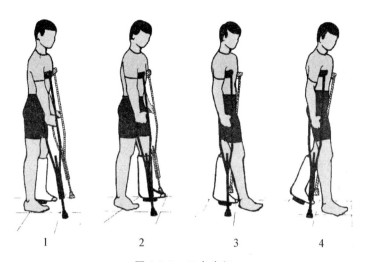

图 8-3-7　三点步行

小贴士：

· 可以在拐杖手柄上加厚衬垫，减轻双手的疼痛和疲劳感。

· 避免在湿滑的地面行走。

· 拄拐活动时，不要穿拖鞋。

· 使用拐杖时，拐杖柄可能会擦伤手臂和胸壁间的皮肤，可以使用润肤露和爽身粉。

 拓展训练

李爷爷，男，68 岁，患有风湿性关节炎，上肢无力。

请问：

1. 李爷爷应选择哪种助行器？

2. 请指导李爷爷使用该种助行器。

同学分组练习，角色扮演，在老师的指导下，选择合适的康复辅具进行训练。

 推荐阅读

1. 辅助创想之行走新助力，http://tv.cntv.cn/video/C14122/f32c883ad05c4ca28616a8c2b6df866c

2. 国家康复辅具研究中心，http://kffj.mca.gov.cn/

任务四
老年人翻身的指导与协助

 学习目标

> **知识目标**：熟悉长期卧床老人常用的良肢位及翻身基本理论知识。
> 掌握老人翻身的基本技巧及注意事项。
> **能力目标**：能指导家属帮助老人正确的翻身。
> 指导老人自己掌握正确的翻身方法。

 工作任务描述

> 　　雷奶奶，78岁，3个月前因脑出血在当地医院治疗，控制脑出血后出院回家调养。出院时雷奶奶意识清楚，生命体征平稳，病情稳定；右侧肢体无主动活动，右侧肩关节三角肌萎缩，被动活动疼痛明显，活动受限。医院诊断：1. 脑出血恢复期；右偏瘫；2. 肩手综合征。现雷奶奶床椅转移不能，生活完全依赖他人，家人已为其请保姆居家照护，今小李作为照护员上门为雷奶奶进行居家生活照护。
>
> 　　**问题思考：**
>
> 　　1. 雷奶奶应取何良肢位？
>
> 　　2. 从运动功能、日常生活能力等方面进行评估，目前雷奶奶存在的主要护理问题是什么？
>
> 　　3. 针对雷奶奶右侧活动受限的状况应如何进行床上活动及护理？

工作任务分解与实施

一、评估及准备

1. 照护者自身准备：具备老人居家护理的基本专业知识；初步了解被评估老人及家庭一般情况。

2. 患者评估：通过初次沟通，了解被照护老人意识状态、性格特点及配合程度；评估被照护老人的基本情况，包括：目前患者病情、体重、心理状况、肢体活动情况、营养状况、治疗情况及管路情况等。

3. 物品准备：翻身软枕、温水、毛巾等。

4. 家庭准备：家人需提前与老人充分沟通，取得其信任并征得同意；照护者与家属共同协商制订床上活动护理方案及翻身计划表；并和家人商量购置预防压疮及翻身的必备护理用具。

二、护理前准备工作

1. 沟通及健康教育：入户时着装整齐，礼貌方式进入被护理老人居室；得体、恰当地称呼老人，建立初步信任关系；大方得体正式的自我介绍（姓名、单位、职位、职责）；向老人详细说明床上翻身护理的目的、重要性及肢体功能康复计划，树立患者良好信心。

2. 环境：关闭门窗，调节室内温度及湿度。

3. 自身准备：洗净双手并温暖双手。

三、实施翻身护理操作

1. 放下床栏、拆松床尾、松开导管固定（床边别针）。

2. 按照患者病情和体重可采取一人翻身或两人（取得患者家属的协助）协助翻身，如果病情允许，可指导患者学会自行翻身的方法和技巧。

3. 翻身后垫好软枕，使老人保持良肢位，既让老人感觉舒适又有利于其疾病的恢复，同时认真检查患者的皮肤情况，给患者做必要的清洁及拍背护理，预防长期卧床有可能导致的并发症。

4. 翻身结束整理床上用物，拉床栏，做好保暖护理，清理用物，洗手并在翻身记录单上记录（见表 8-4-1）。

表 8-4-1　老年人翻身记录单

姓名　　　　　　年龄　　　　　　家庭住址

日期	时间	辅助用物	卧位	皮肤情况	执行者

四、评价护理效果

1. 翻身后告知老人及其家属翻身操作结束，并询问老人主观感受及翻身过程中有无出现不适情况。

2. 对如何改善翻身过程中的配合问题及不适状况与患者做相应的探讨。

3. 根据与患者探讨重新调整护理计划和方案。

4. 表达对老人及其家属配合的肯定,树立恢复肢体功能的信心。

五、评估资料整理与照护需求确定

1. 评估资料整理

小李通过对雷奶奶及其家庭情况的评估所获资料如下:

一般资料:雷奶奶,小学文化,家人为其买有医疗保险,老伴 3 年前过世,现独立居住于50 m² 二室一厅的老式居民楼 1 楼,1 子 1 女,在本地工作,生病前平均每周探望 1～2 次,子女较孝顺,每天会电话询问情况。生病后家人无时间长期照顾,需聘请保姆 1 名,有过专门照护卧床老人的经历,接受过相关居家护理的培训。

能力状况:雷奶奶体重 50 kg,有高血压、糖尿病病史 10 年,脑出血住院治疗 3 个月后确诊右偏瘫及肩手综合征;雷奶奶现意识清楚,右侧肢体无主动活动,右侧肩关节三角肌萎缩,被动活动疼痛明显,活动受限,但生命体征平稳,病情稳定,处于脑出血恢复期。雷奶奶平时为人和善,喜欢种花散步,因为疾病困扰导致卧床,生活完全依赖他人,雷奶奶情绪比较低落,担心给儿女带来负担,害怕长久下去会遭到家人嫌弃,内心焦虑、烦闷,常失眠,其余情况尚可。家人对雷奶奶关爱有加,基本每天会轮流来看望雷奶奶,基于雷奶奶健康状况,家人准备购置翻身床等卧床病人使用的护理用具。

2. 翻身照护需求分析

雷奶奶目前的主要照护问题有:

(1)加强心理护理促进患者主动配合翻身训练:脑卒中患者心理反应非常复杂,因病后出现肢体瘫痪,患者生活不能自理,害怕成为家人的"累赘",往往情绪低落,产生抑郁消极的心理,从而不会主动翻身或配合翻身的康复治疗。照护者应多与患者交谈,交谈时语气需和缓、语言清晰,而且要用保护性、安慰性语言,让患者从听觉上产生亲切感,使患者处于接受治疗的最佳心理状态;同时,应对患者及家属讲解一些治疗康复知识,鼓励患者参加力所能及的个人生活照顾活动,增强患者战胜疾病的信心。

(2)如何定时帮助患者翻身,防止长期卧床导致患者舒适度改变,甚至皮肤受损、肢体关节痉挛及肌肉萎缩、肺部感染、便秘等多种并发症,并能使患者主动参与翻身训练。

必备知识

一、 给长期卧床老人翻身的目的

1. 维持老年人皮肤的完整,避免压疮的产生。

2. 维持卧床老人肢体功能,避免关节痉挛及肌肉萎缩。

3. 给患者提供舒适的卧位。

4. 防止患者并发肺部感染、便秘等并发症。

由于各种疾病困扰而导致老年人长期卧床，老人肢体无自主活动，翻身很困难，如果在床上固定保持一个姿势，容易出现压疮，也不利于排痰，久之容易造成肺部感染。因此，翻身技术是防止压疮、关节挛缩以及肺部感染等并发症的重要环节。

二、给长期卧床老人翻身的原则

1. 翻身时要遵循定时翻身和轴向翻身的原则。

2. 每 2 小时翻身一次，以防止压疮等并发症的产生。但是随着病程的延长，患者皮肤的耐受性和适应性逐步增加，翻身的时间间隔可以在严密观察下逐渐延长。

三、长期卧床患者常用的良肢位

良肢位摆放既可以使患者感觉安全、舒适，又能使偏瘫的肢位及各关节处于最佳位置，减轻偏瘫侧肢位的肿胀，使正常肌力和关节活动度得到恢复，预防痉挛模式的发生，对已经出现的痉挛模式起到缓解的作用，同时配合翻身活动，可预防肺部感染和压疮的发生，防止心功能减退，减少患侧肢体关节挛缩、变形，预防肩关节半脱位、足内翻或下垂等脑卒中的继发功能障碍。

1. 仰卧位：头放在枕头上，面部朝向患侧，枕头高度要适当，胸椎不得出现屈曲。患侧臀部下方垫一个枕头，使患侧骨盆前突，以防止髋关节屈曲，外旋。患侧肩关节下方垫一个枕头，使肩胛骨前突。上肢肘关节伸展，置于枕头上，腕关节背伸，手指伸展。下肢大腿和小腿中部各放一沙袋，防止髋关节外展外旋（如图 8-4-1 所示）。

2. 患侧在下方的侧卧位：患侧肩胛带向前伸，肩关节屈曲，肘关节伸展，前臂旋后，腕关节背伸，手指伸展。患侧下肢伸展，膝关节轻微屈曲。健侧下肢髋关节，膝关节屈曲，下面垫一枕头，背部挤放一枕头，躯干可依靠，取放松体位（如图 8-4-2 所示）。

3. 患侧在上方的侧卧位：患侧上肢向前方伸展，肩关节向前伸展 90 度，下面用枕头支撑，健侧上肢可自由摆放。患侧下肢髋、膝关节屈曲，置于枕头上。健侧下肢髋关节伸展，膝关节轻度屈曲，背后挤放一枕头，使身体呈放松状态（如图 8-4-3 所示）。

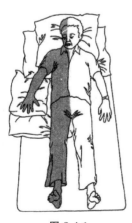
图 8-4-1

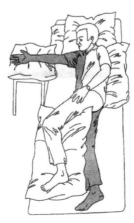
图 8-4-2

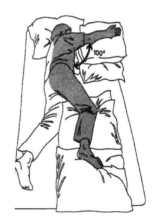
图 8-4-3

四、卧床患者翻身技巧及注意事项

1. 翻身方法

（1）帮助患者翻身法：如患者完全生活依赖或病情不允许，照顾者应帮助患者进行翻身训练。借助于照顾者的帮助和指导，使患者学会翻身时的动作要领，并督促患者积极配合，逐渐向主动进行翻身训练过渡，以利于长期卧床的肢体功能恢复及预防并发症的发生。脑卒中患者早期，病情往往比较危重或大部分患者肢体活动能力受限，因此不能独立完成床上翻身动作，需要照护者给予适当的帮助和指导。因大部分偏瘫患者存在一侧肌张力高、感觉障碍、动作不协调、保护性的平衡反应减弱或消失等情况，一旦坠床无法产生相应的保护性动作而很容易造成脑部外伤，所以应尽量避免。为了保证患者安全，因此在帮助患者翻身时，要将患者翻到照护者所站的一侧，而不建议将患者推转向照顾者对侧的翻身方法，这样容易因力度控制不当而导致把患者推落床下。

翻身技巧：1）从仰卧位到健侧卧位：患者取仰卧，健足置于患足下方。双手握手上举后向左、右两侧摆动，利用躯干的旋转和上肢摆动的惯性向健侧翻身（如图 8-4-4 所示）。具体操作细节：

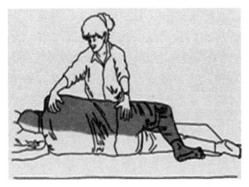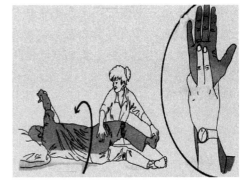

图 8-4-4

①照护者站在翻身的一侧，双手分别将患者的头颈部、肩部、髋臀部、膝部逐一移向照顾者的近侧，告知患者将健侧肢体用力蹬踩在床面上，用健侧肢体的力量协助患侧肢体屈曲。

②照护者走到床的另一侧，一手扶住患者对侧的肩胛部，一手扶住患者对侧膝或髋臀部（如患者上肢或下肢活动功能良好，可让患者 Bobath 握手法（如图 8-4-4）即健手握住患手，十指交叉，双上肢伸向天花板，双腿屈曲）。

③患者和照护者同时向一个方向用力，使患者头颈、肩、躯干及双膝同时翻身向照护者一侧，照护者协助患者摆放好各个肢体的正确位置，保证患者感觉舒适。

④如果患者可以很好地配合，也可让患者十指交叉，双上肢伸向天花板，患腿抬离床面，照护者一手扶持患者的双手，一手扶持患侧小腿，可以很容易地帮助患者完成向健侧翻身的动作。

2)从仰卧位到患侧卧位：患者取仰卧，双侧髋、膝屈曲，双上肢握手伸肘，肩上举约90°，健上肢带动患上肢先摆向健侧，再反方向摆向患侧，以借摆动的惯性翻向患侧（如图8-4-5所示）。

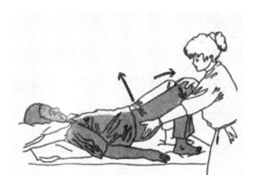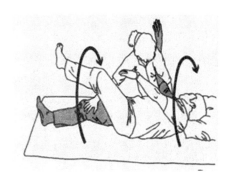

图 8-4-5

（2）患者自行翻身法：在病情允许的情况下，患者自己利用健侧肢体带动患侧肢体，充分调动患者在康复治疗过程中的自我护理的主观能动性，一方面使患者对自身功能恢复增加信心，减少心理负担，促进病情早日康复；另一方面还可以减少照顾者的工作负担。

1)向患侧翻身法：①患者仰卧位，双腿伸直，健侧脚交叉叠放于患侧脚上方，利用健侧腿带动患侧腿使之屈曲，足底蹬在床面上，利用双足底、健侧肩部和上肢肘部位作为支撑点，同时用力将腰臀部抬起使身体向健侧移动，使患侧方的床面留有足够的空间，防止翻身后坠床。②双手十指交叉相握，患手拇指位于健手拇指上方，双上肢抬起，尽最大能力向天花板外伸直，健侧上肢带动患侧上肢先摆向健侧，再摆向患侧，如此反复摆动2～3次，借助惯性带动头、颈、躯干翻向患侧（如图8-4-6所示）。

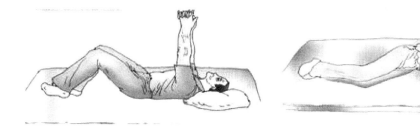

图 8-4-6

2)向健侧翻身法：①患者取仰卧位，健腿屈膝，足尖从患腿足跟部缝隙间插入后双腿伸直，使患侧腿交叉叠放于健侧脚上方，利用健腿带动患腿使之屈曲，足底蹬在床面上，利用双足底、健侧肩部和上肢肘部位作为支撑点，同时用力将腰臀部抬起使身体向患侧移动，使健侧方的床面留有足够的空间，防止翻身后坠床。②用健侧手将患侧上肢轻柔拿起，放在胸前，使双肘屈曲，患者利用健侧躯干的力量，使头颈部转向健侧，利用健手的力量带动患手，利用健腿带动患腿，同时翻身转向健侧。

（3）借助辅助用具翻身：辅助用具可为床栏扶手等，一侧上肢固定于转向侧，另一上肢向同侧摆，头、躯干协同摆动即可达到目的。

2. 翻身注意事项

（1）最少每2小时翻身一次。

（2）对清醒病人要先作解释说明，做每个动作前，都要与老人打招呼，言语要礼貌、温和，即使老人自己能做得很少，也要争取得到老人的配合。

（3）给老人翻身时，照护者离老人身体越近，做起来越轻松。老人睡的床最好是单人床，如果睡双人床，也要让老人睡在外侧，以便于护理。同时要注意，床边要安装护栏，或用较为沉重的沙发椅背靠住，以免老人滚落下来。

（4）如带有各种引流管，翻身前要放松别针，翻身后要检查各种管子是否脱落、受压扭曲并加以妥善固定。

（5）翻身时动作要轻柔，不要拖拉推，使病人身体略离开床面。为了方便，也可以在老人身下铺一条大毛巾被，当需要拖拽老人时，可以拉动毛巾被来挪动老人，这样既省力又不会擦伤老人皮肤。

（6）保持良肢位，一枕垫垫于背臀部，使身体呈侧斜姿势，双小腿之间支托一枕垫，但避免双脚互相压迫。

（7）翻身幅度要根据病情来决定，如果是肺部手术或脑出血病人，翻身时要注意头部固定，翻身幅度不宜过大；调整头部位置，避免颈部屈曲或歪斜，可利用卷轴做适当支托，使头颈部成一直线。

（8）侧躺时，将受压侧肩及臀部微向外拉，保持60°角避免压迫。

（9）每次翻身都要检查局部受压皮肤，如有皮肤破损，避免患处再度受压。

（10）翻身后整理床褥，维持床单平整，干燥清洁。

（11）避免于进食后半小时内翻身。

（12）必要时可使用气垫床、脂肪垫或水球等工具以减轻压力，避免压疮的形成。

拓展训练

李爷爷，退休干部，68岁，2个月前因脑卒中导致左侧肢体偏瘫卧床，现处于脑卒中恢复期在家调养。李爷爷目前意识清楚，生命体征平稳，病情稳定。家人照护困难，现聘请小王为其进行长期居家护理。

请问：

1. 如需对李爷爷进行翻身指导与协助，小王需要评估李爷爷的哪些个人情况？

2. 李爷爷可能存在哪些翻身照护需求问题？小王如何应对这些照护需求？

请同学们分组讨论、分析，并以小组为单位展示讨论结果，或角色扮演评估过程。

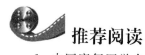

推荐阅读

1. 中国康复医学会，http://www.carm.org.cn/index.do

2. 陆红．翻身巾翻身法配合仰卧间歇减压法预防脊柱外科患者压疮的效果观察[J].基层医学论坛，2014(18).3826－3827

3. 沈建英，计丽燕，涂曼丽等．Bobath 翻身训练在老年脑梗死致偏瘫患者中的应用[J].齐鲁护理杂志，2012，18(36).56－57

任务五
老年人坐起的指导和协助

学习目标

知识目标：掌握协助老年人坐起的方法和技巧。

能力目标：对老人的体位转移有正确的认识。

能及时应对老人坐起时突发的意外情况。

工作任务描述

陈爷爷，78岁，3个月前因脑卒中导致左侧肢体偏瘫卧床。意识清楚，生命体征平稳，病情稳定。

问题思考：

(1)应如何指导老人坐起？

(2)应如何协助老人坐起？

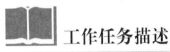

工作任务分解与实施

一、工作前准备

1. 环境准备：环境整洁，温度适宜。

2. 养老护理员准备：衣帽整洁，言语和蔼。

3. 用物准备：软枕、体位垫。

4. 老人准备：了解体位转换的目的，并给予配合。

二、评估

老人精神状态、心理状态、老人合作程度、肢体活动程度。

三、操作程序

1. 沟通：向老人讲解体位转换的作用和注意事项，鼓励老人参与。

2. 指导：老人独自由卧位到床边坐位。

(1)独立从健侧坐起

老人健侧卧位，患腿跨过健腿→用健侧前臂支撑自己的体重，头、颈和躯干向上方侧屈→用健腿将患腿移到床缘下→改用健手支撑，使躯干直立（如图8-5-1所示）。

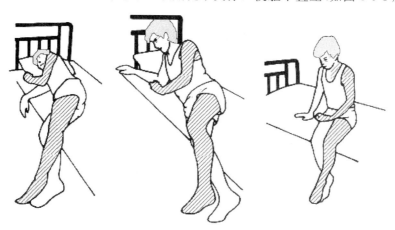

图 8-5-1　独立从健侧坐起

（2）独立从患侧坐起

老人患侧卧位，用健手将患臂置于胸前，提供支撑点→头、颈和躯干向上方侧屈→健腿跨过患腿，在健腿帮助下将双腿置于床缘下→用健侧上肢横过胸前置于床面上支撑，侧屈起身、坐直（如图8-5-2所示）。

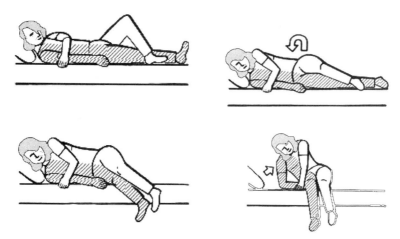

图 8-5-2　独立从患侧坐起

3. 护理员协助老人由卧位到床边坐位

（1）老人侧卧位，两膝屈曲。

（2）护理员先将老人双腿放于床边，然后一手伸入老人颈肩部，另一手扶住老人对侧髋关节，让老人向上侧屈头部。

（3）护理员用手压住老人肘关节做支撑点，以骨盆为枢纽转移成坐位（如图8-5-3所示）。

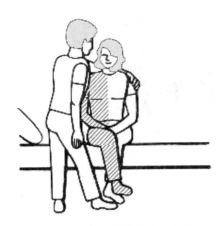

图 8-5-3　护理员协助老人坐起

必备知识

一、老人安全照护基本知识

二、协助老人坐起的注意事项

1. 老人在进行体位转换过程中，养老护理员要询问老人的感受，观察老人的面色和表情，防止体位性低血压的发生。

2. 在协助老人更换体位时，护理员注意自身安全，防止腰部的扭转和过度伸展，防止不必要的损伤。

3. 为了保护残存肢体功能，应尽量鼓励老人自己去做，循序渐进。

4. 对不能配合或体型较胖的老人应同时需要两个护理员配合完成体位转换。

> **小贴士：**
>
> 体位性低血压是由于体位的改变，如从平卧位突然转为直立，或长时间站立发生的脑供血不足引起的低血压。通常认为，站立后收缩压较平卧位时下降 20 mmHg或舒张压下降 10 mmHg，即为体位性低血压。

拓展训练

李爷爷，68岁，因脑出血造成左侧偏瘫、卧床。李爷爷性格孤僻，每次养老护理员来对他进行体位转换时，老人都不配合护理员的工作。

请问：

1. 应该如何与老人进行沟通？

2. 如何鼓励并指导老人进行卧位到床边坐位的转换？

3. 当老人在体位转换过程中，出现头晕、眼花、心悸，你应该如何处理？

请同学们讨论、分析。二人一组进行体位转换的练习。

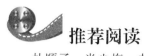 **推荐阅读**

朴顺子，尚少梅. 老年人实用护理技能手册[M]. 北京：北京大学医学出版社，2011

任务六
对使用约束带老年人的照护

学习目标

知识目标：掌握约束带使用的正确方法。

掌握对使用约束带老人的照护。

能力目标：对约束带的使用有正确的认识。

能根据老人的不同病情选择合适的约束带。

工作任务描述

　　王奶奶，70岁，老年痴呆症患者，近段时间患者步态不稳、行为异常、运动灵活性欠佳。照护人员担心老人晚上睡觉会坠床，考虑到老人安全，防止发生意外，为老人使用约束带。

问题描述：

1. 应该为王奶奶选择何种约束带？

2. 如何正确使用约束带？

3. 使用约束带时，应重点观察什么内容？

工作任务分解与实施

一、工作前准备及评估

　　1. 老人：老人的年龄、病情、意识状态、肢体活动度能力、皮肤受损等情况；老人及家属对约束带的目的及方法的了解程度、配合程度。

　　2. 照护者：具有老年人安全保护的专业知识，着装整洁，举止大方，剪指甲，洗净并温暖双手。

　　3. 环境：安静、舒适、安全。

　　4. 物品：宽绷带约束带。

二、操作程序

　　1. 使用前应耐心向老人及家属解释使用约束带的目的，取得他们的配合。

2. 根据老人的情况，选用约束的部位为上肢。

3. 腕部约束法

(1)让老人取舒适卧位，用棉垫包裹于老人上肢→宽绷带打成双套结→套在棉垫外→稍用力拉紧(以不影响血液循环为宜)→将带子系于床缘上(如图 8-6-1 所示)。

(2)保持老人的肢体处于功能位置，约束带的松紧程度，以能放进1～2横指为宜，及时调整。应随时观察约束部位的皮肤颜色、温度、活动及感觉，若发现肢体苍白麻木、冰冷时，立即放松约束带。

(3)约束带的打结处及约束带的另一端不得让老人的双手触及，也不能只约束单侧上肢，以免老人解开套结发生意外。

(4)做好老人的生活护理，协助翻身、老人大小便，保持床单的清洁干燥。

(5)记录约束带使用的原因、时间、部位、观察结果、护理措施等。

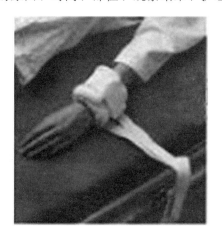

图 8-6-1 腕部约束带固定法

必备知识

养老机构中使用约束带的制度

1. **严格掌握约束带应用的适应证** 约束老人要谨慎，护理员约束老人前一定要对老人进行评估，约束只能作为保护老人安全、保证治疗的方法，不可作为惩罚老人的手段。使用时必须得到主管及监护人的同意方可进行。

2. **加强对患者使用约束带知情同意的管理** 养老机构需要制定实施保护性约束知情同意书，对确需实施保护性约束的老人，在使用约束带前，向老人告知约束的原因和目的，如果老人沟通方面有障碍，一定要通知其家属，征得同意并在实施保护性约束知情同意书上签字。

3. **定时观察肢体情况** 保护性约束属制动措施，故使用时间不宜过长，应定时更换约束肢体或每2小时活动肢体1次。必要时进行肢体按摩，促进血液循环。

4. **加强监管工作** 约束带使用过程中护理员一定要做好监管，保障老人的安全。保证被约束老人不受其他老人的伤害，更应防止老人挣脱约束带而发生危险。

拓展训练

　　张奶奶，78岁，体重80公斤，患有抑郁症，近来老人晚上睡觉发生了两次坠床事故，为保护老人，养老机构护理员为其采用保护具。

　　请问：

　　1. 应该选用何种约束带？

　　2. 正确的使用方法是什么？

　　3. 使用约束带的注意事项有哪些？

　　分组讨论，进行角色扮演及练习。

任务七
老年人烫伤的预防

学习目标

知识目标：掌握老年人烫伤的分期和临床表现。

熟悉老年人烫伤的处理方法。

能力目标：能评估烫伤的分期并能快速、正确的处理烫伤。

工作任务描述

罗奶奶，70岁，因不慎将开水泼在左手手背上，顿时有烧灼感，即出现一个3cm×4cm大小的水疱，疼痛剧烈。养老护理员小李赶到老人房间，查：老人患侧皮肤红肿、皮温增高。

问题思考：

1. 初步判断老人的烫伤为哪一程度？

2. 养老护理员小李应如何紧急处理？

工作任务分解与实施

一、工作评估与准备

1. 老年人的准备：评估老年人的烫伤程度，老年人的心理状态。

2. 照护者准备：具有专业的安全急救知识和技能，根据老年人烫伤的程度选择合适的处理方法。穿工作服、戴手套。

3. 物品准备：冰块或冷水、清洁的敷料或毛巾、水桶一个、绷带或干净布条、剪刀、胶布、纸和记录本。

4. 环境准备：安全、舒适。

二、操作程序

1. 脱：迅速协助老人脱离热源。

2. 冲：立即将烫伤处放入装满冷水的桶里或用流动的水源冲洗创面降温。也可将伤口泡在干净的水里降温。老人烫伤处已出现水疱，可初步判断为浅Ⅱ度烫伤。

3. 浸水时间为 20 分钟～30 分钟以上,以手掌离开水不感疼痛为止。

4. 处理水疱

水疱:创面的水疱用无菌注射器抽出泡内液体,破裂的疱皮应予以清除,涂消毒液,表面用无菌敷料包扎。

> **小贴士:**
>
> 在皮肤烫伤后,上皮细胞水肿,真皮组织部分破坏,渗出大于吸收,形成水疱。

三、工作评价

1. 老人患侧皮肤红肿减退、疼痛感减轻。

2. 老人情绪稳定。

四、记录和上报

记录烫伤的原因、伤处的面积、程度及处理过程。填写烫伤事故报告单,上报给上级主管部门。

必备知识

一、老人安全照护基本知识

二、预防老年人烫伤的护理措施

1. 做好安全管理工作,对老人进行安全教育,制订护理防护措施,避免意外烫伤事件的发生。

2. 告知老人潜在烫伤用物,例如:热水袋、暖宝宝、电热毯等,在使用时要严格按照说明书操作,在使用金属和电子取暖器时有封套的要使用封套,且不能紧贴皮肤。使用电热毯要注意产品质量,告知老人睡前打开,睡时关闭。

3. 确认高危险性烫伤老人:肢体功能障碍、意识障碍、使用镇静安眠及止痛等影响意识或活动的药物、糖尿病患者等,并对其进行预防教育。

4. 使用热敷时严格掌握时间。

5. 如发生意外烫伤应立即报告医生,做好记录,遵医嘱予以处理,填写烫伤事件报告单。

拓展训练

曾爷爷,78 岁,糖尿病患者。前一天晚上使用暖宝宝暖被窝。早起床后发现右大腿外侧出现轻度灼红，感觉过敏。

请问：

1. 曾爷爷出现了什么问题？

2. 应该进行什么处理？

3. 曾爷爷在今后的生活中应该如何预防烫伤？

请同学们分组讨论、分析。4～5人分组训练，角色扮演。

 推荐阅读

1.《健康大讲堂》编委会. 家庭急救速查手册［M］. 哈尔滨：黑龙江科学技术出版社，2013

2. 张秉琪. 老年人家庭自救互救手册. 北京：人民军医出版社，2011

任务八
老年人噎食的预防

学习目标

知识目标：了解噎食的定义和原因。

掌握噎食的临床表现和急救方法。

能力目标：能正确评估老人出现噎食的症状。

能对发生噎食的老年人采取相应的紧急救助措施。

能灵活运用海姆立克操作方法进行急救。

工作任务描述

王奶奶，65岁，平时吃饭速度较快，喜吃糯性食物。今天午餐时边吃饭边和其他老人聊天说笑，突然出现剧烈呛咳，一手捂住颈前喉部、不能说话，呼吸困难、喘鸣、皮肤发绀。当养老护理员赶到现场时发现王奶奶神志清楚。

问题思考：

1. 请问老人可能出现了什么情况？

2. 如果王奶奶孤立无援，她该如何进行自救？

3. 如果王奶奶意识存在，养老护理员该如何急救？

4. 如果王奶奶躺倒在地，意识丧失，养老护理员应该如何急救？

5. 预防老人噎食的措施有哪些？

工作任务分解与实施

一、评估

1. 首先要立刻评估老年人意识情况。

2. 老年人是否发生了气道梗阻。

3. 老年人是否能够独自站立或坐起。

二、工作准备

1. 照护者准备：具有专业的安全急救知识和技能，首先根据老年人的表现，护理员快速判断老年人可能出现的问题,同时大声呼喊他人帮助。再根据老人的情况选择合适的抢救方法。

2.环境准备:安全、舒适、通风。

3.老人准备:对于意识清楚的老人解释抢救的方法及目的,需要其配合操作,意识不清楚的老人立即置于平卧位。

三、实施救助

1.自救腹部冲击法

(1)适应证

适用于不完全气道梗阻的老人,意识清醒,而且具有一定救护知识、技能,并且当时又无他人在场相助,打电话又困难,不能说话报告情况之下,所采用的自救方法。

(2)操作程序

1)一手握空心拳,拳眼置于腹部脐上两横指处→另一手紧握住此拳,双手同时快速向内、向上冲击5~10次,每次冲击动作要明显分开→直到异物排出。

2)还可选择将上腹部压在坚硬物上,如桌边、椅背和栏杆处,连续向内、向上冲击5~10次→直到异物排出。

2.互救腹部冲击法(站立位腹部冲击)

(1)适应证

适用于意识清醒的老人。

(2)操作程序

救护人员站在老人的背后,双臂环绕老人腰部→老人弯腰,低头张口→一手握空心拳,拳眼顶住老人腹部正中线脐上方两横指处→另一手紧握此拳→向内、向上冲击5~10次,直至异物排出→抠出异物→协助老人漱口、休息。(如图8-8-1和图8-8-2所示)

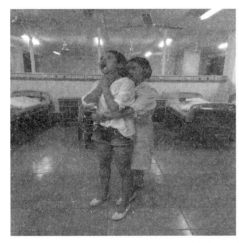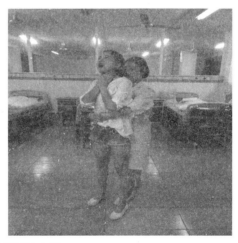

图 8-8-1 互救腹部冲击法

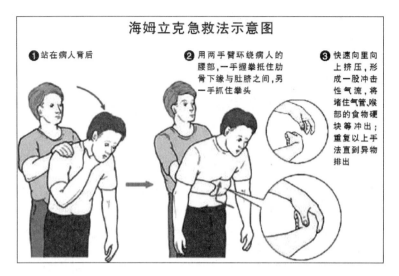

图 8-8-2　互救腹部冲击法 2

3.仰卧位腹部冲击法

（1）适应证

适用于意识不清的老人。

（2）操作程序

将老人置于仰卧位→救护人员骑跨在老人髋部两侧→一只手的掌根置于老人腹部正中线、脐上方两横指处→另一手直接放在第一只手背上，两手掌根重叠→向内、向上有节奏冲击老人的腹部，连续 5～10 次→检查口腔→如有异物排出用手指抠出→检查呼吸、心跳，如无心跳、呼吸，立即进行心肺复苏术，如图 8-8-3 所示。

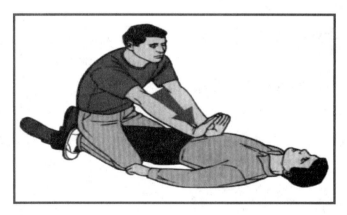

图 8-8-3　仰卧位腹部冲击法

四、工作评价

1.意识清醒老人气道梗阻解除，口唇红润，呼吸正常。

2.意识不清老人气道梗阻解除，如仍无呼吸及大动脉波动，立即进行心肺复苏术。

3. 老人情绪稳定。

五、记录

护理员应及时记录老年人噎食发生的时间、表现和采取的急救措施。

六、老人噎食的预防

1. 老年人进餐时应采取坐位。

2. 进食圆形、滑溜、黏性的食物时应该特别注意，应分割成小块食物，并嘱老人细嚼慢咽。

3. 进食时不宜急躁，每次入口的食物不宜太多。

4. 进食时不宜说笑聊天。

必备知识

一、海姆立克急救法的概述

海姆立克急救法是海姆立克教授于 1974 年发明的。至今，此方法至少救活了 10 万名生命，其中包括美国前总统里根、著名女演员伊丽莎白等。海姆立克教授也因此被世界名人录誉为"世界上挽救生命最多的人"。

二、海姆立克急救法原理

海姆立克手法的原理是冲击伤病员腹部及膈肌下软组织，产生向上的压力，压迫两肺下部，从而驱使肺部残留气体形成一股气流，长驱直入气管，将堵塞气管、咽喉部的异物驱除。如图 8-8-4 所示。

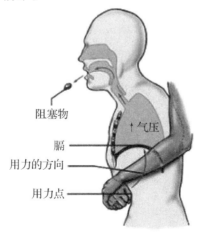

海姆立克急救法

图 8-8-4　海姆立克急救法原理图

三、海姆立克急救法的注意事项

1. 肋骨骨折、腹部或胸腔内脏的破裂或撕裂，一般不采用海姆立克急救法。

2. 如患者呼吸道部分梗阻、气体交换良好，应鼓励患者用力咳嗽，并自主呼吸。

3. 实施腹部冲击，定位要准；不要把手放在胸骨的剑突下或肋缘。

4. 腹部冲击要注意胃反流导致误吸。

5. 使用本法成功抢救患者后应检查患者有无并发症的发生。

拓展训练

王奶奶，70岁，因在进晚餐时被鸡块卡在了喉部，突然出现呛咳、呼吸困难，不能发声、喘鸣、皮肤发绀、神志不清。

请问：

1. 王奶奶可能出现了何种情况？

2. 应立即给予什么抢救措施？

3. 老人出现该问题的原因可能有哪些？如何预防？

请同学们分组讨论、分析，并2人一组角色扮演进行训练。

推荐阅读

1. 海姆立克急救法，http://v.ku6.com/show/S_DiYwpfPndTj8K_XhigtA...html

2. 姜丽萍，诸葛毅. 老年护理技术，2011

任务九
老年人跌倒的预防

学习目标

知识目标： 掌握老年人跌倒的紧急处理和老年人预防跌倒的健康教育。

能力目标： 能够快速应对老年人跌倒并采取相应的措施。

工作任务描述

张爷爷，65岁，下楼梯时不慎从楼梯上跌下，臀部着地在先，后头枕部着地，当时即觉腰背部、腹部及头部疼痛。护理员发现后立即赶到现场，查：老人神志清楚，无恶心、呕吐，后枕部出血不止，老人诉腰背部疼痛剧烈，不敢活动腰部。

问题描述：

1. 应马上对老人进行什么处理？
2. 如老人意识不清楚，出现呕吐、抽搐等情况，该如何处理？
3. 如无人在场，老人伤情允许的情况下，老人想自行起来，该如何做？
4. 防止老年人跌倒的预防措施有哪些？

工作任务分解与实施

一、伤情评估

老人的评估：神志、瞳孔、生命体征、外伤、出血、疼痛、肢体活动有无障碍等。

二、现场处理

护理员暂时勿移动老人，判断老人的意识是否清楚，询问老人有无不适。

1. 老人意识清楚的处理

（1）外伤、出血：立即止血、包扎。

（2）询问老人跌倒情况及其跌倒过程，如不能记起，可能为晕厥或脑血管意外，应立即护送医院诊治或拨打急救电话。

（3）询问是否有剧烈头痛、手脚无力，观察是否有口角歪斜、言语不清等提示脑卒中的情况，如有，立即扶起老人可能加重脑出血或脑缺血，应立即拨打急救电话。

（4）查询有无腰、背部疼痛，双腿活动或感觉异常及大小便失禁等提示腰椎损害情形，不要随便搬动，应立即拨打急救电话。

（5）查看有无肢体疼痛、畸形、关节异常、肢体位置异常等提示骨折情形，无法判断的情况下，不要随便搬动，应立即拨打急救电话。

（6）护送至医院进行进一步处理。

（7）详细记录事情经过、报告主管领导，通知家属。

2. 老人意识不清楚的处理

（1）立即拨打急救电话。

（2）外伤、出血：立即止血、包扎。

（3）呕吐：将头偏向一侧，清理口、鼻腔的呕吐物，保证呼吸通畅。

（4）抽搐的处理：在老人身体下垫软物，防止碰伤、擦伤，必要时牙间垫毛巾或软布等，防止舌咬伤；不要强行按压老人的身体，防止二次损伤，损伤肌肉和骨骼。

（5）护送至医院进行进一步处理。

（6）详细记录事情经过、报告主管领导，通知家属。

3. 无人在场时，老人在身边无他人帮助的情况下，自行起身的方法

（1）第一步：如果是背部先着地，应弯曲双腿，挪动臀部到放有毯子或垫子的椅子或床铺旁，然后使自己较舒适地平躺，盖好毯子，保持体温，如可能要向他人寻求帮助。如图 8-9-1 所示。

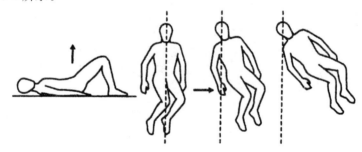

图 8-9-1　跌倒自行起身法第一步

（2）第二步：休息片刻，等体力准备充分后，尽力使自己向椅子的方向翻转身体，使自己变成俯卧位。如图 8-9-2 所示。

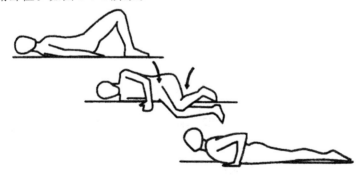

图 8-9-2　跌倒自行起身法第二步

（3）第三步：双手支撑地面，抬起臀部，弯曲膝关节，然后尽力使自己面向椅子跪立，双手扶住椅面。如图8-9-3所示。

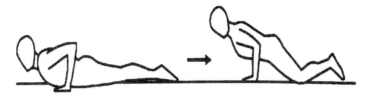

图 8-9-3　跌倒自行起身法第三步

（4）第四步：以椅子为支撑，尽力站起来，如图8-9-4所示。

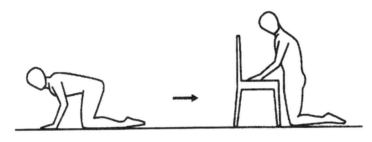

图 8-9-4　跌倒自行起身法第四步

（5）第五步：休息片刻，部分恢复体力后，打电话寻求帮助——最重要的就是报告自己跌倒了，如图8-9-5所示。

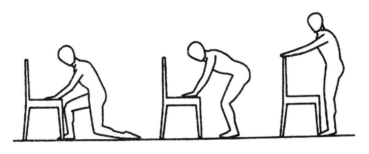

图 8-9-5　跌倒自行起身法第五步

4. 老人跌倒预防措施表（见表8-9-1）

表 8-9-1　跌倒预防措施表

预防措施	具体内容
1. 提高防范意识	在老人床头放置"跌倒高危"的标志
	向老人介绍居室环境
	定期开展知识讲座，向老人宣教预防措施

续表

预防措施	具体内容
	告知老人进行体位转移或行走时寻求护理员的帮助
	告知老人出现下肢无力/昏厥/眩晕时卧床休息并及时通知护理员
	保证病床高度，且已经固定，正确使用床护栏
	指导老人选择合适的衣物和鞋子，以免绊倒
2. 满足老人的日常生活需求	保证满足老人需要，如：饮食、排泄
	协助老人的日常生活，如：帮助如厕、喂饭、饮水
	指导正确使用呼叫铃，并放在老人触手可及的位置
3. 指导使用辅助器具	将老人的助行器具放在其触手可及的位置
	指导老人正确使用助行器具，并定期检查性能
4. 合理用药	告知老人使用药物的不良反应及注意事项
	当老人使用脱水或扩血管药物时，注意体位性低血压的发生
5. 环境安全	保持病房光线充足，地面干燥，通道无障碍物

小贴士：健康教育是回报率最高的健康投资

澳大利亚的一个对社区居民进行预防跌倒的健康教育项目，覆盖人群4～6万人，费用600万澳元，最终使跌倒的发生率减少了22%，跌倒所致的住院数减少了20%。根据患者状况与患者及家属进行交谈，发放老年人防跌倒安全知识手册，并进行讲解。这种因人施教的防跌倒健康教育，效果明显优于集体式的说教教育。

必备知识

跌倒危险因素评估表

1. Morse 跌倒评估量表（MFS）（见表 8-9-2）

表 8-9-2　Morse 跌倒评估量表（MFS）

评估内容	评分标准	得分
1. 近三个月内跌倒史	无：0分 有：25分	
2. 超过一个医学诊断	无：0分 有：15分	
3. 使用行走辅助用具	不需要/卧床休息/护士辅助：0分 拐杖/手杖/助行器：15分 依扶家具行走：30分	

续表

评估内容	评分标准	得分
4.静脉输液或使用肝素锁	无：0分 有：20分	
5.步态	正常/卧床休息/坐轮椅：0分 虚弱乏力：10分 功能障碍/残疾：20分	
6.认知态度	量力而行：0分 高估自己能力/忘记自己受限制：15分	
总分		

2. Berg 平衡量表

共包括 14 个项目：从坐位站起、无支持站立、无靠背坐位双脚着地或脚放在一个凳子上、从站立位坐下转移、闭目站立、双脚并拢无支持站立、站立时上肢向前延伸并向前移动、站立位从地上捡起物品、站立位转身向后看、转身 360°、无支持站立时将一只脚放在台阶或凳子上、一脚在前不支持站立、单腿站立。每个项目最低得分为 0分，最高得分为 4 分，总分 56 分，见表 8-9-3。

表 8-9-3　Berg 平衡量表

	条目	说明	评分
1	从坐位站起	4分 不用手扶能够独立地站起并保持稳定 3分 用手扶能够独立地站起 2分 几次尝试后自己用手扶着站起 1分 需要他人小量帮助才能够站起或保持稳定 0分 需要他人中等或大量帮助才能够站起或保持稳定	
2	无支持站立	4分 能够安全的站立两分钟 3分 在监护下能够站立两分钟 2分 在无支持的条件下能够站立30秒 1分 在若干次尝试才能无支持地站立30秒 0分 无帮助时不能站立30秒	
3	无靠背坐位双脚着地或脚放在一个凳子上	4分 能够安全地保持坐位两分钟 3分 在监护下能够保持坐位两分钟 2分 能坐30秒 1分 能坐10秒 0分 没有靠背支持不能坐10秒	

	条目	说明	评分
4	从站立位坐下	4分 最小量用手帮助安全地坐下 3分 借助于双手能够控制身体的下降 2分 用小腿后部顶住椅子来控制身体下降 1分 独立地坐，但不能控制身体的下降 0分 需要他人帮助坐下	
5	转移	4分 稍用手就能够安全地转移 3分 绝对需要用手才能够安全地转移 2分 口头提示和监护才能够转移 1分 需要一个人的帮助 0分 需要两个人的帮助或监护	
6	闭目站立	4分 能够安全站立10秒 3分 监护下能够安全站立10秒 2分 能站3秒 1分 闭眼不能达3秒钟，但稳定站立 0分 为了不摔倒需两人帮助	
7	双脚并拢无支持站立	4分 能够独立的将双脚并拢并安全地站立1分钟 3分 能够独立的将双脚并拢并在监护下站立1分钟 2分 能够独立的将双脚并拢，但不能保持30秒 1分 需要别人帮助将双脚并拢，但能够双脚并拢站立15秒 0分 需要别人帮助将双脚并拢，双脚并拢站立不能保持15秒	
8	站立时上肢向前延伸并向前移动	上肢向前延伸达到水平，检查者将一把尺子放在肢尖末端，手指不要触及尺子，测量距离是被检查者身体从垂直位到达前倾位时手指向前移动的距离。如有可能，要求被检查者伸出双臂以避免躯干的旋转。 4分 能够向前伸出＞25厘米 3分 能够安全地向前伸出＞12厘米 2分 能够安全地向前伸出＞5厘米 1分 上肢能够向前伸出，但需要监护 0分 再向前伸展失去平衡或需要外部支持	
9	站立位从地上捡起物品	4分 能够轻易地且安全地将鞋捡起 3分 能够将鞋捡起，但需要监护 2分 伸手向下达2厘米～5厘米，且独立保持平衡，但不能将鞋捡起 1分 试着做伸手向下捡鞋的动作时需要监护，但仍不能将鞋捡起 0分 不能，试着做伸手向下捡鞋的动作，或需要帮助避免失去平衡或摔倒	

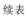

续表

	条目	说明	评分
10	站立位转身向后看	4分 从左右两侧向后看，体重转移良好 3分 仅从一侧向后看，另一侧体重转移较差 2分 仅能转向侧面，但身体的平衡可以维持 1分 转身时需要监护 0分 需要帮助以防止身体失去平衡或摔倒	
11	转身360度	4分 在≤4秒钟内安全地转身360° 3分 在≤4秒钟内仅从一个方向安全地转身360° 2分 能够安全的转身360°，但动作缓慢 1分 需要密切监护或口头提示 0分 转身时需要帮助	
12	无支持站立时将一只脚放在台阶或凳子上	4分 能够安全且独立地站立，在20秒内完成8次站立时将一只脚放在台阶或凳子上 3分 能够独立地站立完成8次，时间＞20秒 2分 无需辅助在监护下完成4次 1分 需要少量辅助能够完成＞2次 0分 需要帮助以防止摔倒或完全不能做	
13	一脚在前不支持站立	4分 能够独立地将双脚一前一后的排列（无间距）并保持30秒钟无支持 3分 能够独立地将一只脚放在另一只脚的前方（有间距）并保持30秒钟 2分 能够独立地迈一小步并保持30秒钟 1分 向前迈步需帮助，但能够保持15秒钟 0分 迈步或站立时失去平衡	
14	单腿站立	4分 能够独立抬腿保持时间＞10秒钟 3分 能够独立抬腿保持时间5～10秒钟 2分 能够独立抬腿保持时间＞3秒钟 1分 试图抬腿，但不能保持3秒钟，但可以维持独立站立 0分 不能抬腿或需要帮助以防摔倒	
	总　分	判断标准： ＜40，有摔倒的危险 0～20，限制轮椅 21～40，辅助下步行 41～56 完全独立	

3."起立、行走"及时测试(如表8-9-4所示)

表8-9-4 "起立、行走"及时测试(timed up and go test)

评定方法	评定标准	结果
需要一张有扶手的椅子和一个秒表：患者坐在有扶手的靠背椅上(椅子座高约46厘米，扶手高约20厘米)，身体靠在椅背上，双手放在扶手上。如果使用辅具(如手杖、助行架)，则将助行具握在手中。在离座椅3米远的地面上贴一条彩条或画一条可见的粗线或放一个明显的标记物。当测试者发出"开始"的指令后，患者从靠背椅上站起。站稳后，按照平时走路的步态，向前走3米，过粗线或标记处后转身，然后走回到椅子前，再转身坐下，靠到椅背上。测试过程中不能给予任何躯体上的帮助。测试者记录患者离开椅背到再次坐下(靠到椅背)所用的时间(以秒为单位)以及完成测试过程中可能会摔倒的危险性。	≤10秒钟：正常	
	11～20秒钟：活动较好，可独自步行，不需辅助	
	≥20秒钟：活动障碍，不能独自步行外出，需要辅助	
	≥14秒钟：跌倒高风险	

拓展训练

张奶奶，79岁，今被女儿扶送入某老年照护机构。经询问病史，张奶奶近半年内已有两次跌倒病史，且原有高血压、关节炎、抑郁症、失眠等疾病。最近3天诉头晕，能使用拐杖行走，老人现服用的药物有抗抑郁药、降压药、利尿剂及安定。

问题：

1. 如何评价其跌倒风险？

2. 你认为老人发生跌倒哪些因素起到关键作用？

3. 如何向老人进行防跌倒健康教育？

请同学们分组进行分析讨论，讨论后分组派一名代表进行汇报。

推荐阅读

1. 夏庆华，姜玉. 笑做"不倒翁"：预防老年人跌倒安全指南[M]，2011

2. 宋岳涛. 老年跌倒及预防保健[M]，2012

任务十

老年人坠床的预防

学习目标

知识目标：熟悉坠床的病因及评估方法。
掌握预防老人坠床的护理措施及注意事项。

能力目标：老人能够积极主动地进行自我防护，预防坠床事件发生。
对发生坠床的老人能够采取合适护理措施。

工作任务描述

　　向爷爷，75岁，是一位退休老干部，有高血压病史8年，长期服用降压药物，三年前，莫名的出现运动迟缓、双手颤抖、抓东西费力，经常因抓不稳而打破东西的症状。家人将他送到当地医院接受检查，被确诊为"帕金森综合征"。经过一段时间的药物治疗回到家调养，目前向爷爷症状不见好转，药量越吃越多，而病情控制时间却越来越短，肢体震颤、僵直症状逐渐加剧，自己不能动手吃饭、喝水，行走也较前艰难，曾有过2次坠床经历，目前家人由于工作原因对老人照护困难，已为其申请养老机构提供专业照护，今小陈为向爷爷提供专门照顾。

问题思考：

1. 如何评估导致向爷爷坠床的危险因素？
2. 应采取哪些护理措施预防向爷爷再次坠床？

工作任务分解与实施

一、评估坠床的危险因素

　　根据老人情况评估坠床史发生的可能原因及当前潜在坠床危险的因素：

　　1. 衰老：评估是否由于年龄的增加，老年人的反应能力下降，因此对刺激源的接受传达过程缓慢、做出平衡反应、纠正失衡的功能降低。

　　2. 疾病：患有骨关节病、帕金森病、心脑血管疾病、眼科疾病（白内障、青光眼等）、癫痫、老年性痴呆、精神病及需要长期卧床疾病的老年人，更容易出现坠床的危险。

3. 药物：评估老人是否有服用镇静催眠药、抗精神病药、强心药、抗组胺药、肌肉松弛药等，因这些药物本身可引起头晕、疲劳和视力模糊，而老年人对药物的耐受性也相对下降，因此会增加坠床的危险。

4. 环境：评估老人家中物品放置是否合理，拿取是否方便，如水杯、电灯开关、电话、呼叫器等应放置在随手可取的地方；评估床的稳定性，床的高度、宽度、软硬度是否合适，是否有加护床挡等。

5. 其他

(1)注意力下降：评估老年人睡眠质量，有无床上辗转反侧的习惯；是否有意识障碍(躁动的患者)及认知功能障碍。

(2)是否存在搬运的护理操作：照护者是否进行了翻身技巧的培训，搬运老年人时，评估老人体重，是否过度肥胖。

(3)自身因素：评估患者是否有酗酒习惯。

(4)缺乏照顾：评估是否存在患者自理能力差又无人照顾的状况，老人是否由于不适应依赖家人，加之性格内向或固执，不愿麻烦别人，未请家人帮忙就自行起床或上厕所而发生坠床。

(5)长期卧床：卧床超过2周者，身体虚弱，起床后易出现眩晕，发生坠床跌倒。

二、老人坠床的预防措施

表 8-10-1　老年人坠床的预防措施

全面评估病情	全面评估老年人发生坠床的危险因素，确定高危人群，对于意识不清和躁动的患者应重点防护
密切观察巡视	卧床老年人应定时巡视病情，特别是在夜间照护者应增加巡视次数，以便随时发现安全隐患，检查是否上好床挡，床是否安全牢固，躁动者是否给予约束，发现老人睡在床边缘时，应将老人调整到床中央
注意夜间安全	服用镇静催眠及降压药的老年人，尽量夜间不去厕所排尿，防止直立性低血压发生 日常生活用物及便器应放在床边伸手可取的地方，床旁配备呼叫装置，夜间留地灯
确保床的安全	首先床要稳固，如果是配有脚轮的床，应注意让其处于制动状态 床的高矮要适合老年人上下床，床的宽度应稍宽一些 根据情况适当加床挡或在床旁用椅子护挡 床垫不要太软，以免翻身时滑落坠地 当变换体位时动作要慢，幅度要小，确保安全
约束带使用安全	实施保护性约束时应向家属告知使用目的及方法，征得家属的同意 照护者应用约束带实施保护性约束后要经常检查局部皮肤，避免对患者造成损伤
挂安全提示卡	在患者床旁挂小心跌倒/坠床提示卡，防止坠床

表 8-10-2　老年人坠床的健康教育

正确使用设备	正确使用呼叫装置 卧床时尤其夜间要及时上好床挡 病房内保证有合适的灯光照明或者将照明开关设在老人方便触及的地方
小心改变体位	遵守"三部曲"，即平躺 30 秒、坐起 30 秒、站起 30 秒后再行走，避免突然改变体位，告知老人夜间起床时如出现头晕、下肢无力、步态不稳和不能移动时，立即原地坐下或立即卧床，并呼叫他人帮助 长期卧床者第一次下床时需要给予帮助，指导患者起床、翻身动作不可过猛，以恒定的速度进行
日常生活注意事项	行动不便、虚弱无法自我照顾、视力下降的老年人需要人陪同下床并协助生活 将生活用品放置于易拿之处，需要帮助时及时使用呼叫铃 抬高床头，使患者容易坐起，利用床上小桌让患者可以床上就餐
用药注意事项	使用利尿剂的卧床患者应嘱咐其在床旁解便 尽量少用睡眠镇静剂药物 使用扩血管药物的患者，不可擅自调节滴速，用药后宜平卧片刻再活动，起床时动作不可过猛，宜缓慢
饮食	多食含钙丰富、低盐、适量蛋白质、足量维生素 C 和维生素 K 的食物，每天喝 250 毫升牛奶
活动与晒太阳	能起床活动者注意进行平衡功能锻炼，进行力所能及的活动 多晒太阳开窗、照射阳光、活动四肢关节 卧床老年人白天尽量采取坐位，抬高床头

小贴士：约束带使用注意事项

1. 使用约束带时，约束带下应垫衬垫，固定须松紧适宜，其松紧度以能伸入 1～2 手指为宜；

2. 注意每 15～30 分钟观察一次受约束部位的血液循环，包括皮肤的颜色、温度、感知觉等；

3. 每 2 小时定时松解一次，并改变病人的姿势，及给予受约束的肢体运动，必要时进行局部按摩，促进血液循环；

4. 记录使用保护具的时间、每次观察结果、相应的护理措施、解除约束带的时间。

三、评估资料整理与照护需求确定

1. 评估资料整理

小陈通过对向爷爷基本资料评估所获资料如下：

一般资料：向爷爷，高中文化，老伴三年前过世，育有1子1女，都在本地工作，之前与儿子居住在一起，房间15 m²大小，厕所在房间外，3年前突发运动迟缓，手足颤抖症状，入院治疗诊断为"帕金森氏综合征"，子女较孝顺，起初轮流照看，但最近由于向爷爷病情加剧，且出现两次坠床事故，儿女担心其病情，但由于工作繁忙不能24小时照顾，现为其申请入住一家养老机构，由经过专门培训的照护者来护理向爷爷。

能力状况：向爷爷，体重60 kg，身高175 cm，向爷爷有高血压病史8年，8年时间内坚持按时服用降压药，现每天早晨坚持服药一次，血压控制较好；但目前"帕金森"病情不见好转，出现了走路小碎步、拖拽的症状，不能顺利完成吃饭、喝水动作，生活部分依赖。向爷爷性格固执，作为一位国家干部，平时做事利落有主见，很少求人帮忙，现因为疾病困扰导致卧床，生活依赖他人，向爷爷情绪低落，不愿意主动表达，很多时候坚持日常生活自理，因此在近一个月内出现两次坠床事故，幸好家人在身边，才避免了身体的严重的损伤。家人对向爷爷心理状况了解，但多次沟通未有改善，基于向爷爷健康状况及心理，家人才申请养老机构由专业人员提供24小时护理照顾。

2. 坠床危险评估分析（见表8-10-3）

表8-10-3　坠床危险评估及照护问题展示

序号	坠床危险因素	照护问题
1	衰老	反应能力及纠正失衡的功能下降
2	疾病	高血压、帕金森氏综合征
3	药物	降压药每天早晨一次
4	环境	房间小，厕所距离远
5	个人	性格固执，坚持生活自理
6	睡眠	由于心理担心导致睡眠紊乱
7	活动	长期卧床

（1）心理指导：照护者应多与患者交谈，促进患者照护观念的改变，建立良好的信任关系，让患者接受照护者的帮助和指导，使患者处于接受护理的最佳心理状态；同时，应对患者共同商讨预防坠床的措施，鼓励患者主动表达内心的感受，增强患者战胜疾病的信心。

（2）用药指导：告知患者按时使用降压药物，在使用降压药后，起床时动作不可过猛，宜缓慢坐起。遵守"三部曲"，即平躺30秒钟、坐起30秒钟、站起30秒钟后再行走，避免突然改变体位，告知老人如出现头晕、下肢无力、步态不稳和不能移动时，立即原地坐下或立即卧床，并呼叫照护者帮助。

（3）生活指导：正确使用呼叫装置，告知老人夜间行动不便时需要有人陪同下床，病房内保证有合适的灯光照明或者将照明开关设在老人方便触及的地方，将生活用品放置于易拿之处，需要帮助时及时呼叫照护者；平时白天多晒太阳，活动四肢关节，在照护者陪同下进行户外活动。

必备知识

1. 坠床危险评分

如果坠床危险评分表评分达 4 分及以上，患者属于坠床高危人群（见表 8-10-4）。

表 8-10-4　坠床危险评分表

项目	评分
最近 1 年曾有不明原因坠床或跌倒经历	1
意识障碍	1
近期有癫痫史	1
视力障碍	1
活动障碍、肢体偏瘫	3
年龄（≥65 岁）	1
体能虚弱	3
头晕、眩晕、直立性低血压	2
服用影响意识或活动的药物（如散瞳剂或镇静安眠剂或降压利尿剂或镇挛抗癫痫剂或麻醉止痛剂）	1
吸毒、酗酒史	1
住院中无家人或其他人员陪伴	1
气垫床使用	1

2. 其他评估

（1）认知功能评估：选择简易智力状态检查（MMSE）、简易操作智力状态问卷（SPMSQ）或画时钟等方法评估患者认知功能。

（2）日常生活能力评估：用 Katz ADL 量表、Barthe IADL 量表或 Lawton ADL 量表评估。

拓展训练

钱奶奶，退休教师，68 岁，诊断轻度老年痴呆，有高血压、糖尿病病史，尿路感染，晚上小便次数多，有过夜间坠床史。家人照护困难，现申请入住某护理型老年照护机构，照护员小蒋需要为钱奶奶做好生活照护。

请问：

1. 如何对钱奶奶进行坠床风险评估？

2. 钱奶奶可能存在哪些坠床预防护理问题？小蒋如何进行照护？

请同学们分组讨论、分析，并以小组为单位展示讨论结果，或角色扮演评估过程。

 推荐阅读

1. 中国康复医学会，http://www.carm.org.cn/index.do

2. 李巧云，高月琴. 骨科住院患者跌倒/坠床危险因素评估记录表的应用及管理[J]. 基层医学论坛，2014(8)

3. 沈建英，计丽燕，涂曼丽等. 坠床——跌倒高危评估在心内科患者安全管理中的应用[J]. 临床护理杂志，2011，(5)

任务十一
老年人走失的预防

学习目标

知识目标：掌握老人走失的原因。

能力目标：能及时应对老人走失并能采取对应的措施。

工作任务描述

黄爷爷，78岁，患有老年痴呆症，有一个儿子，因儿子工作繁忙，无人照护，黄爷爷已走失两次，子女都是在民警的协助下将其找回。两天前，老人在子女的护送下进入某老年公寓。护理员小刘负责接待并安排黄爷爷入住。

问题思考：

1. 黄爷爷入住老年公寓前，多次走失的原因是什么？

2. 该养老机构应该采取哪些管理措施预防老年人走失？

工作任务分解与实施

一、评估

老人的评估：评估老人的认知能力，对老人进行详细检查。

二、分析老人走失的原因

1. 自身疾病的影响　黄爷爷的儿子无奈地告诉照护者小刘，黄大爷患有老年痴呆症，认知功能、记忆力下降，丢三落四；时而清醒，时而糊涂。清醒的时候，即使把他锁在家里，他也会自己开锁外出，犯病的时候又找不到家。

2. 家庭经济　家里就只有一个儿子，儿子和儿媳工作压力都很大，还要照顾自己的孩子上学放学。想请个保姆又受经济条件限制，可想24小时陪着老人不现实。

3. 城市建设　城市建筑物多，小区附近的道路、店铺发生了改变，老人外出很难辨识道路，很容易迷路。

三、养老机构中老年人走失的预防管理措施

1. 入住管理

(1)签订入住协议。

(2)详细登记托送人姓名、住址、电话。

2. 门卫管理

(1)门卫设施、设备完善、确保安全。

(2)必须由专人管理，建立健全门卫出入登记管理制度。

(3)制定严格的老人外出制度，自理老人外出或非自理老人家属陪伴外出均应进行详细登记。

3. 护理管理

(1)加强巡视，密切观察失智老人的异常变化。

(2)对易走失老人，寻找原因，制定相应措施。如环境改变、思念亲人等。

(3)营造良好的、舒适、温馨、安全的居住环境，组织老人感兴趣的活动，使老人安心休养。

(4)经常与家属沟通，通报老人生活及精神状态等信息。

(5)易走失老人不能单独外出。

(6)加强老人间的沟通与交流。

(7)给老人安排适当的活动、治疗作业、智力康复和自理能力等训练，循序渐进，持之以恒。

(8)在老人房间门口做特殊、容易记忆的标识，利于老人的辨认。带着老人反复熟悉周围的环境，强化记忆。

> **小贴士**：对于智障老人的居室设计，要增强对空间出入的提示，帮助老人认知和把握空间，特别要突出应当注意的门，在标志上进行区分，比如卫生间的门，居室的出入口。另外，为了保证老人的安全，一些危险的出入口应该遮挡起来。

(9)易走失老人可佩戴联系卡或爱心手环，注明老人的姓名、居住地、联系方式等，便于走失时接受他人的救助，安全返回。

4. 员工管理

(1)加强素质教育，坚持"以人为本"的服务理念，使老人得到良好的照料。

(2)加强巡视，让爱游走的老人总是在自己的工作视线范围内。

(3)提高护理技巧，制定完整的易走失老人的管理办法。

(4)发挥团队协作精神，共同关心、参与和管理。

 必备知识

详见任务一老人安全照护基本知识。

拓展训练

张奶奶，78岁，患有老年痴呆症，两天前其子女把他送入某养老公寓。近段老人病情加重，神色恍惚，说话口齿不清。一直喃喃自语说要出去找自己的儿女。在一次户外活动，老人趁着护理员不注意，准备"偷溜"出去，幸好被门卫及时发现。

请问：

1. 请分析张奶奶"偷溜"的原因？

2. 该养老机构应如何避免走失事件的发生？

请同学们分组讨论，每组派一名代表上来分享各组的讨论结果。

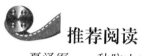

推荐阅读

夏泽军. 一种防止老年人走失的服装. 中国，201310517408.1[P].2014-03-05

任务十二
老年人自杀的预防

学习目标

知识目标：了解老年人自杀的原因。

掌握自杀的预防措施。

能力目标：能正确分析老年人自杀的动机并采取相应的措施。

工作任务描述

王奶奶，75岁，丧偶，有1子1女。入住某老年公寓。因脑卒中致肢体偏瘫，瘫痪在床1年，患有高血压、糖尿病10余年。养老护理员小吴发现老人近段时间食欲差，每次就餐没有胃口，康复锻炼也不配合，精神状态差、注意力不集中、反应慢。同房的曾奶奶告诉小吴，王奶奶晚上根本没有入睡，唉声叹气。喃喃自语生不如死的感慨，有几次甚至与曾老谈论自己想要自杀的念头和计划。

问题描述：

1. 请分析王奶奶出现自杀念头的原因？

2. 如何帮助王奶奶调整情绪，防止其自杀？

工作任务分解与实施

一、评估前准备

1. 照护者准备：具备专业的安全防护知识和心理方面的知识。预先了解老人的基本情况、身体状况、自理能力、家庭及经济状况等。

2. 物品准备：记录本、笔。

二、老人评估

1. 内容：包括老人精神状态、家庭状况、生活习惯、人际关系、饮食睡眠等。

2. 方法：观察（一般状态与家庭状况）、面谈、查阅老人的病例资料等。

三、工作实施

1. 收集整理评估的资料，分析老人自杀的原因

（1）亲情支持少：王奶奶子女忙于工作、孩子和社交，很少关心老人的精神需求。更加增加了老人的孤独感和失落感。

（2）疾病的影响：王奶奶自脑卒中后一直瘫痪在床，生活不能自理。饮食排泄方面都需要人照料，因此，产生生不如死的想法。

（3）老人长期受疾病的折磨，疾病方面一直没有好转，尽管遵医嘱服药还是得不到改善。增加了子女们的经济负担，遭到子女们的嫌弃，老人由此产生累赘感，对生活失去信心。

2. 老人自杀的预防

（1）破除一些有关自杀的错误观念。比如自己身体不断恶化，而且也治不好，每天都要受疾病的折磨，还不如死了，就解脱了；自己没有亲人或者亲人不关心自己，死了之后不仅不再受折磨，而且也了无牵挂。

（2）照护者应了解精神疾病与自杀的关系，老人在抑郁状态下自杀，自杀往往发生在伴有躯体疾病的情况下，且成功率较高。降低精神疾病导致自杀的危险因素，识别早期的自杀征兆，从而进行早期干预。

（3）加强老年人的自身心理保健，教育老人树立正确的生死观。指导老人正确评价自我健康状况，对健康及生活保持积极乐观的态度。

（4）教育老人充分认识老有所为的必要性，指导老人根据自身条件和兴趣参加一些文化活动。将精力花在做一些有意义的事情上。指导老人安排好日常生活，培养良好的生活习惯。

（5）对因工作繁忙缺乏对老人关心的儿女，养老机构负责人应电话联系老人家属，反映老人心理状态和孤独感。要她们尽量抽空多关心多陪伴老人。

（6）居室内不要放利器等自伤性用物，发药时要看服到口，防止藏药，累积后吞服自杀。

必备知识

详见任务一老年人安全照护基本知识。

拓展训练

张奶奶，83岁，大学教授，学校领导。退休前工作繁忙，生活充实。丧偶后一直住在老人院。老人患有糖尿病、高血压和冠心病。最近她经常感到头晕目眩，尽管遵医嘱服药，但症状没有改善。当她得知自己所患的这些疾病只能控制症状而不能治愈，忧郁恐惧感油然而生，再加上身体情况的逐步恶化。张奶奶萌生了想要自杀的念头，

护理员在与其交谈中发现了她的这种想法。

请问：

1. 老人自杀的动机有哪些？

2. 如何采取防范措施？

 推荐阅读

樊富珉，贾烜．生命教育与自杀预防．北京：清华大学出版社，2013

任务十三
养老机构火灾预防

学习目标

知识目标：能分析养老机构发生火灾的原因。

能力目标：加强老年人的消防安全意识。

教会老年人火灾的自防自救。

工作任务描述

2010 年 10 月 20 日凌晨，某老年公寓发生一起重大火灾事故，导致 7 名老人死亡。据警方调查，该公寓老人居住的房间内没有安装紧急呼救按钮，致使行动不便的老人无法及时求救而遇难。火灾死亡人员平均年龄为 77 岁。

问题描述：

1. 请你去该家老年公寓进行调查，评估事故发生的原因和隐患。

2. 如果你作为一名管理者，有哪些安全对策？

工作任务分解与实施

一、工作前准备

1. 照护者准备：有专业的安全防护知识、衣着大方、得体、设计好采访的路线、初步了解被评估老年公寓的一般情况以及电话预约时间。

2. 物品准备：笔、笔记本。

二、介绍

介绍：得体、恰当地称呼接待的工作人员，建立信任关系。大方得体正式的自我介绍(姓名、学校名称、专业)，再次告知本次任务的目的、主要任务、所需时间。

三、老年人的日常生活和消防安全意识评估

1. 内容：老年人的一般情况，年龄、生活自理情况、消防安全意识、火灾的自防

自救知识等。

2. 方法：现场考察、询问、面谈（其他入住的老人）。

四、养老机构安全设施和管理的评估

1. 目的：该老年公寓发生火灾事故原因和隐患分析。

2. 内容：老年公寓的软硬件设施、消防设施、消防合格证、安防管理制度、安全事故预警、应急处置和疏散预案、员工安全意识、消防技能。

3. 方法：现场考察、询问、查阅。

五、评估资料整理与火灾事故原因及隐患

1. 评估资料整理

（1）该养老机构的社会福利机构执业批准证书有效期是 2008 年 7 月至 2010 年 6 月，民政局要求先消防验审合格再统一发证，因养老机构的消防不合格一直没去换证。

（2）内部条件不配套，消防设施不到位。该养老机构未按照《老年人建筑设计规范》要求在老人居住的房间内安装紧急呼救按钮，致使房间起火时老人不能通过紧急呼救按钮报警，造成七人死亡的严重后果。

（3）身亡的 7 位老人大多生活不能自理，为方便管理，养老机构将他们集中在一个房间内。事故当晚无人值班。

（4）员工在上岗前未开展安全教育和消防知识的培训。

（5）大多数老人的房间堆积了许多杂物，使本来不宽敞的房间更加拥挤。

2. 火灾事故原因及隐患分析

（1）经营者法制意识淡漠。未经消防审核、验收和消防安全检查合格就私自经营。居室内未安装紧急呼救报警系统，违反了《老年人建筑设计规范》《老年人居住建筑设计标准》《建筑设计防火规范》的标准。

（2）管理不力。员工安全意识、消防技能较差，既未开展岗前安全教育，也未制订应急和疏散预案并开展演练，平时不能及时发现和消除安全隐患，火灾时手足无措，自救无门。

（3）护理区域分布不合理。将高龄老人、行动不便、自理能力差的老人集中设置在较高楼层居住，因一般都未设置连通地面的坡道，增加火灾时这类老人的疏散难度。

（4）老年人的消防安全意识和自防自救能力较弱。

六、火灾事故防范对策

1. 安全部门定期组织员工学习和遵守国家消防法律、法令，遵守安全防火制度。

2. 安全部门定期组织防火安全检查，对查出的隐患限期改正，并做好安全检查记录。

3. 严禁在存放重要资料、文件或贵重物品的办公场所使用明火。

4. 每月对各部门防火工作进行考核，作为年终安全工作评比依据，并按考核进行

奖罚。

5. 定期组织义务消防队进行消防演习，同时对各楼层消防设备设施进行检查、检修。

6. 每年组织两次消防、治安综合知识答卷，做到知法、懂法、守法。

7. 物业人员、仓库保管员对存储设备和物品要严格依照防火规定进行管理，并掌握防火和灭火基本知识，做好定期防火检查记录。

8. 做好重点部门、重点岗位的日常防火工作，确保火灾隐患降到最低点。

9. 适时组织养老机构员工进行消防灭火演练，保证养老机构员工都会报警、疏散和扑救。

10. 为老人举办安全消防知识讲座，讲解用火、用电的基本常识，向老人示范失火后的报警程序。

 必备知识

一、使用管理要求

据民政部《社会福利机构服务管理规范要求》规定，养老院内需要一级护理以上的老人对应的护理人员比例应达到 4∶1 左右，健康老人对应的护理人员比例为 7∶1 左右。

二、消防设施要求

根据《建筑设计防火规范》，老年人建筑应设置火灾自动报警系统。但我们也要充分考虑到老年人大多有高血压、心脏病等疾患。火灾自动报警系统声光报警装置应设置在管理人员用房内，报警系统应与城市远程火灾监控中心联网。建筑室外 150 米范围应设置室外消火栓等消防水源，建筑内应设置带消防水喉的室内消火栓。建筑灭火器按 A 类场所配置，老人床位在 50 张以上的，为严重危险级，灭火器配置级别为 3A，单位级别最大保护面积为 $50m^2/A$；老人床位 50 张以下的，为中危险级，灭火器配置级别为 2A，单位级别最大保护面积为 $75m^2/A$。

三、建筑要求

1. 老年公寓、养老院等养老机构应设置在独立的建筑内。公共走道净宽不宜小于 1.50 m，长度大于 20 m 的内走道应设置排烟设施。公用楼梯的有效宽度不应小于 1.20 m，楼梯间应采用封闭楼梯间，楼梯间的门为乙级防火门。窗槛墙高度、窗间墙宽度不宜小于 1.2 m，以减少火势蔓延。有条件时，老年人居室开往公共区域的门宜为防火门，观察窗等宜为防火窗。

2. 根据《建筑设计防火规范》老年人建筑应设火灾自动报警系统，除老年公寓外大于 5000 m^2 的养老院或敬老院应设室内消火栓系统，每层大于 1500 m^2 或总面积超过 3000 m^2 的老年人护理病房应设自动喷水灭火系统。

拓展训练

    2013 年 5 月 26 日凌晨 1 时 15 分，海伦市联合敬老院住院处发生火灾；1 时 20 分，海伦市消防大队到达火灾现场，海伦市民政部门与消防官兵一道立即组织疏散院民，全力扑救火灾。经过 1 个小时的扑救，明火被扑灭，此次火灾共造成 10 名老人被烧死。经警方调查原因如下：敬老院内的老人王贵因前一天自己丢失了 200 元钱，怀疑是被其他院内老人偷走，情绪失控，夜间砸坏敬老院的玻璃并纵火。

    请问：

    1. 你认为怎样做好养老机构中其他老人的精神慰藉？

    2. 如果你作为一名管理者，应怎样加强老人的消防安全意识？

 推荐阅读

    1. 中华人民共和国建设部. 老年人居住建筑设计标准

    2. 中华人民共和国住房和城乡建设部. 建筑设计防火规范

参考文献

［1］Brookmeyer，R，Gray，S，Kawas，C. Projections of Alzheimer's disease in the United States and the public health impact of delaying disease onset. *American Journal of Public Health*. 1998

［2］Fassberg MM，van Orden KA，Duberstein P，et al. *A systematic review of social factors and suicidal behavior in older adulthood*［J］. *Int J Environ Res Public Health*，2012，9（3）：722～745

［3］http：//epaper. cnxz. com. cn/，2009.11.06

［4］http：//pic. sogou. com/pics? sogouexplorer＝1＆p＝50040513＆query＝％BA％A3％C4％B7％C1％A2％BF％CB％BC％B1％BE％C8％B7％A8％CD％BC％BD％E2

［5］V. Nguyen，A. Summers，J. Brosnahan，et al. Dash Eating Plan Incorporating Prepared Convenience Meals During Dietary Intervention for Chronic Disease Risk Factor Reduction. *Journal of the American Dietetic Association*. 2008

［6］白继荣. 护理学基础. 北京：科学技术出版社，2000：163

［7］白志仙. 老年病房使用约束带的特点及护理［J］. 护理实践与研究，2010，（09），pp. 79～80

［8］柏秀玲，赵健康，张艳玲. 老年人睡眠障碍的评估及治疗［J］. 中国实用乡村医生杂志，2006，01：14～15

［9］曹伟新，李乐之. 外科护理学［M］. 北京：人民卫生出版社，2006

［10］陈长香，邢琰，吴安娜，郝习君. 社区老年人睡眠障碍的危险因素及干预效果［J］. 中国老年学杂志，2011，20：4007～4008

［11］陈晓玲. 安全使用轮椅知识培训对脑卒中后偏瘫患者及家属的影响［C］. 北京：中国康复医学会，2012

［12］程莉莉，鼻饲病人的护理，医学信息，2010：2135～2136

［13］邓宝英. 养老护理员（中级）. 北京：中国劳动社会保障出版社，2013

［14］丁广香. 临床口腔护理的现状认知与进展. 临床护理［J］，2011（10）

［15］冯建萍. 糖尿病患者运动指南［J］. 中国乡村医生杂志，2008，15（10）：39～40

［16］葛声，蔡东联，唐彦，桂腊梅，曹芸. 采用主成分分析法对糖尿病住院患者营养状况综合评价［J］. 中国临床营养杂志，2005（05）

［17］郭桂芳. 老年护理学. 北京：人民卫生出版社，2012

［18］郭景如，房建利，张燕娜. 精神疾病患者的综合护理效果［J］. 吉林医学，2014，03：612

［19］国家康复辅具研究中心. 怎样为老年人选择轮椅［EB/OL］，http://kffj. mca. gov. cn，2013，10，05

[20]海姆立克急救法图解

[21]何军旗，田园，胡宓. 农村老年人的自杀意念与孤独感[J]. 中国心理卫生杂志，
2014(08)：618～622

[22]胡鹏，郑良芬，陶静. 手测量法则在 2 型糖尿病患者饮食指导中的应用[J]. 中华
护理杂志，2011(09)

[23]胡秀英. 老年护理手册[M]. 北京：科学出版社，2011

[24]化前珍. 主编，老年护理学，北京：人民卫生出版社，2008，2

[25]黄明凤. 个性化护理在心血管患者中的临床护理效果[J]. 大家健康（学术版），
2014，04：378

[26]黄稀嫦. 不同文化程度糖尿病患者分层次健康教育的效果观察[J]. 中国医药指南.
2011(19)

[27]蒋海凤. 影响老年病人疼痛的因素及护理干预[J]. 护理实践与研究，2011，07：
101～103

[28]焦翠玲. 老年精神病患者使用约束带的护理体会[J]. 中国民康医学，2010，(06)，
pp.736～762

[29]景军，张杰，吴学雅. 中国城市老人自杀问题分析[J]. 人口研究，2011，(03)，
pp.84～96

[30]康复护理干预能提高吞咽障碍患者的治疗效果，陈福霞，医学信息，2011，
10：24

[31]马莹. 老年人营养需求及膳食对策. 中国食物与营养，2002 年 7 月第 6 卷第 13 期

[32]老人走失：一个不容避开的社会话题[J]. 今日科苑，2005，(02)，pp.21～23

[33]李海洋，黄金. 糖尿病健康教育模式的研究进展[J]. 解放军护理杂志，2012(18)

[34]李旻. 当前养老院的火灾隐患及成因分析[J]. 新安全东方消防，2013，(08)：
48～49

[35]李亚华. 老年人睡眠障碍的原因及护理进展[J]. 当代护士（学术版），2007，07：
10～12

[36]李艳平，何宇纳，翟凤英，杨晓光，胡小琪，赵文华，马冠生. 称重法、回顾法
和食物频率法评估人群食物摄入量的比较[J]. 中华预防医学杂志，2006(04)

[37]李映兰，卢桂珍. 老年健康照护[M]. 长沙：中南大学出版社，2008

[38]梁海燕，许克虹. 鼻饲病人发生误吸的原因及预防措施探讨. 中国医药导报，
2006，3：37

[39]廖长青，任会. Morse 跌倒评估量表在老年住院病房的应用[J]. 中国民康医学，
2012，(06)，pp.712～718

[40]刘桂芝，李霞，于兰贞. 在 ICU 中干预治疗计划对选择使用约束带的效果研究[J].
国外医学护理学分册，2003，22(12)：576～677

[41]刘雪琴，李漓. 老年人疼痛强度评估量表的选择[J]. 中华护理杂志，2004，03：
8～10

[42]卢桂珍. 老年健康照护. 天津：天津大学出版社，2008

[43]罗渊，徐文华. 平均辐射温度对睡眠环境人体热舒适的影响[J]. 制冷技术，
2010，04：52～56

[44]马燕兰，侯惠如. 老年疾病护理指南[M]. 北京：人民军医出版社，2013-03-01

[45]王静波. 脑卒中后吞咽困难患者的康复护理. 中国医学创新，2001，4：12

[46]陈璇. 脑卒中患者吞咽障碍的护理干预及康复训练. 鄂州大学学报，2010，9：17

[47]潘又专. 社区护士在老年疼痛管理中的作用[J]. 护士进修杂志，2014，11：
1006～1007

[48]彭玉萍. 安排好睡眠环境[J]. 家庭医学，2013，04：35.

[49]彭玉萍. 营造科学的睡眠微环境[J]. 家庭医药(快乐养生)，2013，03：20～21

[50]朴顺子，尚少梅. 老年人实用护理技能手册[M]. 北京：北京大学医学出版社，2011

[51]秦美超. 轮椅舒适性评价体系研究[D]. 大连：大连交通大学，2012

[52]邱启祥，王小敏，刘浩. 助行设备在美国老年人群中防跌倒作用的现状分析[J].
中国康复理论与实践，2014，(01)，pp.85～87

[53]阮斐清. 失智老人问题与社会工作介入研究[D]. 苏州：苏州大学，2012

[54]尚少梅. 护理学基础[M]. 北京：中国协和医科大学出版社，2011

[55]尚振昆，彭嘉琳，曹苏绢. 养老机构老年人护理安全问题调查分析[J]. 中国护理
管理，2007，7(5)：49～51

[56]四届中国国际保健节论文集[C]. 中国保健协会，2004：4

[57]孙子林，刘莉莉.《中国糖尿病运动治疗指南》解读[J]. 国际内分泌代谢杂志，
2013，33(6)：373～378

[58]覃香蓉. 病区老年人睡眠障碍原因及护理的研究进展[J]. 右江民族医学院学报，
2014，01：104～105

[59]同伴支持触碰心灵的沟通，http://blog.sina.com.cn/s/blog_6356c4b20101czxj.html

[60]万梅，关纯，张泰来. 从保护性约束到人性化约束[J]. 临床护理杂志，2006，5
(1)：321

[61]王刚，夏文广. 脑卒中病人社区和居家康复训练[M]. 武汉：华中科技大学出版
社，2012：15～17

[62]王莉莉，陈刚，伍小兰. 社区照顾理念下的社区老年人日间照料中心建设. 河南
工业大学学报(社会科学版). 2011年6月

[63]王灵晓，李漓. 广东省护士老年疼痛知识现状调查[J]. 中国护理管理，2014，
02：185～189

[64]王灵晓. 广东省35家医院护士的老年患者急性疼痛评估与治疗循证实践现状[D].
南方医科大学，2013

[65]王清凤，吕爱华，贾淑艳. 舒适护理对脑卒中患者使用约束带的应用探讨[J]. 中
国伤残医学，2011，(06)

[66]王秀琴，姜彩凤. Morse跌倒评估量表在脑卒中患者康复护理中的应用效果[J].
解放军护理杂志，2014，(14)

[67]我国《国家学生体质健康标准》中肌肉力量的测试指标及其有效性，2013，2

[68]卧床患者的翻身技巧_百度文库[EB/OL], http://wenku.baidu.com/,2013-5-14

[69]武阳丰. 中国的超重和肥胖 曾经消瘦的巨人如今肥胖成倍增长[J]. 英国医学杂志（中文版）. 2006(04)

[70]谢琪，蔡东联，陈进超，王安阳. 广西巴马长寿老人家庭的饮食营养调查[J]. 中国临床营养杂志. 2005(05)

[71]新健康数字报——徐州中心医院. 中风患者的家庭康复方案[EB/OL]

[72]杨丽. 养老机构消防安全管理对策探讨[J]. 武警学院学报，2012，(06)：68～69

[73]杨亚娟，蒋珍珍，赵金娣，费才莲. 老人睡眠障碍的原因及护理进展[J]. 中华护理杂志，2007，01：75～77

[74]孟卫平，许燕敏. 营养状况对老年人健康的影响因素分析

[75]于美芝，王开尧，王铁石. 认知行为疗法干预老年人睡眠障碍[J]. 中国临床医生，2014，01：45～47

[76]张爱军，郝宇华. 老年人睡眠障碍的评估及护理[J]. 山西职工医学院学报，2009，03：71～73

[77]张华锋. 加强和改进养老机构消防安全工作的若干思考[J]. 新安全 东方消防，2013，(02)：15～17

[78]张继英. 养老护理员（初级、中级）. 北京：中国劳动社会保障出版社. 2006

[79]张建平. 老年人护理安全风险管理及急救指南[M]. 北京：人民军医出版社，2008

[80]张景行，刘世熠，刘艳娇，金锐. 居住环境与睡眠健康[A]. 中国保健协会. 中国国际保健博览会

[81]张宁. 住院与社区居住老年人睡眠障碍的影响因素比较[D]. 中南大学，2012

[82]张仁庆. 老年人错误饮食求[N]. 中国房地产报. 2009，2(B04)

[83]张申秀，孙新，戴俭慧，秦国芳，王利. 糖尿病健康教育模式的进展[J]. 临床护理杂志. 2011(04)

[84]张锡玉. 轮椅舒适性研究及脑瘫患者专用轮椅的设计[D]. 大连交通大学，2006

[85]张娅男，张晓明. 住院老年人的疼痛评估[J]. 国际护理学杂志，2006，08：587～590

[86]张燕筠. 老年人睡眠障碍的相关因素及治疗[J]. 职业与健康，2008，19：2083～2084

[87]张振香. 社区脑卒中患者康复护理技术[M]. 北京：人民卫生出版社，2014：185～200

[88]赵萍. 老年人助行产品人性化设计研究[J]. 科技视界. 2013(09)

[89]赵玉英. 浅谈使用保护性约束带的告知程序在急诊中的应用效果[J]. 当代医药论丛，2014，(03)

[90]中国人力资源和社会保障部社会能力建设中心组织编写. 养老护理员国家职业技能鉴定教材，北京：中国劳动社会保障出版社，2013

[91]中华人民共和国建设部. 老年人居住建筑设计标准

[92]中华人民共和国民政部. 老年人能力评估标准[EB/OL]. http://www.mca.gov.cn/,

2013. 8. 29

[93]中华人民共和国住房和城乡建设部. 建筑设计防火规范

[94]中华医学会糖尿病学分会. 中国糖尿病运动指南[M]. 北京：中华医学电子音像出版社，2012

[95]周君桂，范建. Morse 跌倒评估量表与 Berg 平衡量表应用于老年患者预测跌倒风险的效果分析[J]. 中国康复医学杂志，2012，(02)，pp. 130～133

[96]周君桂. 中文版 Morse 跌倒评估量表用于住院老年患者跌倒风险评估的初步研究[D]. 广州：南方医科大学，2010

[97]周伟明. 15 例烫伤创面早期处理及促进创面修复的临床观察 [J]. 中国民族民间医药，2013，(24)，pp. 50～52

[98]周燕珉，李佳婧. 智障老人居住建筑的设计研究[EB/OL]. http://blog.sina.com.cn/s/blog_6218cf 570101 onkq.html

[99]周燕珉. 老年人对房间功能布局的需求[N]. 中国房地产报. 2013-10-14 (B04)

[100]朱莹. 急诊科留院观察老年病人营养状况调查[J]. 岭南急诊医学杂志. 2006(02)

[101]坠床——学术百科—知网空间[EB/OL]. http://wiki.cnki.com.cn

[102]卓文主. 中老年人常见病饮食疗法. 上海：上海科学技术文献出版社，2004

[103]邹敏. 养老机构火灾隐患及消防安全对策研究[N]. 中华建筑报，2012-7-20(15)

[104]邹绚，张雷. MNA 及 SGA 在老年营养评估方面的应用[J]. 医学临床研究. 2006 (09)